LICHT BADEN

Dr. Ulrich Bauhofer

Annelie Bauhofer

LICHT BADEN

Der einfachste Weg zu mehr Gesundheit:
So steigert natürliches Licht
unsere Lebensenergie und schützt
vor Krankheiten

südwest

FÜR COSIMA

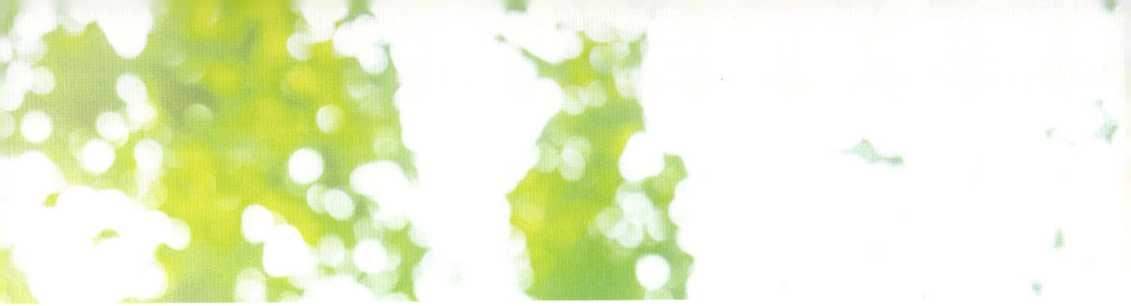

TEIL 2 DIE NATUR DES LICHTS UND DAS MULTITASKINGFÄHIGE VITAMIN D — 62

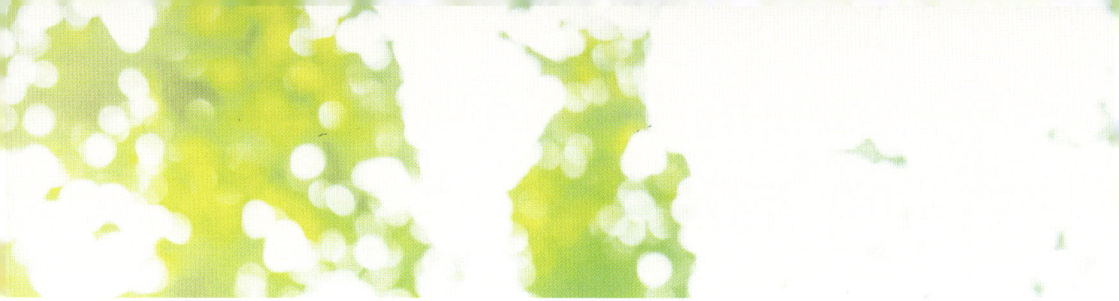

TEIL 4
VOM HELL-DUNKEL-SPIEL DES LEBENS UND DER ELEGANZ DES ALTERS 162

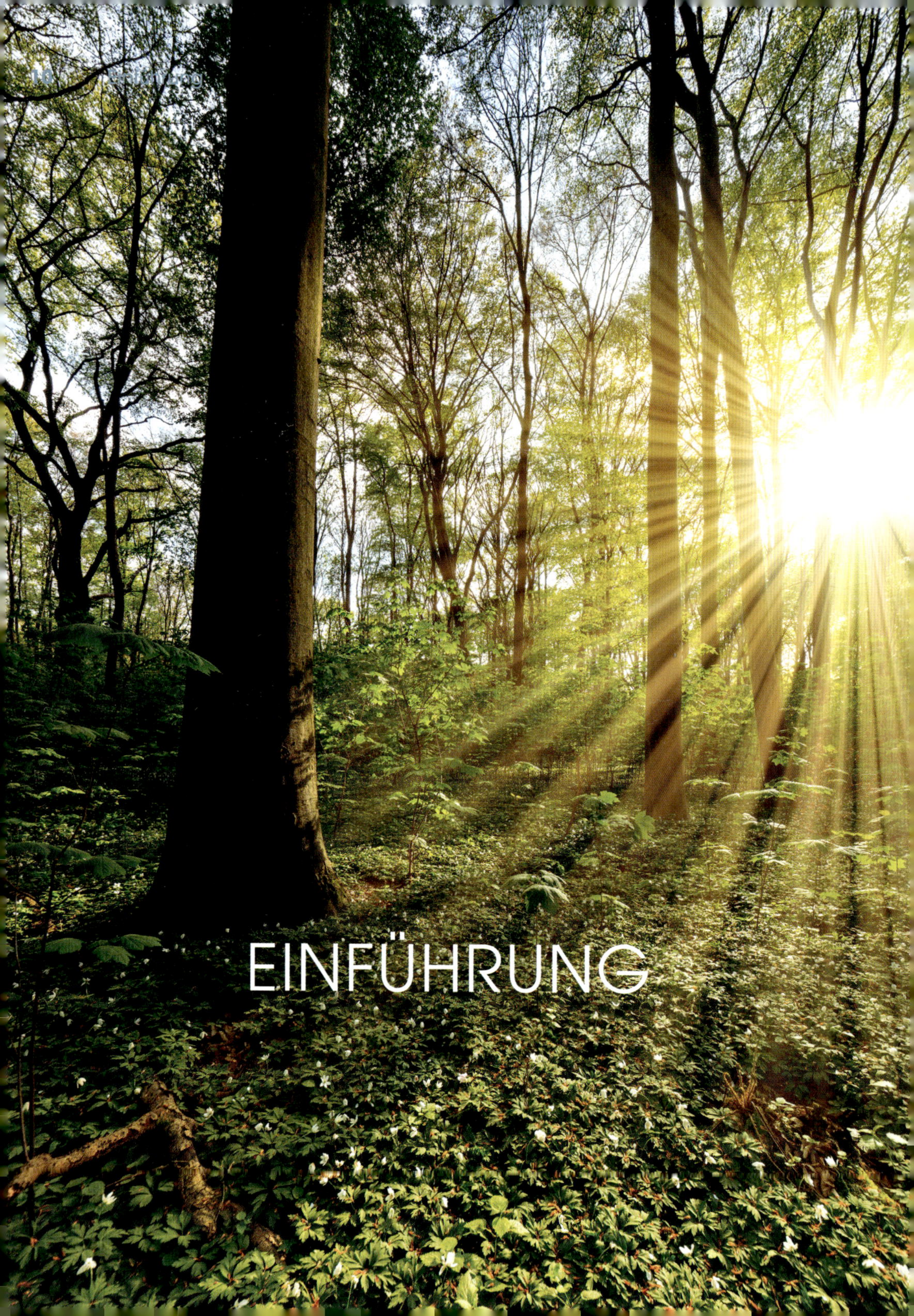

EINFÜHRUNG

Prolog

„Eine Lösung, die ein Problem sucht", so beschrieb der amerikanische Physiker Theodore Maiman die Erfindung, die er am 16. Mai 1960 fertiggestellt hatte: den ersten Laser. Zu jener Zeit gab es für seine bahnbrechende Entdeckung noch keine Anwendungsmöglichkeiten, dass sie folgten, ist längst Geschichte. Heute feiert die Menschheit am 16. Mai das Licht, denn die UNESCO hat ihn zum Tag des Lichts gekürt. Warum? Um das Bewusstsein für Licht zu schärfen. 80 Nationen beteiligen sich daran. Die UNESCO folgt mit diesem Aufruf den immer lauter werdenden Stimmen vieler internationaler Wissenschaftler, die darauf hinweisen, wie essentiell Licht für unser Wohlbefinden ist und wie hochsensibel der menschliche Organismus darauf reagiert. Gerade in den westlichen Industrienationen – den rund-um-die-Uhr-Gesellschaften – wird der seit Jahr Millionen eingefahrene Rhythmus der Natur, der Hell-dunkel-Zyklus, völlig aus dem Takt gebracht.

Die richtig eingesetzte Dosis Licht kann dazu beitragen, viele menschengemachte Probleme zu korrigieren. Das sehe ich täglich in meiner Praxis. Ab einem gewissen Zeitpunkt kam es mir so vor, als würde dieses Thema immer bedeutender werden. Deshalb habe ich mich mit meiner Frau Annelie dazu entschieden, es einmal umfassend zu recherchieren. Wir waren überrascht, wie vielschichtig, wie tiefgründig und darüber hinaus wie unverhandelbar vernetzt es mit unserer Gesundheit ist. Nicht medikamentös, einfach anwendbar, kostenlos und jederzeit verfügbar. Theodore Maiman hatte recht: Licht ist vor allem eines – eine Lösung.

Mehr Licht!

Das verlangte der deutsche Dichterfürst Johann Wolfgang von Goethe am 22. März 1832 gegen 11:30 Uhr – so besagt es zumindest die Legende –, bevor er in einem Lehnstuhl sitzend im Alter von 82 Jahren sanft entschlief.
Goethes Zimmer war in diesen Tagen stets abgedunkelt und natürlich ranken sich um seine letzten Atemzüge viele Geschichten. Auffällig ist, dass die Zeitzeugen keine Mühe scheuten, diese Anekdote zu verbreiten. Licht – dieses universelle Elixier des Lebens – schien ihnen angemessen und gerade groß genug als letztes Wort eines Genies. Insbesondere da der Naturforscher Goethe sich in seiner Farbenlehre intensiv mit Licht und dessen Spektrum beschäftigt hat.
Doch nicht nur er. Die größten Wissenschaftler, vom Altertum bis zur Neuzeit, haben sich dem Phänomen Licht gewidmet. Die Geschichte des Universums ist wie die Geschichte unserer Erde letztlich auch eine Geschichte des Lichts. All die Technologien, die unsere Welt und unser Leben heute so entscheidend prägen, sind im Kern Technologien des Lichts – ob sichtbar oder unsichtbar.

Warum aber ist Licht für uns von so essenzieller Bedeutung? Warum zieht es uns magnetisch nach draußen, sobald die Sonne scheint? Warum lässt uns ein strahlend blauer, wolkenloser Himmel aufleben? Warum setzt Licht Energie frei und steigert spürbar unsere Vitalität? Warum assoziieren wir mit Helligkeit automatisch auch helle Gedanken, Gelingen und Glück?
Der Grund ist einfach: Licht ist Leben. Ohne Licht und ohne den passenden Abstand zur Sonne wäre die Erde eine Steinwüste. Jede Form der Lebensenergie ist letztlich Lichtenergie. Alles, was lebt, strebt nach dem Licht.
Gehen Sie beispielsweise in den Wald. Im Kronendach der Bäume wachsen und gedeihen Blätter und Tiere, eine eigene, faszinierende Welt. Doch wie sieht es in den unteren Stockwerken aus? Dort nimmt die Artenvielfalt mit dem schwindenden Lichteinfall dramatisch ab. Uns ergeht es ähnlich. Auch unsere Lebensgeister ebben merklich ab, wenn die dunklen Monate nicht enden wollen.

Licht ist weit mehr als nur Helligkeit, die uns das Sehen ermöglicht. In unserem Buch möchten wir Ihnen zeigen, wie Licht auf das Leben dieses Planeten und die Vitalfunktionen im menschlichen Körper wirkt. Wie viel Licht brauchen wir wann? Und was können wir konkret tun, um den langen Winter so gut wie möglich zu überstehen? Außerdem stellen wir Überlegungen zum gezielten Einsatz und zur therapeutischen Wirkung des Farbspektrums von Licht an. Welche Auswirkung hat Sonnenbaden auf unser Immunsystem? Wir bringen Sie auf den neuesten wissenschaftlichen Stand zu Vitamin D, bei dem es sich eher um ein Hormon als um ein Vitamin handelt, und Sie erfahren, wie stark Licht unsere Essgewohnheiten beeinflusst. Außerdem lernen Sie die Gesetze der Chronobiologie kennen, die unseren Schlaf-wach-Rhythmus regieren, und wir entschlüsseln das Geheimnis, wie unsere innere Uhr tickt.

Ihr Licht-Tagebuch

Wir würden Sie gerne dazu inspirieren, sich ganz bewusst jeden Tag **Ihre Dosis Tageslicht** zu verabreichen. Das kann im hektischen Arbeitsalltag manchmal in Vergessenheit geraten, deshalb haben wir dieses kleine Tagebuch für Sie entworfen. Am besten besorgen Sie sich ein Notizbuch und schreiben sich die Aufgaben 1 bis 10 auf oder Sie nutzen einen schon vorhandenen Kalender.

Aufgabe 1: Denken Sie bitte darüber nach, wie viele Minuten Sie letzte Woche im Tageslicht verbracht haben:

Montag ____________________ Minuten

Dienstag ____________________ Minuten

Mittwoch ____________________ Minuten

Donnerstag ____________________ Minuten

Freitag ____________________ Minuten

Samstag ____________________ Minuten

Sonntag ____________________ Minuten

Gesamt ____________________ Minuten

Notieren Sie bitte jeden Tag, solange Sie dieses Buch lesen, wie lange Sie natürliches Licht genossen haben.

TEIL 1
DER TANZ DES LICHTS IN UNSEREM KÖRPER

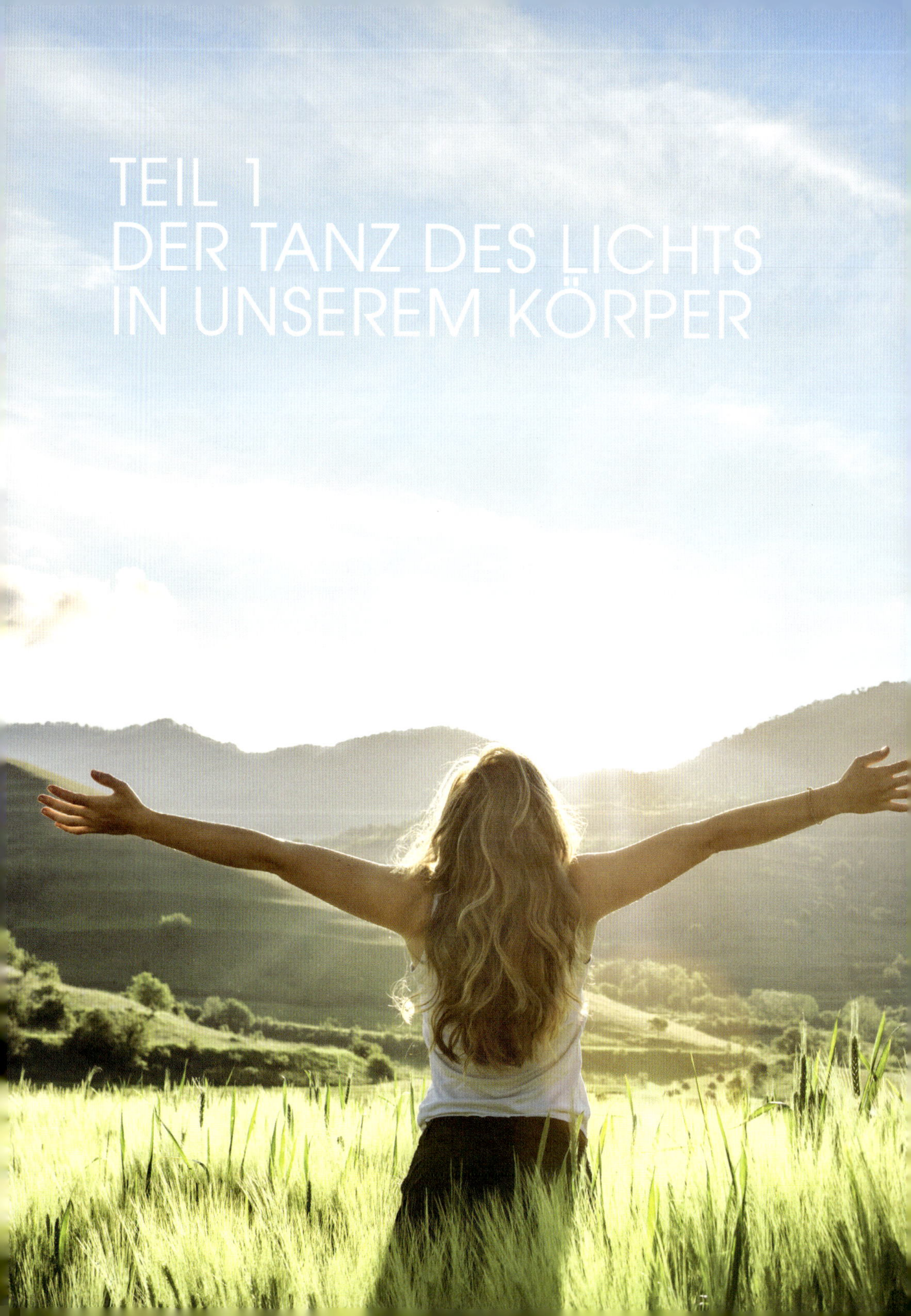

Der Pinienzapfen

Unser beider Geburtsort ist Augsburg – eine der ältesten Städte Deutschlands, die Heimat von Mozarts Vater und Bertolt Brecht, berühmt durch ihre prächtigen Renaissancebauten. Sie entstand aus einem Feldlager, am Zusammenfluss von Lech und Wertach, das ein römisches Heer auf einem Eroberungszug nach Rätien – damals das nördliche Alpenvorland – 15 v. Chr. aufgeschlagen hatte. Das Feldlager trug den Namen Augusta Vindelicorum, und daraus entwickelte sich Augsburg. Haben Sie schon einmal das wunderschöne Augsburger Stadtwappen gesehen? Das Feldzeichen jener ersten römischen Legion? Bei den Römern galt die Zirbelnuss als ein Symbol für Unsterblichkeit. Der Pinienzapfen, wie die bekanntere Bezeichnung lautet, wird später auch im Christentum als Sinnbild des ewigen Lebens gedeutet. So finden wir noch heute eine Zirbelnuss im Aachener Dom und in dem Cortile della Pigna der Vatikanischen Museen. Und natürlich ziert sie den Dachfirst des Augsburger Rathauses aus der Spätrenaissance.

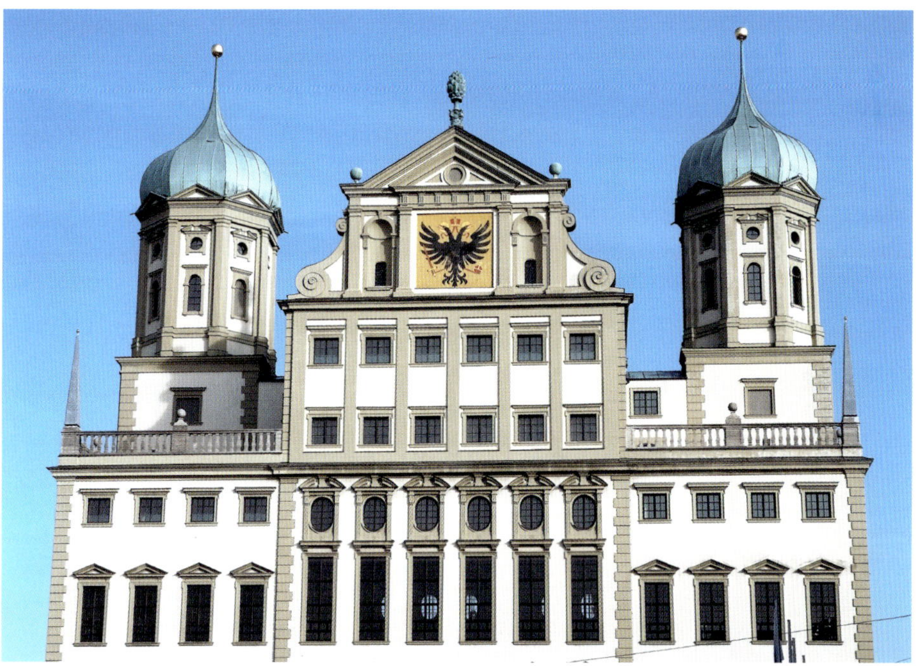

Das Augsburger Rathaus von Elias Holl

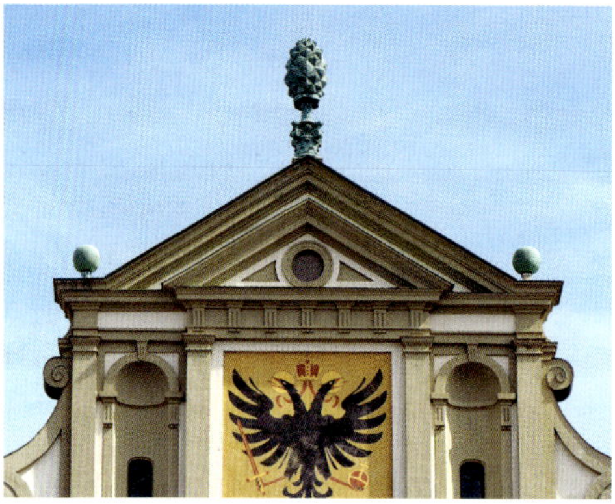

Das Augsburger Wahrzeichen: Die Zirbelnuss

Nicht nur im städtebaulichen und religiösen Kontext taucht die Zirbelnuss immer wieder auf, sondern auch in der Historie der Medizin, wie wir kürzlich in einem Vortrag eines Professors für Medizingeschichte erfahren haben. Er berichtete über die Geschichte des Pinealorgans oder der Zirbeldrüse, die eine herausragende Bedeutung im Zusammenhang mit der Wirkung des Lichts auf unseren Körper hat.

Der Professor erzählte, dass schon der belgische Mediziner Andreas Vesalius (1514–1564), Leibarzt von Kaiser Karl V. und von König Philipp II. von Spanien – er gilt als Begründer der neuzeitlichen Anatomie –, die bis heute geheimnisvolle Drüse des menschlichen Gehirns beschrieb und ihre Ähnlichkeit mit dem Pinienzapfen hervorhob. Diesen bildhaften Vergleich hatten bereits die griechischen Anatomen der Schule von Alexandria, Erasistratos von Keos (305–250 v. Chr.) und Herophilos von Chalkedon (344–280 v. Chr., manch anderen Quellen zufolge auch um 330–255 oder 280), benutzt. Der bedeutende griechische Arzt Galen (um 129–um 201 n. Chr.) vermutete, dass die kleine Drüse die Eintrittspforte der Gedanken sei. Galen übrigens verschrieb seinen Patienten aktiv Licht und Sonnenwärme.

Mehr als 1000 Jahre später ging René Descartes (1596–1650), der Begründer des Rationalismus, noch einen Schritt weiter und bezeichnete die Zirbeldrüse als Sitz der Seele. Er vermutete eine direkte Verbindung zwischen den Augen und dem Pinealorgan.

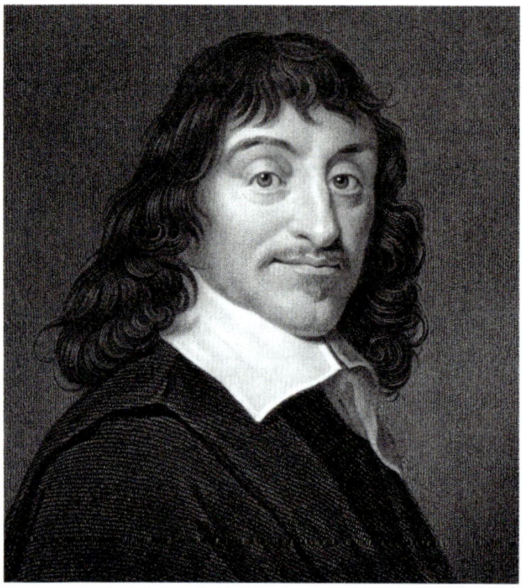

René Descartes

In der zweiten Hälfte des 19. Jahrhunderts kam dann aufgrund anatomischer Vergleiche mit anderen Wirbeltieren die Idee auf, diese Ausstülpung am Dach des Zwischenhirns könne Relikt eines sogenannten dritten Auges sein, des Pinealauges. Bei einigen Reptilien ist eine mit dem Pinealorgan zusammenhängende Zwischenhirnausstülpung – das Parietalorgan – in Form eines Auges ausgebildet, deshalb dort die Bezeichnung Parietalauge.

Eines steht jedoch fest: Die Zirbeldrüse wurde von der medizinischen Forschung stiefmütterlich behandelt. Zeitweise ging man sogar davon aus, dass es sich um ein eher funktionsloses Überbleibsel der Evolution handelt. Wie gravierend falsch man mit dieser Auffassung lag, stellte sich erst Mitte des letzten Jahrhunderts heraus, als einige der physiologischen Aufgaben der Zirbeldrüse aufgeklärt wurden.

Die Reise des Lichts durch unser Gehirn

Descartes hatte recht mit seiner Annahme, dass die Zirbeldrüse von den Augen aus gesteuert wird. Doch wie recht er hatte, war wissenschaftlich gar nicht so einfach nachzuweisen. Das Puzzle setzte sich erst nach und nach zusammen. Lichtsignale werden in der Netzhaut in Nervenimpulse umgewandelt und treten zunächst eine Reise durch den Kopf an, bevor sie in der Zirbeldrüse ankommen. Diese Impulse laufen direkt ins Zentrum unseres vegetativen Nervensystems, in den Hypothalamus. Von dort gleiten sie über Nervenbahnen und -knoten erst ins Rückenmark, um wieder zum Hypothalamus zurückzukehren. In ihm befindet sich der Nucleus suprachiasmaticus. Er ist ein Knotenpunkt von etwa 50.000 Nervenzellen, die direkt miteinander verbunden sind. Es gilt als gesichert, dass der stecknadelgroße Kern der Sitz der inneren Uhr ist, über die wir noch sehr viel hören werden. Die in Nervenimpulse umgewandelten Lichtsignale passieren den Nucleus suprachiasmaticus und strömen schließlich weiter zur ca. 5 bis 8 Millimeter großen Zirbeldrüse. Diese wird auch Epiphyse genannt, weil sie direkt am Epithalamus anliegt, einem Teil des Zwischenhirns.

Während der Nucleus suprachiasmaticus die bis ins kleinste Detail ausgeklügelte Gesamtkoordination unserer Biorhythmik übernimmt, hat die Natur mit der Zirbeldrüse einen Taktgeber geschaffen, der den Körper über Lichtverhältnisse informiert. Neben den Nieren gehört sie zu jenen Organen, die am besten durchblutet sind. Bei schwindendem Tageslicht vergrößert sie sich, weil sie zu arbeiten

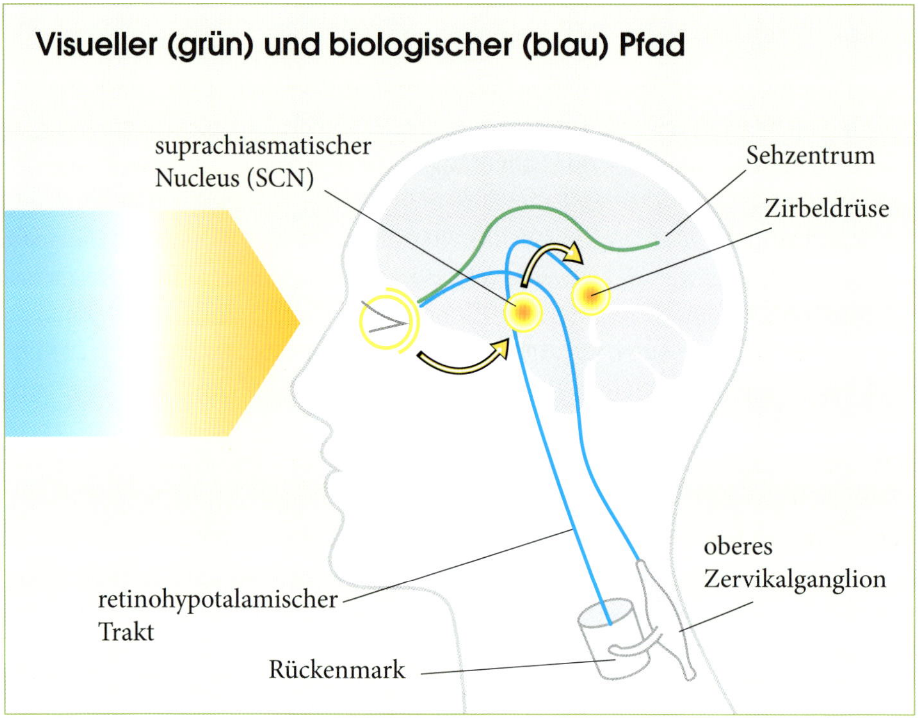

Der Sitz des Nucleus suprachiasmaticus und der Zirbeldrüse im Gehirn

beginnt. Sie besteht hauptsächlich aus Drüsenzellen, die das Hormon Melatonin ausschütten. Deshalb fühlen wir uns abends entspannt und müde und bereiten uns auf den Schlaf vor. Bei hellem Licht kehrt sich dieser Mechanismus um, die Melatoninausschüttung wird wieder gedrosselt, wir fühlen uns wach, energiereich und konzentriert. Man kann es also so ausdrücken: Die Zirbeldrüse steuert unseren Schlaf-wach-Rhythmus.

Bisher ist es jedoch noch immer nicht gelungen, die Funktionen dieses Schlüsselorgans umfassend aufzuklären. Auch hat sie sich wohl im Laufe der Evolution stark zurückgebildet. Sie ist von ihrer ursprünglichen Größe von ca. 3 Zentimetern auf wenige Millimeter, etwa erbsengroß, geschrumpft. Gibt es dafür möglicherweise menschengemachte Gründe?

Die Substanz, die uns in den Schlaf wiegt

Das Haus Bauhofer war ein Mehrgenerationenhaus. Immer, wenn ein Familienmitglied nicht so gut schlafen konnte, kochte die Großmutter abends eine warme Milch mit Zimt, Kardamom und Honig. Dabei achtete sie penibel darauf, dass sie den Honig erst hinzufügte, wenn die Milch etwas abgekühlt war. Sie berief sich auf ein Sprichwort, das sie offenbar einmal von einem Imker gehört hatte: „Wenn man Honig erhitzt, wird aus Nektar Gift." Warum aber soll eine warme Gewürzmilch dafür sorgen, dass wir besser schlafen können?
Wie gesagt ist für unseren Schlaf das Hormon Melatonin verantwortlich. Die Zirbeldrüse schüttet es in die Blutbahn aus, wenn es dunkel wird. Melatonin hat lebensnotwendige Funktionen. Das konnte z. B. in einem Tierversuch mit Spatzen nachgewiesen werden. Man entnahm ihnen ihre winzige Zirbeldrüse, und die Auswirkungen waren verheerend. Die kleinen Vögel verloren jedes Zeitgefühl und flogen Tag und Nacht rastlos im Käfig hin und her, bis sie starben.

Melatonin wird aus dem Glückshormon Serotonin gebildet und das wiederum aus der Aminosäure Tryptophan. Insgesamt gibt es 20 verschiedene sogenannte Standard-Aminosäuren. Sie bilden die Bausteine der Eiweiße. Unter ihnen unterscheidet man sogenannte essenzielle, semi-essenzielle und nicht essenzielle Aminosäuren.

- Die essenziellen Aminosäuren kann der Körper nicht selbst herstellen, wir müssen sie also über die Nahrung zu uns nehmen.

- Die nicht essenziellen Aminosäuren können von unserem Organismus selbst produziert werden.

- Semi-essenzielle Aminosäuren sind bedingt lebensnotwendig und können vom Körper aus essenziellen Aminosäuren gebildet werden.

- Tryptophan gehört zu den essenziellen Aminosäuren.

Und nun kommen wir auf Großmutters Gewürzmilch zurück: In einer kohlenhydratreichen Umgebung kann der Verdauungstrakt mehr Tryptophan aufnehmen. Deshalb rühren wir den Honig unter. Die Gewürze wiederum helfen bei der Aufspaltung des Milcheiweißes, damit das Tryptophan leichter freigesetzt, von der Schleimhaut des Dünndarms aufgenommen und ins Blut abgegeben werden kann. Tryptophan wird zunächst in das Glückshormon Serotonin und dann in der Zirbeldrüse in das Schlafhormon Melatonin umgewandelt. Übrigens bilden auch die Netzhaut des Auges und der Darm in geringen Mengen Melatonin.

Melatonin: multitaskingfähiges Hormon

Das Hormon Melatonin, das auch als Neurotransmitter operiert, also als Botenstoff im Nervensystem, wurde 1958 von dem amerikanischen Dermatologen Aaron B. Lerner isoliert und in seiner Struktur aufgeklärt. Seitdem wird langsam, aber stetig immer klarer, wie groß die Wirkung der Zirbeldrüse auf viele Vorgänge und Organe im Körper ist.

- Über Melatonin werden etwa Nierenfunktion, Herzfrequenz, Blutdruck, Körpertemperatur und der Hormonhaushalt reguliert.
- Es regt die Ausschüttung von FSH (follikelstimulierendes Hormon) und LH (luteinisierendes Hormon) an. Beide stimulieren sowohl die Reifung der Eier in den Ovarien bei der Frau als auch die Spermienproduktion und Spermienreifung in den Hoden beim Mann.

Außerdem ist Melatonin eines der wirksamsten Antioxidantien. Es gilt als doppelt so effektiv wie Vitamin E, denn es neutralisiert freie Sauerstoffradikale, die nach aktuellem wissenschaftlichen Stand mit dem Alterungsprozess und bis zu 90 Prozent aller Krankheiten in Verbindung gebracht werden.

Der Melatoninzyklus

Werfen wir noch einen genaueren Blick auf das Schlafhormon, weil es so wichtig ist. Wann und wie bilden wir Melatonin? Es beginnt bereits, wenn wir drei Monate alt sind. Dann wird dieses multitaskingfähige Hormon im Mutterleib hergestellt. In der frühen Kindheit läuft die Produktion der Zirbeldrüse auf Hochtouren und verhindert damit die Geschlechtsreife, wie Prof. Richard Wurtman vom Massachusetts Institute of Technology in einer Studie mit Kindern nachwies.

Während der Pubertät nimmt die Melatoninkonzentration dann langsam, aber stetig ab. Sie erreicht nur noch etwa 20 Prozent der Menge der frühen Kindheit. Und im Blut eines 60-Jährigen findet sich im Vergleich zu einem 20-Jährigen nur noch etwa die Hälfte des Botenstoffes. Deshalb brauchen Kinder mit hoher Melatoninkonzentration im Blut so viel Schlaf und ältere Menschen deutlich weniger.

Wenn man sich diese periodischen Schwankungen klarmacht, wird auch verständlich, weshalb Licht auf das hormonelle Wechselspiel wirkt und damit natürlich auch auf die Psyche.

Doch nicht nur das Alter, auch die Tageszeit ist in diesem Zusammenhang entscheidend. Mit Einbruch der Dunkelheit nimmt der Melatoninspiegel kontinuierlich zu und erreicht zwischen 1 und 3 Uhr nachts seinen Höhepunkt. Das Dunkelhormon macht uns müde, da unter seinem Einfluss die periphere Durchblutung zunimmt – das Einschlafsignal für den Organismus. Melatonin dringt sehr leicht über die äußere Membranhülle in das Innere unserer Zellen ein und teilt ihnen mit, dass es dunkel ist und sie nun andere Aufgaben als tagsüber zu erledigen haben.

Menschen, die bei elektrischem Licht schlafen, erreichen nur 50 Prozent der üblichen nächtlichen Melatoninkonzentration. Auch abendliches Fernsehen und Computerarbeit sowie koffeinhaltige Getränke, Tabak, Alkohol, intensiver Sport nach 19 Uhr, Dauerstress und bestimmte Medikamente wie Kortison, Betablocker oder Acetylsalicylsäure (allgemein bekannt als Aspirin) senken den Melatoninspiegel und vermindern dadurch die Schlafqualität. Dieses Thema werden wir noch sehr intensiv beleuchten, es ist ein Schlüsselthema für die Regeneration in der Nacht und damit für kraftvolle Aktivität am Tag.

Denn sobald es bei Tagesanbruch zu einem Lichteinfall über die Augen kommt, wobei sogar die geschlossenen Augen das Licht wahrnehmen und an die Zirbeldrüse „melden“, nimmt die Melatoninproduktion rapide ab.

Ihr Licht-Tagebuch

Aufgabe 2: Checken Sie einmal in Gedanken die letzte Woche durch. Was genau tun Sie **vor dem Schlafengehen**? Helfen diese Aktivitäten Ihrer Zirbeldrüse, das System auf den Schlaf vorzubereiten? Oder senken Sie den Melatoninspiegel, statt ihn anzukurbeln? Notieren Sie sich in der kommenden Woche jeden Abend Ihre Aktivität, damit Sie ein Gefühl dafür bekommen, ob Ihre Gewohnheiten und Ihr Organismus zusammenarbeiten.

Montag ______________________________

____

Dienstag ______________________________

____

Mittwoch ______________________________

____

Donnerstag ______________________________

____

Freitag ______________________________

____

Samstag ______________________________

____

Sonntag ______________________________

____

Melatonin aus der Retorte

In den 1990er-Jahren, als Melatonin intensiver erforscht wurde, machte das Hormon regelrecht Karriere. Aaron B. Lerner nahm bereits 1958 100 Milligramm im Selbstversuch und protokollierte, dass er davon müde wurde.

Mitte der 1990er-Jahre schossen in den USA Hersteller des synthetischen Neurohormons wie Pilze aus dem Boden. Der neue Jungbrunnen war gefunden, die neue Wunderdroge. Die Werbeslogans lesen sich bis heute vielversprechend: Neben seinen schlaffördernden Qualitäten soll Melatonin das Immunsystem stärken, Depressionen lindern, Anti-Krebs-Eigenschaften besitzen, Tumorzellen zerstören und, wie oben erwähnt, freie Sauerstoffradikale. In Amerika ist es nicht als Medikament, sondern als Nahrungsergänzungsmittel deklariert und rezeptfrei im Drugstore erhältlich. So leicht zugänglich, wurde Melatonin von Vielfliegern und Flugpersonal gegen Jetlag entdeckt, weil es als Chronobiotikum den gestörten Tag-Nacht-Rhythmus schneller wieder ins Lot bringen kann.

Doch Vorsicht: Bis heute gibt es keine Langzeitstudien, die Effekte dieser Art verlässlich nachweisen konnten, und Nebenwirkungen sind nicht hinlänglich erforscht. Das liegt u. a. daran, dass die Wirkung von Melatonin im Körper sehr komplex ist.

Dass das Medikament unter der strengen Kontrolle eines Arztes und unter ganz bestimmten Umständen hilfreich sein kann, besprechen wir im Kapitel „Schlaf: Wenn die Sonne ihr Licht ausschaltet“ ausführlich. Auf jeden Fall sei vor jeder Selbstmedikation gewarnt. Sich das Hormonpräparat in zum Teil beträchtlicher Überdosis zuzuführen, ist riskant. Studien haben gezeigt, dass die Einnahme zu sehr unterschiedlichen Resultaten führen kann.
Präparate, die man aus Amerika mitbringt oder ohne Rezept bei uns im Internet bestellt, sind aus mehreren Gründen bedenklich: Erstens könnte die Reinheit nicht gesichert sein, zweitens sind die Hinweise zu Einnahmezeitpunkt und Dosierung im Beipackzettel nicht verlässlich, drittens kann man die Nebenwirkungen nicht absehen.

Natürliches Melatonin

Es gibt nicht nur synthetisches Melatonin. Natürlich produzieren Tiere Melatonin und es findet sich auch im Pflanzenreich. Milch als Melatoninspender haben wir ja bereits angesprochen. Es gibt sogar Nachtmilch, also die Milch von Kühen, die nachts gemolken werden und damit eine zeitlich bedingte höhere Melatoninkonzentration aufweist. Auch in Bärlauch, der Ringelblume und Johanniskraut ist Melatonin nachgewiesen. Tomaten, Karotten, Sellerie und Nüsse enthalten kleine Mengen davon, besonders konzentriert kommt es in Pistazien vor.
Baldrian, nach der nordischen Gottheit Balder benannt, enthält viel Melatonin. Balder symbolisiert in der germanischen Mythologie Sonne und Licht, wird aber auch als „der Hilfsbereite“ übersetzt. Der Legende nach nimmt die Lichtgestalt Balder Schönheit und Glück mit ins Schattenreich, als sie stirbt.
Haben Sie Baldrian, das „hilfsbereite Kraut“, schon einmal bewusst wahrgenommen, beim Spazieren durch den Wald? Er wächst bis zu zwei Meter hoch und ist an

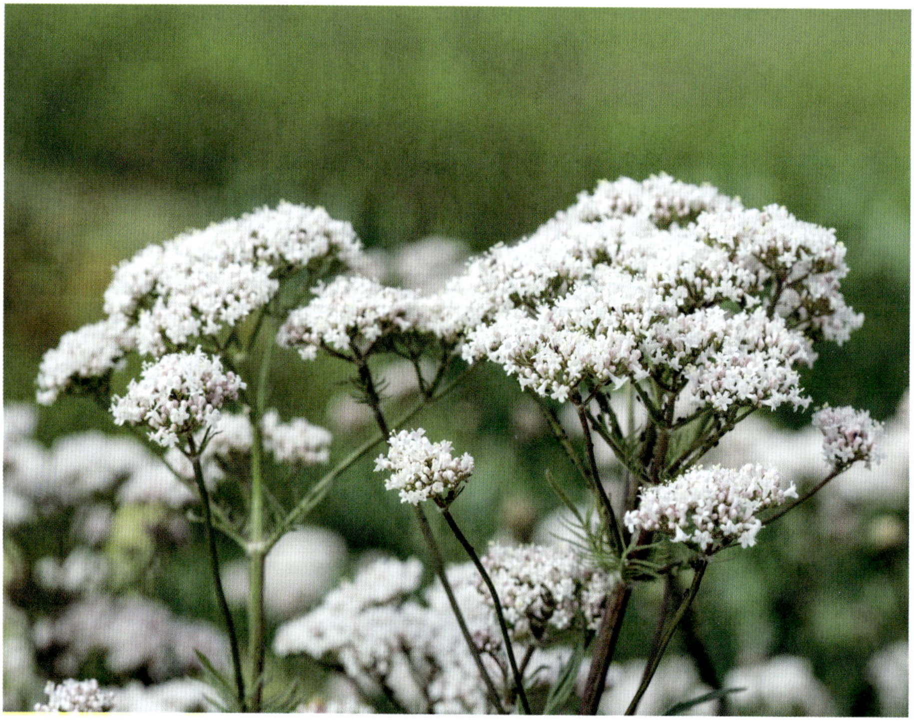

Frischer Baldrian

seinen weißen, manchmal hellrosa-farbenen, sternförmigen Blüten zu erkennen. Traditionell wird er zu Tees, Tropfen oder Tabletten verarbeitet. Schon Hildegard von Bingen hat das Kraut eingesetzt. Baldrian löst Muskelverspannungen, wirkt entkrampfend, nervenberuhigend und schlaffördernd. Nicht zuletzt wegen seines Melatoninanteils. Um zu wachsen und ihre heilsamen Inhaltsstoffe wie auch das Melatonin bilden zu können, brauchen Pflanzen Licht. Der menschliche Körper aber benötigt die Dunkelheit, damit er Melatonin produzieren kann. Das Signal dafür erhält er von den Augen.

Ihr Licht-Tagebuch

AUFGABE 3: Haben Sie sich Ihre individuellen Lichtmomente pro Tag notiert? Dann wollen wir Sie jetzt bitten aufzuschreiben, wann Sie **zu Bett gehen.** Schreiben Sie sich eine Woche lang genau auf, um wieviel Uhr Sie abends eingeschlafen sind. War ein Tag dabei, an dem Sie bereits um 22 Uhr die Nachttischlampe ausgeknipst haben?

Montag ______________________________ Uhr

Dienstag ______________________________ Uhr

Mittwoch ______________________________ Uhr

Donnerstag ______________________________ Uhr

Freitag ______________________________ Uhr

Samstag ______________________________ Uhr

Sonntag ______________________________ Uhr

Unsere innere Uhr

Lichtschalter in den Augen

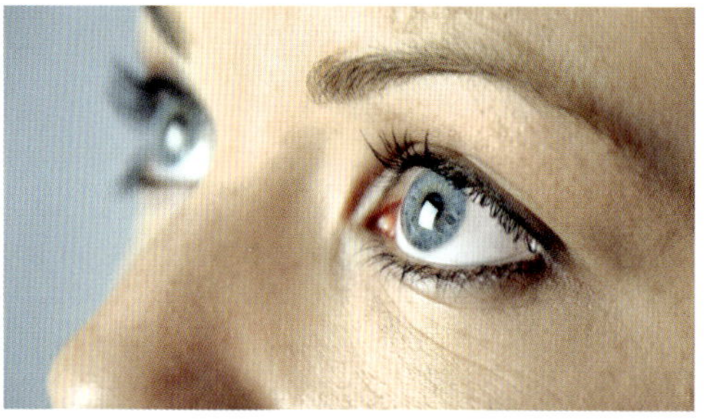

„Wär nicht das Auge sonnenhaft,
Die Sonne könnt es nie erblicken;
Läg nicht in uns des Gottes eigne Kraft,
Wie könnt uns Göttliches entzücken?"

Johann Wolfgang von Goethe

René Descartes hatte also recht mit seiner Annahme, dass es eine Verbindung zwischen den Augen und der Zirbeldrüse gibt. Das letzte Puzzleteilchen, um die Richtigkeit dieser These nachzuweisen, fanden Forscher der Brown University in Providence, Rhode Island, genau 352 Jahre nach seinem Tod. Der Neurophysiologe David Berson machte die bahnbrechende Entdeckung, indem er sich einem lang ignorierten Thema zuwendete – so bahnbrechend, dass die medizinischen Fachbücher umgeschrieben werden mussten.
Bis 2002 herrschte die Ansicht vor, in der Netzhaut unserer Augen gäbe es nur zwei Typen lichtempfindlicher Sinneszellen:

- Etwa 120 Millionen Stäbchen, die dafür optimiert sind, dass wir im Dunkeln sehen können und die bei hellem Sonnenlicht inaktiv werden.
- Und etwa 7 Millionen Zapfen, die unser Farbsehen sicherstellen. Ohne sie würden wir die Welt wie einen Schwarz-Weiß-Film wahrnehmen. Sie befinden sich hauptsächlich in der Sehgrube, dem Zentrum der Macula lutea, lateinisch für Gelber Fleck. Das ist die schärfste Stelle unseres Sehens, ein eng umschriebener Bereich im Zentrum der Netzhaut, durch den die Sehachse verläuft.
- Bei menschlichen Zapfen unterscheidet man zwischen dem S-Typ (Blau-Rezeptor), dem M-Typ (Grün-Rezeptor) und dem L-Typ (Rot-Rezeptor).

Sehen wir uns diese Sinneszellen noch etwas genauer an. Sie beherbergen Sehpigmente: Stäbchen (das Rhodopsin) und Zapfen (das Iodopsin), hochempfindliche Eiweißmoleküle, die ihre chemische Beschaffenheit verändern, sobald sie Licht empfangen – genau der Moment, der eine faszinierende Reaktionskaskade auslöst. Durch die chemische Veränderung wird das optische Lichtsignal in einen elektrischen Impuls übersetzt und an eine dritte Art Sehzellen, die sogenannten retinalen Ganglienzellen (RGCs), weitergeleitet, die spinnennetzartig über die gesamte Netzhaut verteilt sind. Die Fasern dieser Ganglienzellen, von denen man bis 2002 annahm, sie seien blind, vereinen sich zum Sehnerv. Von hier aus bahnen sich die Lichtimpulse den Weg zum Gehirn.

Allerdings stellte man fest, dass blinde Mäuse, die keine Stäbchen und Zapfen besitzen, trotzdem auf Licht reagieren. Wie konnte das sein? Lange Zeit wurde diese Frage ignoriert, obwohl die ersten Studien mit blinden Mäusen bis ins Jahr 1923 zurückreichen. Erst in den 1990er-Jahren befassten sich mehrere wissenschaftliche Untersuchungen damit, dass sich auch blinde Mäuse an Licht anpassen – also einem klaren Hell-dunkel-Rhythmus folgen. Non-Image Forming (NIF) – „Sehen ohne Bilderkennung“ – wurde erst entschlüsselt, als die Wissenschaftler auch in den retinalen Ganglienzellen ein Sehpigment identifizierten: Melanopsin. Die Forschergruppe um David Berson fand nämlich heraus, dass die dritten „blin-

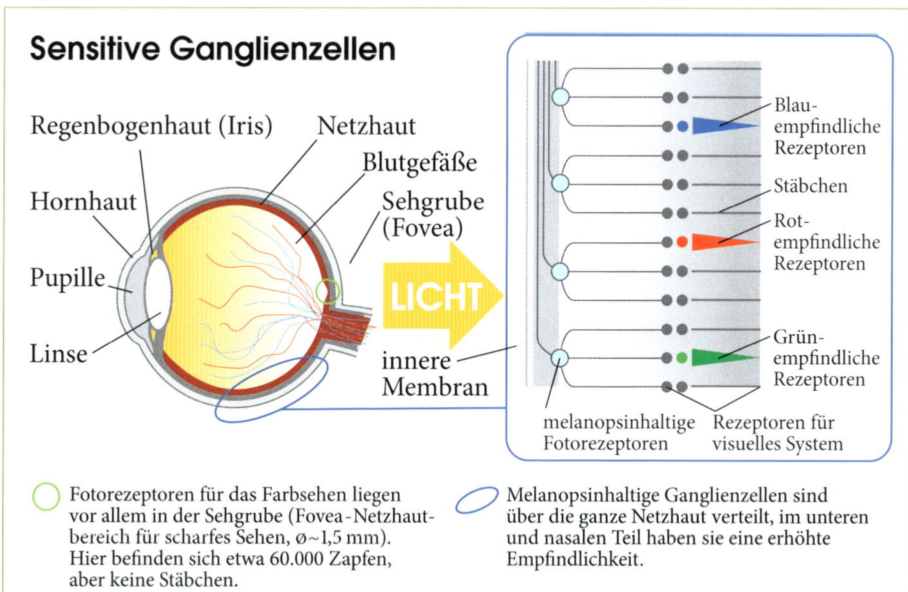

Das menschliche Auge und seine Sinneszellen

den“ Ganglienzellen keineswegs blind sind. Sie geben uns zwar nicht die Fähigkeit, Formen zu erkennen, aber sie registrieren minutiös die Umgebungshelligkeit und senden dementsprechende Lichtsignale weiter. In diesen ca. 1000 bis 2000 Ganglienzellen wird das Eiweißmolekül oder Sehpigment Melanopsin gebildet, das diese Zellen selbst lichtsensitiv werden lässt. Man unterscheidet Zellen, die auf „Licht an“ reagieren, und andere, die sich bei „Licht aus“ entladen. Man könnte sie also vereinfacht ausgedrückt als Lichtschalter der inneren Uhr bezeichnen. Sie schicken ihre Impulse weiter zum Nucleus suprachiasmaticus und zur Zirbeldrüse und informieren so die innere Uhr.

Licht - der große Taktgeber

Aus der ärztlichen Praxis

Immer wieder ist im Alltag von der inneren Uhr die Rede. Doch wie funktioniert sie überhaupt? Vor einigen Jahren kam Claudia Holbein, eine erfolgreiche Autorin und Vortragsrednerin, wegen Gewichtsproblemen zu mir in die Praxis. Ihr Lebensrhythmus folgte nur einer einzigen Regel – nämlich keiner. Sie aß unregelmäßig, sie schlief unregelmäßig, sie trieb unregelmäßig Sport, ihre Beziehungen waren kurz und unregelmäßig. Und auch ihr Gewicht folgte diesem gleichen Rhythmus: Sie nahm in völlig unregelmäßigen Abständen ab und wieder zu. Claudia Holbein hasste Struktur. Sie stemmte sich vehement gegen ein Grundgesetz des Lebens. Denn das Leben verläuft immer in regelmäßigen Rhythmen – Tag und Nacht, Woche, Monat, Jahreszeiten. Unser Herz schlägt in einem Rhythmus, wir atmen rhythmisch, der weibliche Zyklus folgt dem Rhythmus des Mondes.

In der *Charaka Samhita*, einem über 3000 Jahre alten vedischen Klassiker, steht: „Krankheiten entstehen durch den übermäßigen, den mangelnden Gebrauch oder den Missbrauch der Zeit, des Geistes und der Sinne.“ Schon vor Jahrtausenden hat man den weisen Umgang mit den zeitlichen Rhythmen der Natur richtig eingeschätzt. Missbrauchen wir heute die Zeit?

Auf einem medizinischen Kongress in der Nähe von Boston lernte ich Mitte der

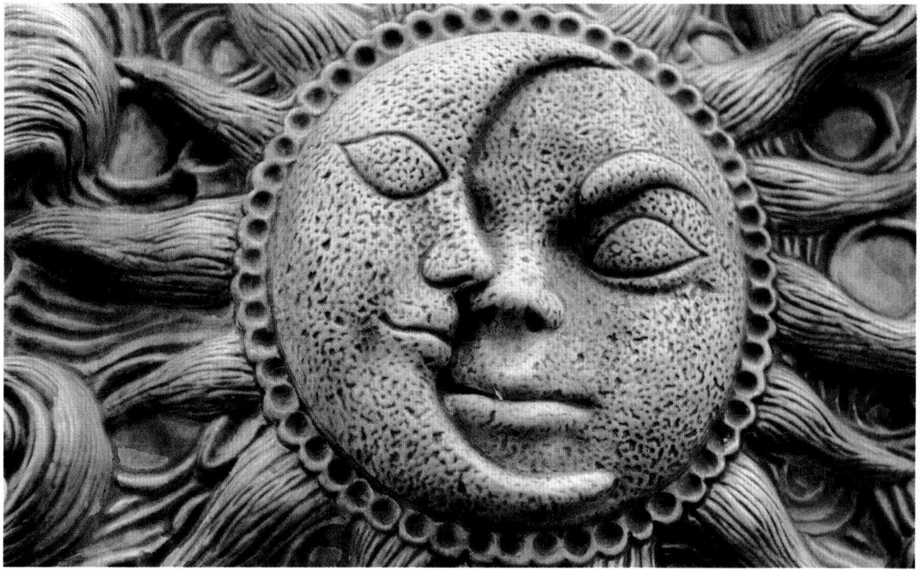

1980er-Jahre mit Franz Halberg einen herausragenden Wissenschaftler kennen. Er gilt als der Mitbegründer der Chronobiologie, der Biologie der Zeit (aus dem Griechischen *chronos*). Es war für mich sehr bereichernd, diesem bescheidenen, freundlichen Mann zu begegnen, der augenscheinlich für seine wissenschaftliche Arbeit lebte. Nach seinem Medizinstudium in Innsbruck, wo er insbesondere die Funktion der Nebenniere studiert hatte, bekam Franz Halberg ein Forschungsstipendium der WHO für klinische Endokrinologie an der Harvard Medical School. 1949 wechselte er an die Universität von Minnesota und gründete dort seine Chronobiology Laboratories. Hier prägte er in den späten 1960er-Jahren den Begriff „zirkadianer Rhythmus". Das eingedeutschte Wort „zirkadian" wird von den lateinischen Begriffen *circa* und *dies* abgeleitet und bedeutet „ungefähr einen Tag". Der zirkadiane Rhythmus ist die Fähigkeit eines Körpers, innere Vorgänge auf eine Periode von etwa 24 Stunden zu synchronisieren. Maß nimmt der Organismus dabei am Tag-Nacht-Zyklus, der sich im 24-Stunden-Takt mit einer Erdumdrehung gleichschaltet.
Halberg forschte darüber hinaus an vielen anderen wiederkehrenden Mustern, z. B. an wöchentlichen, monatlichen, jährlichen Zyklen oder Solarrhythmen. Er konzentrierte sich dabei besonders auf den Zusammenhang zwischen zeitlichen Perioden und dem Auftreten bestimmter Krankheiten.

Die Chronobiologie ist eine vergleichsweise junge Disziplin, die erst in der Mitte des letzten Jahrhunderts in den wissenschaftlichen Fokus rückte. Das Fesselnde an ihr ist die Entdeckung der inneren Uhr, die für das hochkomplexe Zeitmanagement unserer Vitalfunktionen verantwortlich ist. Neben Franz Halberg gelten besonders Colin Pittendrigh von der Princeton University und Jürgen Aschoff vom Max-Planck-Institut Seewiesen als „Väter" der inneren Uhr.

Sie erinnern sich an den Weg, den sich Lichtsignale durch das Gehirn zur Zirbeldrüse bahnen? Dabei passieren sie den Nucleus suprachiasmaticus im Hypothalamus. Dieser kleine, stecknadelgroße Kern gilt als Sitz der inneren Uhr – wenn wir genau sind: der Master Clock. Denn eigentlich haben wir nicht eine, sondern viele innere Uhren, die nachgeordneten Post Clocks, in jeder Zelle sowie in jedem Organ oder Organsystem. Gregor Eichele vom Max-Planck-Institut Göttingen drückt es noch deutlicher aus und scherzt, dass wir über einen regelrechten Uhrenladen verfügen würden.

Die inneren Uhren

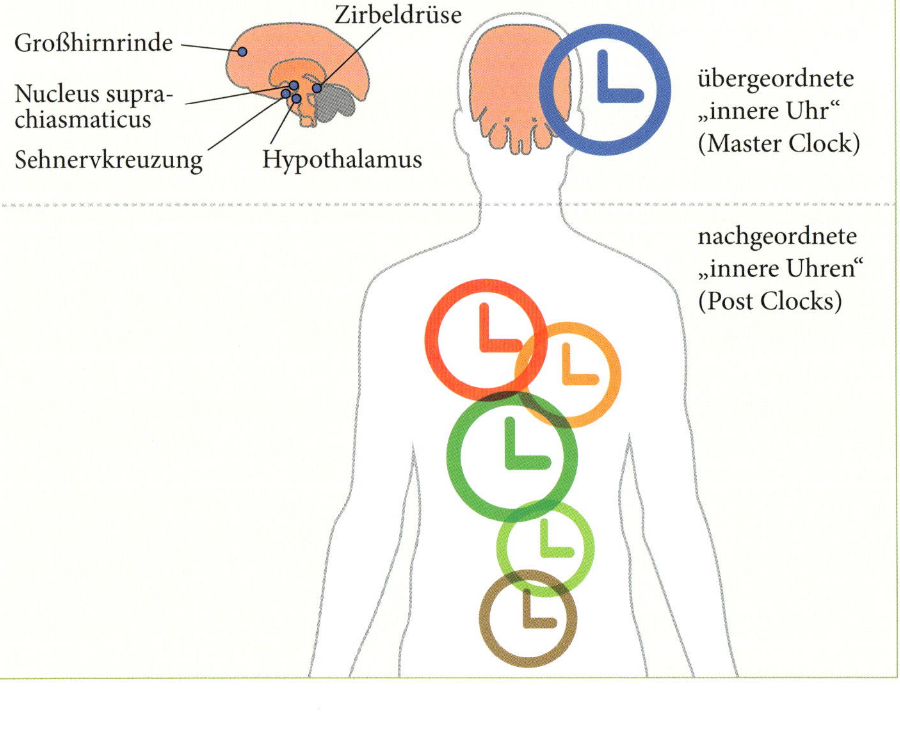

Die Master Clock ist, um es in einem Bild auszudrücken, der Dirigent des Orchesters unserer Körperfunktionen. Sie gibt jeder Post Clock sehr präzise ihren Einsatz und legt fest, wann welches Organ aktiv zu werden hat oder regenerieren soll. So schwingt sie den Taktstock zum harmonischen Zusammenspiel aller Zellen, Organe und Organsysteme. Damit unsere inneren Uhren aber alle gleich gehen, müssen sie synchronisiert werden, deshalb ist die Master Clock auf den 24-Stunden-hell-dunkel-Zyklus geeicht und hält das gesamte System stabil.
Der große Dirigent Herbert von Karajan ist einmal gefragt worden, was das Geheimnis seines Erfolgs sei. Er antwortete, er störe die Musik nicht. Was unsere Rund-um-die-Uhr-Gesellschaften tagtäglich tun, entspricht diesem Bild: Wir stören die Musik der inneren Uhr.
Vielleicht wird das Verständnis, wie groß unsere Disharmonie bereits geworden ist, klarer, wenn wir uns den filigranen, hochkomplexen Mechanismus vergegenwärtigen, mit dem die Master Clock arbeitet. Sie steuert unsere Biorhythmik mit dem Präzisionsinstrument Zirbeldrüse, das schon auf geringfügig veränderte Lichtsignale unmittelbar reagiert. Das Pinealorgan gibt seinen Botenstoff Melatonin in winzigen Mengen (Picogramm) in die Blutbahn ab, was man durchaus als Feintuning bezeichnen kann. Bei der Zelle angekommen, dringt das Hormon durch die Membran ein und teilt der Zelle mit, welche Stunde geschlagen hat. Dieses orchestrale Zeitmanagement teilt zu bestimmten Tages- oder Nachtzeiten den Organen ganz unterschiedliche Aufgaben zu. Wenn Melatonin ansteigt, werden wir müde und gehen zu Bett. Unser inneres Timing drosselt dann die Körperkerntemperatur, deshalb ist es sehr wichtig, nicht in überhitzten Räumen zu schlafen. Es senkt unseren Blutdruck, der Atem wird flacher, Leistungskurve und Konzentrationsfähigkeit werden nach unten gefahren und Reparatur- und Erholungsprogramme eingeleitet. Gegen Morgen dreht sich dieser Prozess um, die innere Uhr gibt dem Organismus das Signal, wieder aktiv zu werden: Der Blutdruck steigt, Melatonin wird reduziert, die Nebennierenrinde schüttet Hormone wie z. B. Cortisol aus, die uns leistungsfähig und fit machen. Aber auch ohne dieses medizinische Hintergrundwissen spüren wir die „steuernde Hand“ der Master Clock jeden Tag. Wir sind darauf geeicht, tagsüber aktiv zu sein und nachts zu schlafen. Wie präzise die innere Uhr tickt, merken wir, wenn wir Zeitzonen passieren und uns ein Jetlag plagt, weil unser Organismus noch auf einen anderen Tag-Nacht-Rhythmus eingestellt ist. Wie schwer man sie betrügen kann, stellen wir fest, wenn wir tagsüber versuchen zu schlafen oder eine Nacht durchgemacht haben.

Unser Körper im Tagesrhythmus

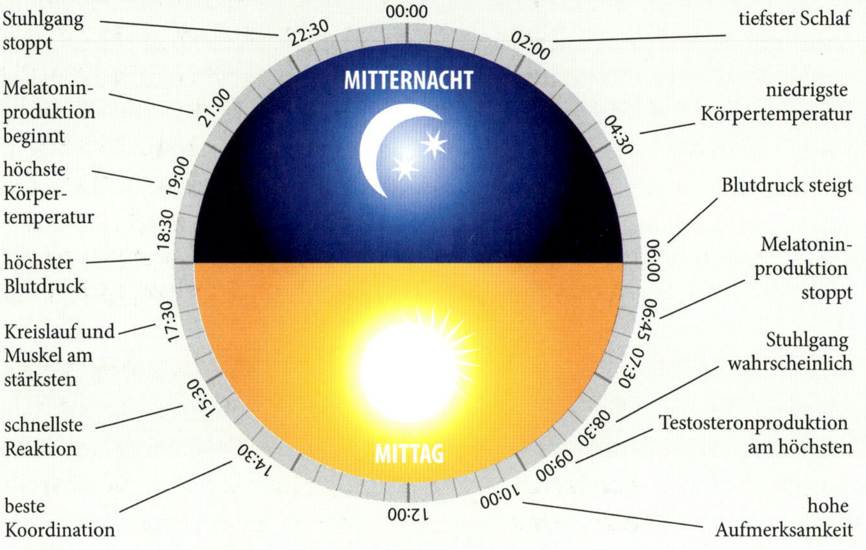

Fassen wir also zusammen: Der Körper konstruiert sich selbst einen inneren Tag und eine innere Nacht.

Wie hochkomplex dieses ganze System ist, zeigt sich auch daran, dass Chronobiologen heute interdisziplinär arbeiten. Biochemiker, Genetiker und Molekularbiologen kooperieren eng mit Psychologen, Neurologen und Endokrinologen, um zu entschlüsseln, wie die Natur arbeitet, und um den Sinn der biologischen Rhythmen und ihre Auswirkungen auf Lebewesen wirklich zu verstehen.

Bereits in den 1960er-Jahren wiesen die Pioniere der Chronobiologie in ihren Studien nach, dass das biologische Zeitmanagement von ca. 24 Stunden endogen, d. h. innerlich festgeschrieben, ist und nicht durch Umweltreize ausgelöst wird. Trotzdem justiert sich die Master Clock jeden Tag am Hell-dunkel-Zyklus, d.h. sie gleicht sich mit der Natur ab.

Sind Sie eine Lerche oder eine Eule?

Diese grundsätzlich individuellen inneren Vorgänge lassen sich dennoch auf zwei Chronotypen herunterbrechen: die Lerchen und die Eulen, die im Wesentlichen genetisch festgelegt sind. Sie kennen das vielleicht aus der Familie oder sogar aus Ihrer Partnerschaft – nicht jeder Biorhythmus läuft gleich. Wenn Sie zu dem Typus Lerche gehören, sind Sie morgens fit und leistungsfähig, lassen aber abends deutlich nach und sind gut beraten, wenn Sie wichtige Aufgaben am Vormittag erledigen. Der Typ Eule hingegen fährt sein System langsamer hoch, ein klassischer Morgenmuffel, ist dafür aber abends fit und kann seine prioritären Projekte eher in den Nachmittag oder Abend legen. Es ist sehr wichtig, seinen Typus zu kennen, und noch wichtiger, ihn anzunehmen. Wer gravierend dagegen lebt, lebt praktisch gegen sich selbst. Deshalb ist die Chronobiologie auch der beste Eheberater. Aus einem Partner, der eine Eule ist, gewaltsam eine Lerche machen zu wollen,

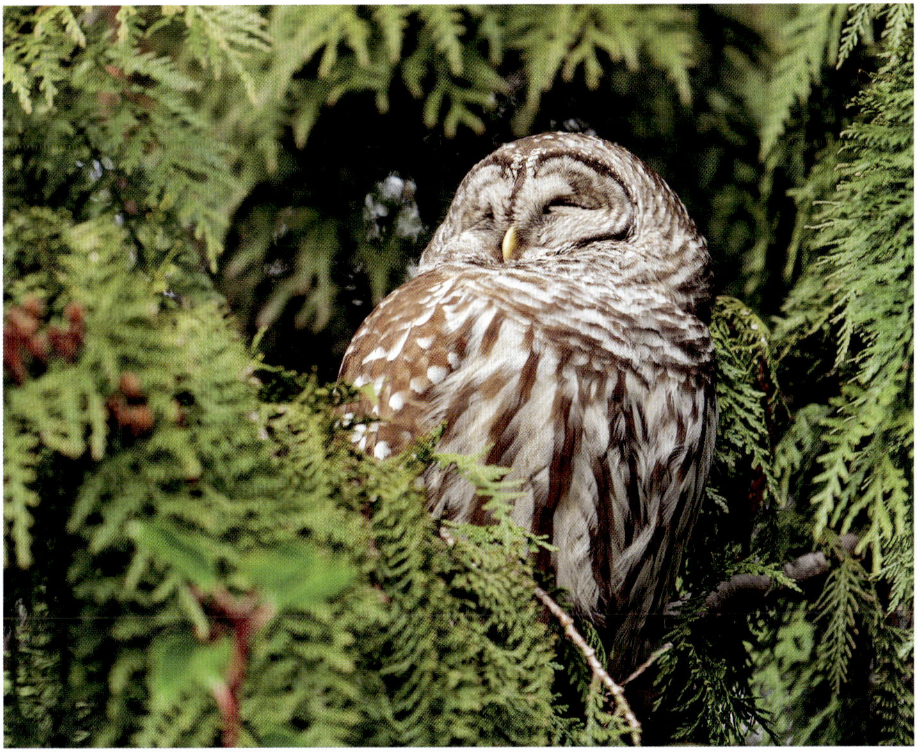

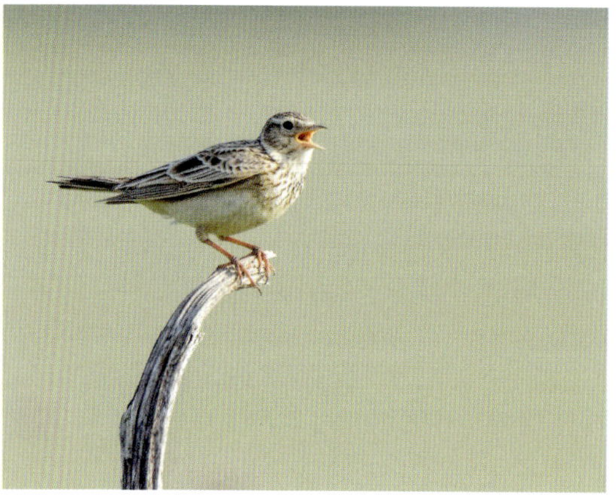

kann nämlich sehr schnell in die Scheidung führen. Im Umkehrschluss helfen diese wissenschaftlichen Fakten, mit dem Partner toleranter umzugehen und ihn in seinem persönlichen Rhythmus leben zu lassen. Dem Team um Achim Kramer, Chef des Instituts für Medizinische Immunologie (IMI) an der Charité Berlin, gelang es nun, einen Test zu entwerfen, der über Biomarker im Blut den jeweiligen Chronotypus ermittelt. Die Forscher haben dafür die Aktivität von Genen gemessen, die die Innenzeit verlässlich anzeigen. Doch wie unterschiedlich wir auch sein mögen, ändert nichts an der generellen Regel, dass ein „Innentag" etwa 24 Stunden lang ist, genauso wie der „Außentag". Das wissenschaftliche Fundament für diese Erkenntnisse haben, wie bereits angedeutet, die Forscher in den 1960er-Jahren gelegt. Colin Pittendrigh beschrieb die zeitliche Organisation und Wiederholung u.a. am Beispiel des Winterschlafs von Tieren. Jürgen Aschoff gelang es, experimentelle Bedingungen zu schaffen, unter denen er die innere Uhr isoliert testen und andere Einflüsse ausschließen konnte. Auf der Basis dieser Forschung entschlüsselten die drei amerikanischen Chronobiologen Jeffrey Hall, Michael Rosbash und Michael Young die Gene der inneren Uhr, wofür sie 2017 den Nobelpreis für Medizin erhielten.

Zunächst wollen wir Ihr Augenmerk aber auf den wichtigen Taktgeber Licht lenken, der die angeborene innere Uhr sogar verstellen kann. Wie stark der Einfluss des Lichts auf das biologische Zeitmanagement von Lebewesen ist, zeigte Jürgen Aschoff in den frühen 1960er-Jahren an Mäusen und Buchfinken. Seine Forschung führte zu einem völlig neuen Blick auf die Synchronisation der inneren Uhr. Aschoff übertrug seine Annahme auch auf den Menschen. Die faszinierenden Experimente, die er am Max-Planck-Institut Erling-Andechs in einem fensterlosen, hermetisch von der Außenwelt abgeriegelten Luftschutzbunker aus dem Zweiten Weltkrieg machte, werden wir noch ausführlich besprechen.

Zuerst wollen wir Sie aber auf eine kleine Entdeckungsreise durch die Geschichte des Lichts entführen.

Ihr Licht-Tagebuch

Aufgabe 4: Wenn Sie sich die Höchstleistungen Ihres Körpers vergegenwärtigen, die er, gesteuert von der inneren Uhr, den ganzen Tag vollbringt, ist es da nicht an der Zeit, ihm etwas Gutes zu tun? Notieren Sie heute drei Gewohnheiten, die ihn belasten. Rauchen Sie? Haben Sie die Angewohnheit zehn Tassen Espresso am Tag zu trinken? Ist Ihr Terminkalender so überfüllt, dass Sie keine Zeit zum Entspannen haben? Seien Sie ganz ehrlich zu sich. Das sind nur Beispiele. Und sicherlich wollen wir Sie nicht belehren. Im Gegenteil, wir wünschen uns, dass Sie ein natürliches Gefühl für Ihr Wohlbefinden entwickeln. Dazu gehören kleine und große **Gesundheitsgewohnheiten**, die Sie täglich beeinflussen. Wenn Sie daran etwas ändern, können Sie Ihre Gesundheit fördern und eine positive Wohlfühlbilanz erzeugen.

WICHTIG: Sie sollen nur drei Gewohnheiten heraussuchen und zunächst nur notieren und sie sich damit bewusst machen.

Gewohnheit 1 ______________________________

____

____

Gewohnheit 2 ______________________________

____

____

Gewohnheit 3 ______________________________

____

____

Eine kleine Geschichte des Lichts

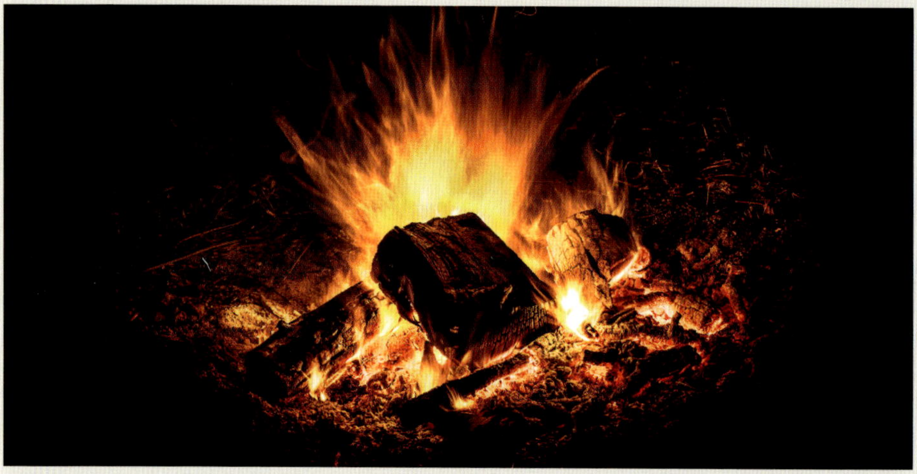

Wie man aus der frühen Entwicklungsgeschichte weiß, richtete sich das Leben der prähistorischen Menschen vor etwa 4 Millionen Jahren am Tageslicht aus.
Der Lauf der Sonne bestimmte, wann der Tag begann und wann er endete. Nahrungsbeschaffung und das Auffinden eines sicheren Rückzugsorts konnten nur bei Helligkeit sichergestellt werden, während nachts in der Dunkelheit unkalkulierbare Gefahren lauerten. Die Urmenschen zogen ihrer Nahrung hinterher und suchten häufig neue Höhlen. Dort kuschelten sie sich, sobald es dunkel wurde, auf einem Blätterbett eng zusammen und schliefen ein. Sie folgten einem Lebensrhythmus, der sich an der Natur ausrichtete. Den 24-Stunden-Tag gibt es etwa seit 45 Millionen Jahren.
Mit der Macht über das Feuer wird die Entwicklung des frühen Menschen in eine völlig neue Dimension katapultiert. Vor etwa 1 Million Jahren verliert er die Angst vor den Flammen, die in der Natur durch Meteoriteneinschläge, Blitze, Buschbrände und Vulkanausbrüche vorkommen. Er lernt, Feuer zu nutzen und die Flamme zu bewahren. Die ältesten Funde, die auf Feuerstellen schließen lassen, sind etwa 700.000 Jahre alt. Das Feuer schenkte dem Menschen eine Fülle von Vorteilen: Die Unabhängigkeit vom Tageslicht führte zu Sesshaftigkeit, Licht und Wärme zogen ein in die Höhlen. Nahrung über dem Feuer zu garen ließ Keime absterben und machte das Essen deutlich leichter verdaulich. Die Flammen schützten aber auch vor Insekten und wilden Tieren.

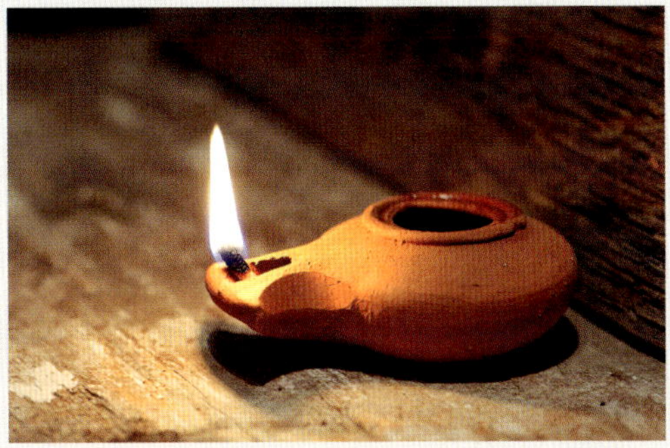

Und schließlich breitet sich der Mensch aus seiner Heimat Afrika über den ganzen Erdball aus. Doch bis er Feuer aktiv erzeugen kann, dauert es noch sehr lange. Erst vor ca. 70.000 Jahren entdeckte er Techniken, Feuer selbst zu entfachen. Sehr bald beginnt dann die Weiterentwicklung künstlicher Lichtquellen. Neben dem Lagerfeuer brachten Fackeln aus Talg und Kienspänen Licht ins Dunkel. Kienspan ist verharztes Holz, das besonders gut brennt. Schalenlampen lassen sich ungefähr 10.000 Jahre zurückverfolgen, zunächst wurden sie mit Tierfetten, später mit Öl gefüllt.

Die ersten Kerzen wurden vor etwa 5000 Jahren benutzt. Die Römer verlängerten dann die Brennzeit, indem sie gerollte Papyrusblätter in Bienenwachs tauchten. Aber es dauerte immerhin noch bis tief in das 17. Jahrhundert hinein, bis der Chemiker Aimé Argand aus Genf die offene Flamme zuerst unter ein Metalldach und danach einen Glaskolben verbannte. Die ruhig und stetig brennende Öllampe war zunächst nur einer reichen Oberschicht vorbehalten, erst das günstigere Gaslicht konnte das Leben der großen Masse erhellen. Noch bis ca. 1900 war das Gaslicht die vorherrschende Lichtquelle, es wurde sogar als Straßenbeleuchtung eingesetzt, dann

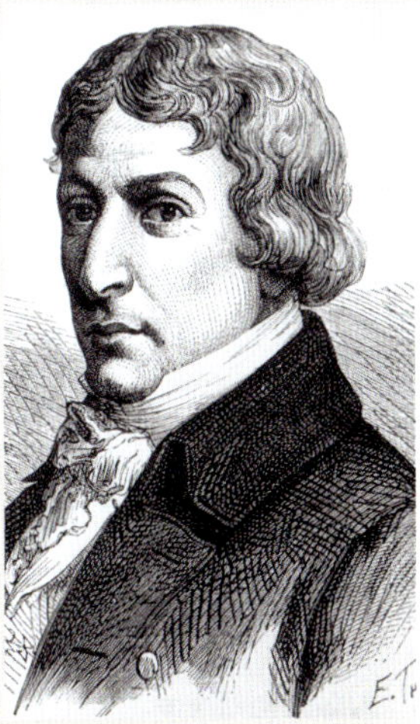

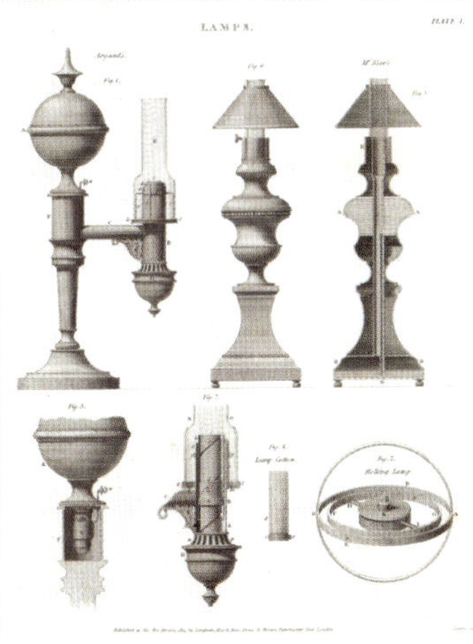

Aimé Argand, Chemiker und Physiker, hier mit seiner Erfindung, der Öllampe

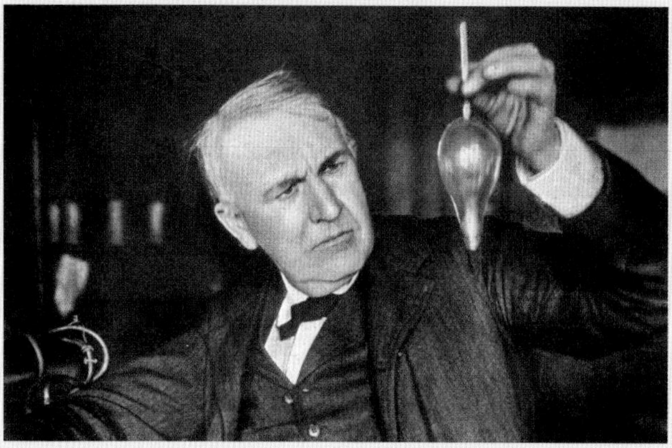

Thomas Alva Edison mit einer der ersten Glühbirnen

aber nach und nach von der epochalen Erfindung des elektrischen Lichts ersetzt.

1879 stellte Thomas Alva Edison einer breiten Öffentlichkeit in seiner spektakulären Beleuchtungsshow die Glühbirne vor. Tatsächlich aber hatte er sie nicht erfunden, sondern nur wieder erfunden. Der deutsche Feinmechaniker und Uhrmacher Heinrich Göbel und auch andere Wissenschaftler, Chemiker und Physiker – der Beruf des Elektrikers war damals noch nicht geboren – experimentierten schon deutlich vor Edison mit einem glühenden Faden. Doch Edison schaffte es, die Leuchtdauer stabil zu halten.

Der exzentrische Erfinder, der nicht studiert hatte, dem aber bis heute der Mythos des Übermenschlichen anhaftet, suchte nach dem richtigen Glühfaden wie der Zauberer im Märchen nach der Rezeptur der Unsterblichkeit. Er sandte Mitarbeiter in die ganze Welt, um Pflanzenfasern zu finden, die er karbonisieren konnte.

Doch auch zu Hause in seinem Labor Menlo Park in New Jersey, 40 Kilometer von New York entfernt, ließ er keine Gelegenheit aus, die abenteuerlichsten Materialien zu testen, die er finden konnte. Einmal riss er einem Mitarbeiter sogar ein Büschel rote Haare aus seinem Bart. Fündig – und das ist Geschichte – wurde er bei japanischem Bambus. In seinem berühmten ersten Glaskolben glühte ein Faden aus verkohlten Bambusfasern. Später bis heute wird ein elektrisch leitender gewendelter Draht, meist aus Wolfram, der sogenannte Glühfaden, durch Stromfluss so stark erhitzt, dass er strahlt. Aber so spektakulär diese Erfindung auch war, der rastlos suchende Forscher ruhte sich keineswegs darauf aus. Lag es an seiner Hyperaktivität? Schlaf hielt er für unwichtig. Seine Mitarbeiter waren daran gewöhnt, dass es nach einem Abendessen gegen 24 Uhr zügig wieder an die Arbeit ging. Lag es an seiner Gehörlosigkeit? Er selbst war felsenfest davon überzeugt, dass er sich nur wegen seiner massiven Hörschwäche so intensiv von der Außenwelt ab- und seiner inneren Erfinderwelt zuwenden konnte. Dort erdachte er das gesamte Verteilernetz für seine Glühlampe, von kleinen handlichen Dynamos über Entwürfe für Kraftwerke bis hin zu Stromnetzen. Denn die Glühbirne musste der wirtschaftlich günstigeren Gaslampe erst noch den Rang ablaufen, was bis weit in den Anfang des 20. Jahrhunderts hinein dauerte. Bauwerke, für die Gaslampen eine Feuergefahr darstellten, wie Fabriken, Theater oder Bahnhöfe, verkabelte man zuerst. Mit der Elektrifizierung New Yorks ab 1881 wurden unterirdisch Kabel verlegt, und so begann langsam der Wandel. Die Konkurrenten Edisons sprossen wie Pilze aus dem Boden, beispielsweise der französische Einwanderer Adolphe Chaillet aus Ohio, Cleveland, der Glühlampen mit einem achtmal dickeren Kohleglühfaden produzierte.

1883 gründeten Edison und Emil Rathenau zunächst in Deutschland die Deutsche Edison-Gesellschaft für angewandte Elektrizität, später AEG. Das erste deutsche voll beleuchtete Gebäude war das Berliner Café Bauer, das 1884 im Glanz der Glühbirne erstrahlte.

Erst im Jahr 1890 gründete Edison auch in den USA eine Firma, die Edison General Electric Company, unter deren Dach er seine Erfindungen und Patente vereinigte. Später wurde sie mit einem weiteren Konkurrenten, der Thomson-Houston Electric Company, zu dem noch heute bestehenden Weltkonzern General Electric (GE) verschmolzen.

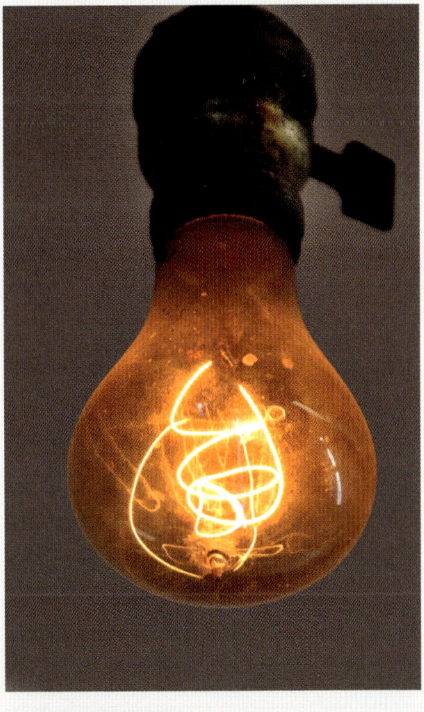

Centennial Light

Die Betätigung des Lichtschalters, der ein ganzes Haus in Sekundenschnelle illuminieren konnte, war für die Menschen damals wie Zauberei. Auf der Weltausstellung in Paris standen sie zu Hunderten Schlange, um einmal auf den magischen Knopf drücken zu dürfen.

Adolphe Chaillets Firma Shelby Electric Company in Ohio, Cleveland, warb für Chaillets Glühbirne mit einem erstaunlichen Test. Er ließ Lampen aller Fabrika-

tionen in seinem Labor leuchten und erhöhte nach und nach die Spannung. Alle anderen Marken verglühten irgendwann, das Shelby-Produkt glühte fröhlich weiter. Bis heute gibt es in der Feuerwache in Livermore, Kalifornien, das „Centennial Light", die hundertjährige Glühbirne.
Sie brennt seit 1901 ganze 24 Stunden am Tag, ursprünglich mit einer Leistung von 60 Watt, heute sind es nur noch ca. 4 Watt. Allerdings brennt und brennt sie und hat es natürlich ins Guinnessbuch der Rekorde geschafft. Zum 100. Geburtstag gab es eine bombastische Feier für die dienstälteste Glühlampe der Welt. Ihr eigenes „Centennial Light Bulb Committee" lud 2001 zu Barbecue und Livemusik, es waren Gäste aus der ganzen Welt dabei. Und natürlich hat sie eine eigene Website mit Webcamera. Täglich kann man nachsehen, ob sie noch brennt. Die Stadt Livermore wirbt für ihr Juwel mit den Worten: „In einer Welt, die von Wegwerfgeräten überschwemmt wird, gibt es ein Symbol des Widerstands: eine Glühbirne, die nicht ausbrennt." Adolphe Chaillets Firma Shelby Electric Company hat das jedoch nichts genutzt. Sie wurde 1914 von Edisons General Electric geschluckt.

Die Erfindung der Glühbirne – also grob gesagt vor 140 Jahren – stellt einen Wendepunkt dar: Mithilfe des elektrischen Lichts verlängert der Mensch den Tag und borgt sich immer mehr von der Nacht.
Im Prozess der fortschreitenden Industrialisierung begann man, Arbeitszeiten vom natürlichen Tageslicht abzukoppeln. In den Fabriken mussten die Maschinen zum Teil rund um die Uhr bedient werden. Der Lebensrhythmus wurde also nicht mehr von der Natur, sondern vom Menschen bestimmt. Die Maschinen gaben nun den Takt an. Mitte des 19. Jahrhunderts zählte eine normale Arbeitswoche in Europa ca. 80 Stunden. Mit der Strategie, die Nacht zum Tag zu machen, wandelte sich auch das Image von Schlaf: Wer zu lange schlief, galt als faul.
Diese einschneidenden Veränderungen setzten im ausgehenden 19. Jahrhundert ein – aus dem Blickwinkel der Evolution ein minimaler Zeitraum, in dem sich der über 4 Millionen Jahre eingespielte menschliche Organismus radikal umstellen musste. Ein Grund, weshalb sich die Zirbeldrüse so stark verkleinert hat? Man weiß es nicht genau. Wissenschaftliche Studien dazu fehlen.

Auch im 21. Jahrhundert hat sich das Image von Schlaf nicht wirklich gebessert. Viel zu arbeiten und bis spät in die Nacht aktiv zu sein gilt als produktiv. Die elektrische Beleuchtung, die das möglich macht, hat sich längst weiterentwickelt. Die

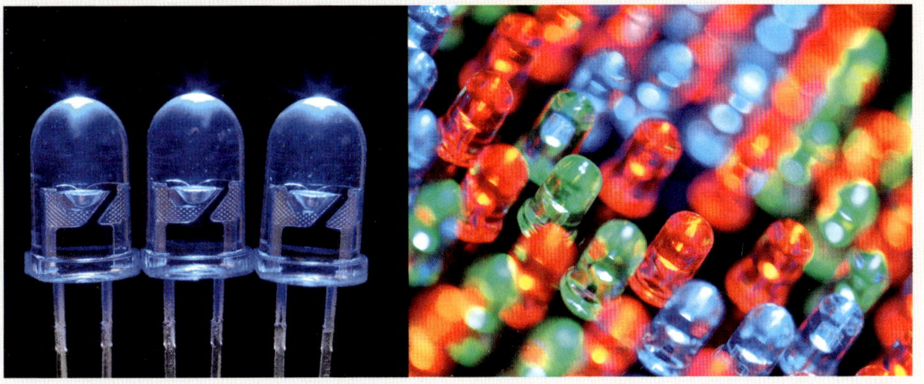

Farbige Leuchtdioden – seit der Erfindung der blauen Leuchtdiode kann auch weißes Licht erzeugt werden

Glühbirne wird langsam, aber sicher aussterben und von langlebigeren, effizienteren LED-(Light-emitting Diode)-Lampen ersetzt. Im Grunde kann man sagen, dass das Licht nach Edison noch einmal neu erfunden wurde, nämlich von Nick Holonyak jr., einem amerikanischen Wissenschaftler, der zeitweise für Edisons Konzern General Electric arbeitete. Nur sehr viel später. Im Jahr 1962 entwickelte er die erste Rotlicht emittierende, also Rotlicht aussendende, Diode, ein Halbleiterbauelement, das Strom in eine Richtung fast ungehindert passieren lässt und in der anderen Richtung fast isoliert. So entsteht eine Gleichrichtung. Fließt durch die Diode elektrischer Strom in Durchlassrichtung, strahlt sie Licht, Infrarotstrahlung in bestimmter Wellenlänge, ab. Nach der roten Diode, die nur schwach strahlte und im Wesentlichen als Leuchtanzeige benutzt wurde, folgte relativ bald auch die technische Machbarkeit für gelbe und grüne Dioden.

Für das ganze Spektrum, also die Erzeugung von weißem Licht, fehlte noch der blaue Anteil. Das allerdings sollte noch eine ganze Weile dauern. Der Entdecker der blauen Leuchtdiode, der japanische Elektroingenieur Shuji Nakamura, liebt es, folgende kleine Geschichte zu erzählen:

Ein Wanderer hatte sich in den Bergen verlaufen und wurde von der Dunkelheit überrascht. Verzweifelt irrte er umher, bis er an seinem Schlüsselbund ein kleines LED-Lämpchen entdeckte, das hell genug strahlte, um damit den Nachhauseweg zu beleuchten.

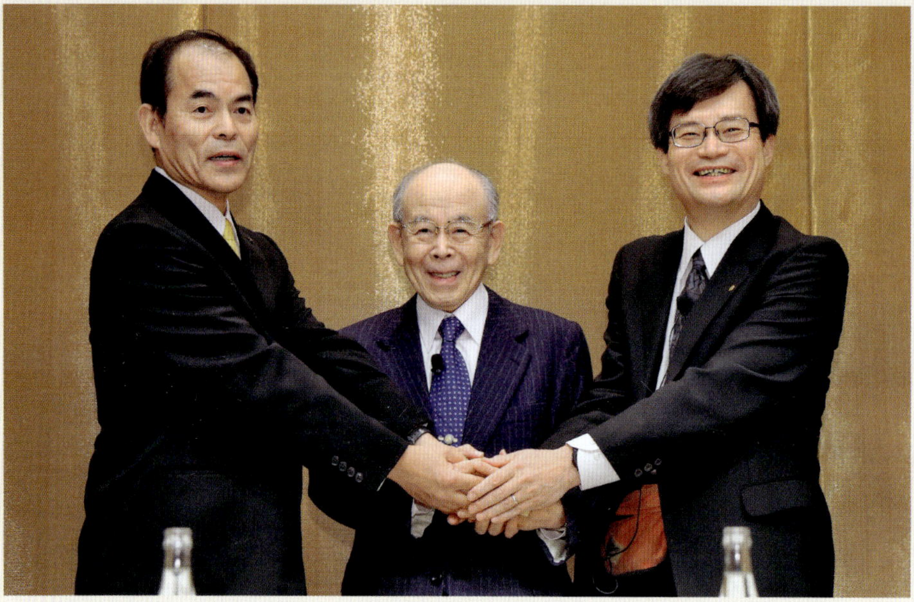

Shuji Nakamura, ganz links

Hätte Shuji Nakamura im Jahr 1993 nicht die blaue Leuchtdiode erfunden, hätte der Wanderer keinesfalls diese Helligkeit erzeugen können, denn die Menschheit hätte ohne weiße LEDs auskommen müssen. Aber auch dem Erfinder selbst war das nicht leichtgefallen. Jahrelang tüftelte er an dieser Entwicklung und sein Chef der japanischen Firma Nichia kam sogar an den Punkt, an dem er ihm die fruchtlose Arbeit daran verbieten wollte. Nakamura machte trotzdem heimlich weiter und stellte aus Galliumnitrid die erste leistungsfähige blaue Leuchtdiode her. 2014 sollte er dafür mit zwei weiteren japanischen Kollegen den Nobelpreis erhalten. Das Karolinska-Institut begründete seine Wahl mit den Worten: Weiße LEDs seien das Licht des 21. Jahrhunderts. Vor dieser Ehrung allerdings musste er noch einen bitteren Prozess führen. Nachdem er 1999 nach Amerika ausgewandert war, um eine Professur an der University of California in Santa Barbara anzunehmen, verklagte ihn sein früherer Arbeitgeber Nichia mit der Begründung, er habe Firmengeheimnisse mitgenommen. Er soll gekontert haben, dass das Geschäft mit weißen LEDs ein Milliardenbusiness sei und er umgerechnet für seine Erfindung nur 150 Euro Prämie bekommen hätte. Er forderte 150 Millionen und bekam schließlich in einem Vergleich 6 Millionen Euro zugesprochen.

Über die Auswirkungen von LEDs werden wir noch ausführlich in dem Kapitel über das Blaulicht nachdenken, nur so viel sei schon einmal verraten: Es gibt durchaus Gründe, die gegen einen unkontrollierten Gebrauch der gefeierten Lampe sprechen. Aber dazu später mehr.

Die Energieeffizienz des neuen Lichts indessen ist selbstverständlich unumstritten, wenn man sich überlegt, wie viel Energie bei der guten alten Glühbirne verpufft. LEDs haben ihr gegenüber ein Energieeinsparungspotenzial von ungefähr 80 Prozent.

Mit Shuji Nakamuras altem Arbeitgeber muss man trotzdem kein Mitleid haben. Die Firma Nichia ist zum Weltmarktführer der weißen LEDs aufgestiegen und hat darüber hinaus eine weitere lukrative Einsatzmöglichkeit entwickelt, nämlich Daten über Leuchtdioden zu übertragen, was jetzt bereits Realität ist.

So schön diese Effizienz auch sein mag, problematisch bleibt: Ganz egal, welche Beleuchtungsquelle wir auch benutzen, wir haben uns von der Natur entfernt. Der tradierte Einklang mit dem Tag-und-Nacht-Wechsel ist seit etwa 140 Jahren aus dem Gleichgewicht geraten. So ignorieren viele Menschen wie die Patientin Claudia Holbein die Natur und werden schließlich krank, ohne die Gründe dafür benennen zu können. Der Schlafforscher William B. Webb von der University of Florida in Gainesville nennt dieses Phänomen in Rund-um-die-Uhr-Gesellschaften auch den „Edison-Effekt".

Wenn man sich etwas borgt, wie wir uns die Nacht ausleihen, muss man das irgendwann zurückgeben. Was ist der Preis, den der Mensch bezahlen muss, weil er die Gesetze des Lebens fortwährend missachtet? Es gilt als gesichert, dass die Bewohner Mitteleuropas im letzten Jahrzehnt eine Stunde Schlaf eingebüßt haben. Wenn man die Regeln des Straßenverkehrs ignoriert und permanent über rote Ampeln fährt, muss man früher oder später mit einem Unfall rechnen. Der Ampel ist das egal. Doch wie und vor allem wann merken wir eigentlich, dass wir die Ampeln des Körpers ignorieren?

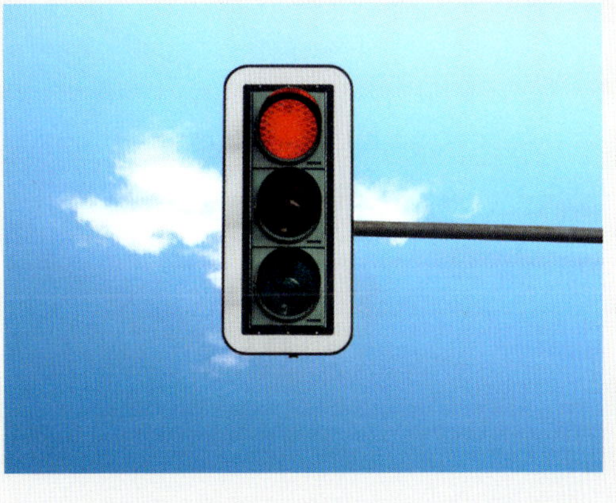

Chronobiologie – Die Symphonie der Körperrhythmen

Wussten Sie, dass sich ein Magen- und ein Zwölffingerdarmgeschwür bevorzugt im Frühjahr oder im Herbst bemerkbar machen? Dass Herzinfarkte meist in den frühen Morgenstunden auftreten, dass mehr Menschen morgens sterben und Todesfälle aufgrund von Erkrankungen des Herz-Kreislauf-Systems und der Atmungsorgane sich vermehrt im Winter ereignen? Haben Sie schon einmal davon gehört, dass zwischen Mitternacht und 6 Uhr morgens besonders viele Babys auf die Welt kommen? Jeder, der an Neurodermitis oder einer Schuppenflechte leidet, weiß, dass sich seine Krankheit im Herbst verschlechtert. Depressionen verschlimmern sich im Winter und werden im Frühjahr und Sommer wieder besser. Das Leben läuft in Zyklen ab und die Master Clock synchronisiert sie in unserem Körper.

Die Chronobiologie, wie wir oben schon angerissen haben, arbeitet heute interdisziplinär, um die biologischen Rhythmen und ihren Einfluss auf die Körperfunktionen, Leistungsfähigkeit, Krankheitsanzeichen und therapeutischen Maßnahmen zu entschlüsseln. Sie untersucht, wie die Naturrhythmen gestört werden und wie man sie wieder in Gleichklang bringen kann. Obwohl inzwischen vielfach experimentell nachgewiesen wurde, wie hochpräzise die Master Clock arbeitet, wie fein koordiniert sie die Körperfunktionen ausrichtet, wie konkret Uhrzeiten und exakte Aufgaben der Organe in wechselseitiger Beziehung stehen, wie unterschiedlich unser Geist-Körper-System zu den verschiedenen Tages- und Jahreszeiten reagiert, hat sich dieses Wissen im Alltag der Medizin oder auch ganz generell in unserem gesellschaftlichen Leben immer noch nicht durchgesetzt.
Eine Ausnahme bildet etwa die Therapie mit Cortison. Jeder, der dieses Medikament schon einmal brauchte, weiß, dass man es morgens einnimmt. Zu Beginn des Tages nämlich bildet die Nebenniere das Stresshormon Cortisol in höchster Konzentration. Gegen Abend erreicht die Produktion ihr Minimum. Auch Menschen, die an einer Unterfunktion der Schilddrüse leiden, nehmen ihr Schilddrüsenhormon gleich als Erstes in der Früh.

Nachts schlafen die Zahnärzte doch ...

Viele Chronobiologen prangern die Kluft zwischen wissenschaftlichen Erkenntnissen und der Umsetzung im Alltag an – ob im Krankenhaus, in der Schule oder am Arbeitsplatz. Das Wissen um das Zusammenspiel von Licht und Biorhythmik müsste viel effizienter therapeutisch eingesetzt werden. Schließlich gibt es zahlreiche Anwendungsmöglichkeiten, von denen wir profitieren könnten. Wussten Sie, dass eine schmerzstillende Spritze um 16 Uhr viermal länger wirkt als morgens um 8 Uhr? Das hängt damit zusammen, dass das Medikament am Morgen schneller abgebaut wird, aber auch damit, dass am Nachmittag die Schmerzempfindlichkeit geringer ist. Am Abend helfen Schmerzmittel wie Metamizol wieder nicht so gut wie noch Stunden vorher. Nachts empfinden wir den gleichen Schmerzreiz sehr viel intensiver als tagsüber. So kommt es, dass Zahnschmerzen oft gerade dann auftreten, wenn die Zahnärzte das tun, was ihre Patienten eben nicht mehr können, nämlich schlafen. Rheumatische Beschwerden sind üblicherweise morgens stärker und bessern sich im Laufe des Tages. Asthmatiker bekommen ihre Attacken besonders häufig nachts – gegen 23 Uhr ist der Körper am empfänglichsten für allergische Reaktionen. Man weiß heute, dass jede einzelne Körperfunktion rhythmischen Schwankungen unterliegt. Blutdruck, Herzfrequenz, Atmung, Körpertemperatur, Blutzuckerspiegel, die Konzentration der weißen Blutkörperchen, Hormone – nichts in unserem Organismus ist davon ausgeschlossen. Viele Biorhythmen bildet der Körper nach und nach aus. Beispielsweise ist der zirkadiane Rhythmus der Körpertemperatur erst um das siebte Lebensjahr ausgereift.

Es gibt Enzyme, deren Konzentration über den Tag bis zu 400 Prozent schwankt. Die Veränderungen unseres Innenlebens scheinen sogar so weit zu gehen, dass z. B. dasselbe Hormon zu einer Tageszeit eine bestimmte Reaktion im Körper anregt und dieselbe zu einer anderen Tageszeit hemmt. Vielleicht übernehmen gleiche Moleküle zu verschiedenen Zeiten ganz unterschiedliche Rollen, ähnlich wie wir es tun: tagsüber im Büro, nachmittags auf dem Tennisplatz, abends in der Familie. Manche Chronobiologen vermuten, dass ein Molekül je nach Tageszeit einmal als Hormon, dann als Neuropeptid und später wieder als Abwehrstoff auftreten könnte.

Wenn alle Lebensvorgänge im Organismus immer wiederkehrenden Mustern und Perioden unterworfen sind, muss diese Anlage in den Genen verankert sein. In der Tat haben die drei Wissenschaftler Jeffrey Hall, Michael Rosbash und Micha-

el Young gezeigt, dass dieses zeitlich exakt konzertierte Zusammenspiel unserer Vitalfunktionen, das von der Master Clock dirigiert wird, dem genetischen Code entspringt.
Doch ohne die fundamentale und sorgfältige Vorarbeit der Chronobiologen aus den 1960er-Jahren, die wir uns im folgenden Kapitel näher ansehen wollen, hätten die genetischen Grundlagen der inneren Uhr niemals entschlüsselt werden können.

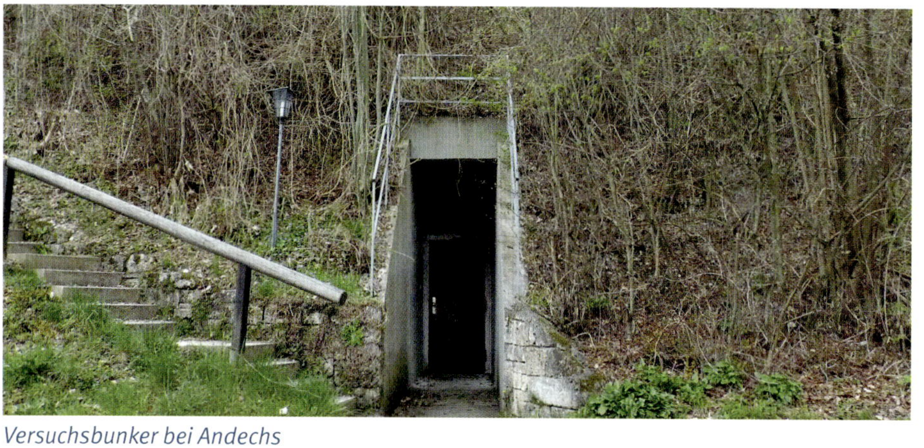

Versuchsbunker bei Andechs

Das Mekka der Chronobiologie

Wie Sie auf dem Bild sehen können, ist das Mekka der Chronobiologie nicht gerade ein besonders anheimelnder Platz. Es befindet sich in der Klostergemeinde Andechs, eingebettet in die liebliche Landschaft Oberbayerns zwischen dem Starnberger See und dem Ammersee gelegen. Hier, im Max-Planck-Institut Seewiesen, wurde Wissenschaftsgeschichte geschrieben, und die insbesondere in diesem schmucklosen Wehrmachtsbunker aus dem Zweiten Weltkrieg. Der enge, betonierte Gang führt weit in einen unterirdischen Tiefbunker hinein, der fensterlos und schalldicht ist. Vollkommen abgeriegelt von der Außenwelt fanden hier im Jahr 1963 bahnbrechende Versuche statt, die der Freiburger Physiologe Jürgen Aschoff durchführte. 1958 nach Seewiesen berufen, leitete er die Abteilung Biologische Rhythmen und Verhalten in Erling-Andechs, nur wenige Kilometer von Seewiesen entfernt.

Aufbauend auf den Erkenntnissen seiner Forschung an Mäusen und Buchfinken entwarf Aschoff folgendes Versuchsdesign: Wie verhält sich die innere Uhr des Menschen unter kontrollierten Laborbedingungen, wenn man ihn vollkommen von der Außenwelt isoliert?

Licht als zentraler Taktgeber entfiel genauso wie jegliche Hilfsmittel, z. B. der Blick auf die Uhr oder die Orientierung an Mahlzeiten. Die Versuchsanordnung unter Tage war radikal: drei bis vier Wochen lang kein Kontakt zu anderen Menschen, keine Uhren, kein Radio, kein Fernsehen, keine Zeitung, nicht einmal das Geräusch von Fallrohren sollten einen Hinweis auf die Tageszeit geben. Erlaubt war nur ein Plattenspieler, den ein findiger Proband dann auch prompt zum Eierkochen heranzog: Eine Single spielte so lange, dass das Drei-Minuten-Ei perfekt war. Obwohl die innere Uhr „freilaufen" sollte, hatten die Testpersonen die Aufgabe, einen geregelten Tagesablauf zu leben, mit Frühstück, Mittagessen ohne Mittagsschlaf, Abendessen und geregelter Bettgehzeit. Als erstes Versuchskaninchen setzte der Wissenschaftler Jürgen Aschoff sich selbst ein, und noch heute sind seine Schilderungen so spannend wie damals: Zunächst, so beschrieb er seine Eindrücke danach, sei er noch sehr neugierig gewesen, wie spät es wirklich sei. Doch allmählich habe er alles Interesse daran verloren und es sehr behaglich gefunden, völlig losgelöst und zeitlos zu leben.

Neben zahllosen körperlichen Parametern wie der Cortisolausschüttung oder der Körpertemperatur erhoben die Forscher auch psychologische Variablen. Sie werteten Tests aus, die die Probanden in regelmäßigen Abständen ausfüllen mussten. Beispielsweise sollten sie schätzen, wie lange 60 Sekunden oder 60 Minuten sind. Die Ergebnisse waren, wie bereits erwähnt, bahnbrechend. Zum ersten Mal konnte nachgewiesen werden, dass biologische Rhythmen in der totalen Isolation des Schutzbunkers erhalten bleiben, also nicht durch den Tag-Nacht-Zyklus erzeugt werden. Der menschliche Körper konstruiert sich selbst ganz unabhängig einen inneren Tag. Die Master Clock tickt ohne äußerliche Hilfe kontinuierlich weiter. Die Forscher fanden aber auch heraus, dass ihr natürlicher Rhythmus individuell zwischen 24,7 und 25,2 Stunden liegt, wenn er nicht durch Licht justiert wird. Sehr wichtig war jedoch folgende Entdeckung: Ihre komplexe Koordinationsaufgabe führte die Master Clock ebenfalls brav weiter aus, allerdings zeigten die erhobenen Körperfunktionen deutlich, dass sich die nachgeordneten Uhren, die Post Clocks in den Zellen und Organen, dem neu ergebenden tagesperiodischen Verlauf im tageslichtlosen Raum anpassten.

Nur ein Jahr nach den sensationellen Ergebnissen im Bunker baute das Max-Planck-Institut eine Anlage für Aschoff und sein Team, das minutiös auf die Bedürfnisse der Forscher zugeschnitten wurde. Ein Meter dicke Mauern und isolierte Wände schirmten die Forschungsstation gegen elektromagnetische Wellen und jede Wahrnehmung aus der Außenwelt ab. Um die totale Isolation zu gewährleisten, mussten die Testpersonen eine Schleuse passieren. Allerdings war es hier deutlich komfortabler als im Wehrmachtsbunker: Die Räume hatten eine gemütliche Einrichtung, ein Bad und eine kleine Küche, in der sich die Probanden ihre Mahlzeiten zubereiten konnten. Sogar Fitnessgeräte und ein Hometrainer, damals nannte man das Trimm-dich-Rad, standen ihnen zur Verfügung. Einziger Kontaktpunkt zur Außenwelt war ein von beiden Seiten begehbarer Kühlschrank, in dem auch durchaus Köstlichkeiten standen, darunter Andechser Bier. Aber selbst dieses Tischleindeckdich füllten die Forscher in unregelmäßigen Abständen, damit die Testpersonen nicht abschätzen konnten, wie spät es war. Auch unter den verbesserten Laborbedingungen, die im Laufe der Jahre etwa 450 Probanden durchliefen, blieben die Ergebnisse konstant. Aschoff selbst fasste es so zusammen, dass alle unter natürlichen Bedingungen beobachtbaren tagesperiodischen Prozesse erhalten bleiben würden.

Natürlich waren die Probanden zum großen Teil Studenten, die mit ihrer Teilnahme mehrere Fliegen mit einer Klappe schlagen konnten. Sie durften ihre eigene Belastbarkeit prüfen, nahmen an einer ambitionierten Versuchsreihe teil und hatten genug Zeit, um fürs Examen zu büffeln. Denn lesen war erlaubt. Von den bis Anfang der 1980er-Jahren getesteten Personen brachen nur vier die absolute Zeitlosigkeit ab. Ein Grund: Eifersucht und die drängende Frage, was die Partnerin in der zeitgetriebenen Welt draußen anstellen mochte. In so einem Fall konnten die Probanden ihre selbst gewählte Isolation jederzeit beenden, die Tür nach draußen war unverschlossen.

Die Atmosphäre um das Team Aschoff muss von einer inspirierenden Aufbruchsstimmung geprägt gewesen sein. Im Sommer ging man nach den intensiven wissenschaftlichen Studien gemeinsam im Ammersee schwimmen, im Winter in den Bergen Ski fahren. Abends am Küchentisch von Clara Aschoff wurde nächtelang weitergebrütet. Sie nannten diese Runden „Geschwätz“. Am „Geschwätz“ nahmen auch Wissenschaftler aus anderen Fachgebieten, Studenten, Probanden,

Kulturschaffende und Aschoffs sechs Kinder teil. Er selbst ließ querdenken und war mit diesem Prinzip seiner Zeit weit voraus.

Der amerikanische Kollege Pittendrigh von der Universität Princeton erforschte den zirkadianen Rhythmus zeitgleich am Haustier der Chronobiologen, an Drosophila melanogaster, der Fruchtfliege. Zunächst noch große Konkurrenten, wurden die Forscher später enge Freunde. Colin Pittendrigh reiste aus Amerika an den Ammersee und verfolgte fasziniert Aschoffs Experimente im Schutzbunker. Wie groß ihr Verdienst um die Entdeckung der inneren Uhr wirklich ist, wird wiederum erst im Laufe der Jahrzehnte klar.

Nobelpreis für die Fruchtfliege?

Das Telefon klingelte mitten in der Nacht. In Oklahoma City, USA, schreckte der Chronobiologe Michael Rosbash aus dem Schlaf auf, wie viele Nobelpreisträger vor ihm. Denn der Sekretär des Nobel-Komitees ruft stets unmittelbar dann an, wenn der Preisträger feststeht, ohne Rücksicht auf die Zeitverschiebung, ohne Rücksicht auf den Schlaf-wach-Rhythmus. 2017 vergab das Karolinska-Institut in Stockholm in Schweden den Medizin Nobelpreis an die Chronogenetiker Jeffrey Hall (72), Michael Rosbash (73) und Michael Young (68) für ihre Arbeiten zur Funktion und Kontrolle der zirkadianen Rhythmen.

Auch Jeffrey Hall in Cambridge, Massachusetts, wurde aus dem Bett gerissen und durfte der skandinavischen Stimme lauschen. Nur Michael Young in New York verschlief die heiße Stunde, er hörte den Anruf nicht. Das ist schon sehr lässig, denn die Nominierten wissen, spätestens seit sie den schweren Umschlag mit dem Siegel der Akademie erhalten haben, ob sie in der engeren Wahl sind. Diesem Brief sind jahrelange Vorbereitungen vorangegangen, denn niemand erhält den Worldcup der Wissenschaft, wenn er nur einmal vorgeschlagen wurde. Rosbash konnte es trotzdem kaum glauben und hielt die Nachricht erst für einen Witz. Sein nächster Gedanke galt dann dem Haustier der Genetiker. Es sei auch ein großer Tag für die Fruchtfliege, bemerkte er feierlich.

Neben Drosophila melanogaster hätte auch der 2015 verstorbene Ronald Konopka den Preis verdient, denn er identifizierte Anfang der 1970er-Jahre das erste Gen, das die innere Uhr taktet. Allerdings war er mehr an seinen Fruchtfliegen interessiert als daran, seine Forschungsergebnisse zu veröffentlichen. Das kann man nur verstehen, wenn man weiß, wo er arbeitete. Das Caltech, das California Institute of Technology in Pasadena, kann als Brutkasten der Chronogenetiker bezeichnet werden. Wie Ronald Konopka war auch Jeffrey Hall einer jener ambitionierten Doktoranden, die sich um den großen Biologen Seymour Benzer scharten. Sie waren zur richtigen Zeit am richtigen Ort, denn nachdem Benzer die Genspaltung entdeckt hatte, wandte er sich Ende der 1960er-Jahre der Fliegenforschung zu. Sein Ansatz war, Gene zu isolieren, die hinter Verhaltensweisen stehen könnten. Er wurde nicht nur ausgelacht, weil er glaubte, einzelne Gene könnten komplexes Verhalten steuern, sondern weil er es darüber hinaus an der Fruchtfliege untersuchen wollte. Die einfache Eleganz seiner Versuchsanordnungen besticht noch heute. Er hat seine Kritiker nicht nur ignoriert, er hat sie alle Lügen gestraft. Denn in der Tat gibt es Schlüsselgene, die scheinbar undurchdringliche Komplexität möglich oder, wenn sie ausfallen, unmöglich machen. Die Atmosphäre im Labor war von der Persönlichkeit des Chefs geprägt. Noch heute wird er als geistreich, unkonventionell und ausschließlich besessen von seinen Studien beschrieben. In zweckentfremdeten Milchflaschen zog er Generationen von Fruchtfliegen, um die Beziehung zwischen Genen und Verhalten aufzuklären. Das trug ihm den Spitznamen „Lord of the flies“ ein.

Auch Benzer hätte den Nobelpreis verdient, wenn er noch leben würde. Denn unter seiner Regie wurde in der idealen Art und Weise geforscht: Er ließ zu, dass sich seine Mitarbeiter vortasteten, ohne wissenschaftlichen Druck auszuüben. Die Vorgehensweise war zunächst ungezielt und mündete erst nach und nach in Erkenntnisstrukturen. Sie boten den Bewohnern in der Milchflasche Substanzen an, die ihre Gene beeinflussten und mutieren ließen. Das führte bei drei Fliegen der Nachfolgegeneration dazu, dass sich ihr Tag-Nacht-Rhythmus extrem verschob. Ein Zweiflügler verlor seinen zirkadianen Rhythmus sogar ganz und wechselte ungeregelt zwischen Wachen und Schlafen. Was war geschehen? Sind die Gene defekt, ist der 24-Stunden-Takt beeinträchtigt und je nach Gen und Art des Defekts tickt die innere Uhr plötzlich ganz anders, d. h., der Schlaf-wach-Zyklus wird länger, kürzer oder ist gar nicht mehr vorhanden.

Konopka erkannte ein Hauptgen, er nannte es „period“. Damit war das erste Zahnrädchen der inneren Uhr gefunden. Etwa zehn Jahre später gelang es Jeffrey Hall und Michael Rosbash an der Brandeis University in Waltham bei Boston, *period* aufzuschlüsseln, also seine genetische Struktur zu erklären. Was nun folgte, kann man als Wettlauf mit der Zeit bezeichnen. Denn Michael Young von der Rockefeller University in New York hatte *period* zeitgleich isoliert. Die drei Wissenschaftler lieferten sich einen erbitterten Kampf um die erste Veröffentlichung, der mit einem Patt endete: Ihre Forschungsberichte erschienen beide 1984. Ohne die Entdeckung Benzers und Konopkas indessen, dass Drosophila charakteristische Gene ihrer inneren Uhr vererben kann, wäre das nicht möglich gewesen. Gene, unser Erbgut im Zellkern, enthalten ganz genaue Regeln zur Zusammensetzung von Aminosäuren, die wiederum die Bausteine für Proteine sind. Diese Regeln oder diesen Bauplan nennt man auch genetischen Code, der festlegt, wie Eiweiße aufgebaut sind und für welche Aufgaben sie im Körper eingesetzt werden. Das Eiweiß PER, das nach dem genetischen Code *period* im Organismus der Fruchtfliege gebildet wird, entdeckten Hall und Rosbash ebenfalls.

So funktioniert die Innere Uhr

Drei US-Forscher bekommen für ihre Forschungen zur Inneren Uhr den **Medizin-Nobelpreis**. Sie haben bei Fruchtfliegen u.a. ein Gen isoliert, das den Tag-Nacht-Rhythmus steuert.

Ablauf im Tagesrhythmus

1. Im Zellkern wird das Gen *period* abgelesen. Dabei entsteht eine Art Bauplan für ein Protein.
2. Der Bauplan wird aus dem Zellkern geschleust. Er dient als Vorlage für die Produktion des Proteins PER.
3. PER kommt mithilfe eines weiteren Proteins in den Zellkern.
4. Dadurch wird das Ablesen des Gens *period* blockiert.
5. Die PER-Produktion sinkt dadurch.
6. Fällt die PER-Menge ab, wird das Gen *period* wieder aktiviert. Der Kreislauf beginnt von vorn.

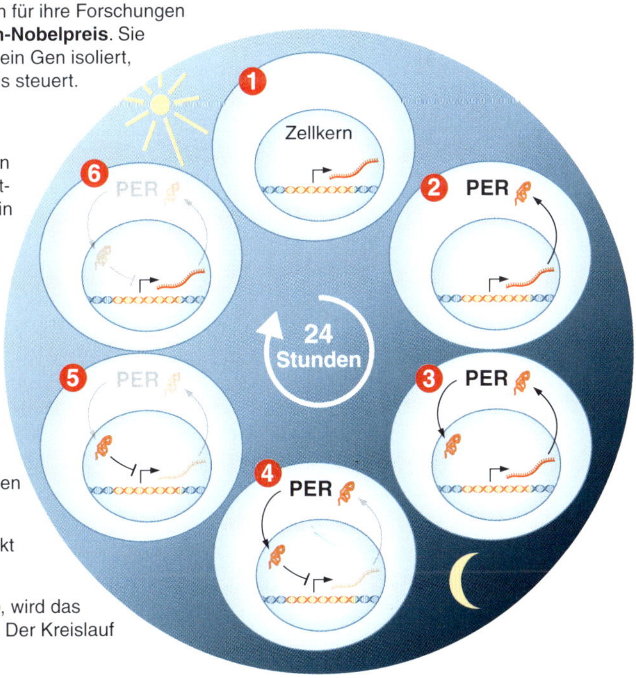

Quelle: Nobelpreis-Komitee

dpa•27321

In den folgenden Jahren schlüsselte Michael Young drei weitere Gene auf, die für den Tag-Nacht-Rhythmus und die Steuerung der Vitalfunktionen von Drosophila Schlüsselfunktionen übernehmen. Er gab ihnen die Namen *timeless*, *clock* und *cycle*.

Zusammen entdeckten die ehemaligen Konkurrenten dann, wie intensiv *timeless*, *clock* und *cycle* mit period zusammenarbeiten. Sie bewiesen, dass die Fruchtfliege tagsüber weniger Proteine nach ihrem Gen *period* produziert, nachts aber mehr. Hall, Rosbash und Young fanden heraus, dass die vier sogar Paare bilden, die jeweils die Aktivität der anderen blockieren. So sind timeless und *period* ein Paar, das nachts die Funktion von *cycle* und *clock* unterdrückt, während es tagsüber umgekehrt funktioniert.

Für die Formulierung dieses Kreislaufs, des sogenannten Transcription-Translation Feedback Loop, kurz TTFL, wurden die drei Forscher mit dem Nobelpreis ausgezeichnet. Jene Feedback-Schleife, die das komplexe Geheimnis der inneren Uhr gelüftet hat: Sie tickt, weil Gene sie steuern.

Es wurden noch andere Gene erkannt. Man vermutet zurzeit, dass es ca. 50 Gene gibt, die Funktionen für die innere Uhr übernehmen, wie etwa BMAL1 oder *cryptochrome*. Auch ihre Aktivität steigt an und wird im 24-Stunden-Rhythmus wieder gedrosselt. Bleibt die Frage, was die Gene der Fruchtfliege mit uns Menschen zu tun haben. Die Antwort ist sehr einfach: Etwa 70 Prozent ihrer Gene decken sich mit unseren. Drosophila melanogaster gilt als eines der am besten untersuchten Organismen der Welt. Ein Nobelpreis also für die Fruchtfliege? Dieser kleine Zweiflügler, der sich am wohlsten in einer Milchflasche mit verfaulter Banane fühlt, hat den wissenschaftlichen World Cup vielleicht doch am meisten verdient.

Was kostet es uns, die Nacht zum Tag zu machen?

Wir verstehen demnach: Unsere innere Uhr wird genetisch gesteuert, nimmt aber an äußerlichen Bedingungen Maß, die zur Justierung zur Verfügung stehen: An Zeitgebern wie dem Schlaf-wach-Rhythmus, geophysikalischen Zyklen, die sich aus Bewegungen von Sonne, Mond und Erde ergeben wie dem Wechsel von Tag und Nacht, dem Gezeitenwechsel, dem Mondphasenwechsel oder dem Wechsel der Jahreszeiten. Im Schlafbunker des Max-Planck-Instituts Seewiesen z. B. gab es nur künstliches Licht und keine anderen Orientierungspunkte. Die Forscher nennen das „die innere Uhr freilaufen lassen“. Dadurch verschob sich der Takt individuell für jeden Probanden. Die meisten lagen bei einem 24-plus-Stunden-Rhythmus, sehr wenige darunter, allerdings gab es auch Ausnahmen.

Diese Ausnahmen sind für Wissenschaftler häufig von ganz besonderem Interesse, wie etwa die oben beschriebenen Fruchtfliegen von Ronald Konopka, die durch das mutierte Gen *period* dramatisch abweichende Biorhythmen entwickelten. Auch Jürgen Aschoff hatte ein Sonderexemplar unter seinen Probanden, der hochinteressante Schlüsse zuließ. Dieser Student wollte aufs Examen büffeln und sah die Wochen im Bunker als willkommene Gelegenheit an, sich ohne Ablenkung darauf zu konzentrieren. Er selbst legte eine Zeitspanne fest, in der er einen vorbereiteten, ausgeklügelten Lernplan umsetzen wollte. Das Examen sollte direkt im Anschluss an die Phase im Isolierbunker stattfinden. Doch als die Forscher die Schleuse öffneten, war er völlig irritiert. Er hatte seinen Plan keineswegs erfüllt, im Gegenteil, er war längst noch nicht fertig, bei Weitem noch nicht vorbereitet und warf den Wissenschaftlern sogar vor, die abgesprochene Zeit verkürzt zu haben. Was war geschehen? Er hatte eine Versunkenheit erfahren, von der wir in unseren modernen Gesellschaften keine Ahnung mehr haben. Wir kennen nur die soziale Übereinstimmung, sind gewohnt, uns an genaue Uhrzeiten zu halten. Etwas Überspitzt ausgedrückt zerhacken wir den Tag in genau eingeteilte Abschnitte wie feste Mahlzeiten, Termine, Fahrpläne usw. Im Bunker gab es all das nicht. Der Student erfuhr Zeit ganz anders als die meisten Probanden. Bei ihm hatte sich die Zeitlosigkeit in einem Maße ausgebreitet, die geradezu spektakulär war, denn in der Zielgeraden vor dem Öffnen der Schleuse lag sein Tag-Nacht-Rhythmus bei satten 33 Stunden. Er selbst spürte davon nichts und dachte, er würde seinen Zeitplan exakt einhalten. Nach seinen Berechnungen lernte er ca. 14 Stunden am Tag, tatsächlich waren es fast 20 Stunden. Darüber hinaus überraschte auch die Erhebung seiner Körperfunktionen, weil die extreme Zeitverschiebung daran in keinster Weise abzulesen war. Die physiologischen Vitalfunktionen seiner Organe hatten ihre zirkadiane Periode von 24 Stunden beibehalten.

Für die Forscher waren das Hinweise darauf, dass es mehrere biologische Uhren geben muss. In einer Lebenssituation, die sich am Lauf der Sonne orientiert, ticken die inneren Uhren synchron. Bei dieser Testperson aber waren sie desynchronisiert. Die Prüfung durfte er übrigens aus wissenschaftlichem Interesse verschieben.

Der Desynchronisierung unserer Post Clocks, den der Master Clock nachgeordneten inneren Uhren in den einzelnen Organen, gilt mittlerweile mehr und mehr das Interesse der Chronobiologen. Was an dem Fallbeispiel aus dem Bunker sehr anschaulich demonstriert wurde, ist, dass der Proband selbst nicht bewusst wahrnahm, wie sehr sich seine Rhythmen voneinander abgekoppelt hatten. Geht es uns im Alltag nicht genauso?

Das Ausschlussverfahren ist für Wissenschaftler ein Weg, Organfunktionen und ihr Zusammenspiel zu testen. Jüngste Forschungen zeigen, dass wir die innere Uhr noch längst nicht vollumfänglich verstehen. Da man an lebenden Menschen die meisten Hypothesen nicht testen kann, bleibt nur der nicht unumstrittene Umweg über Versuchstiere.

Man hat z. B. Hamstern den suprachiasmatischen Kern entfernt und festgestellt, dass sie ihren Tagesrhythmus verlieren, da auch keine Verbindung mehr zu den Lichtschaltern in den Augen besteht. Allerdings beginnt die Vorstellung bereits zu wanken, dass nur die Master Clock allein für die Synchronisation der Vitalfunktionen mit der Tagesrhythmik zuständig ist. In einer anderen Versuchsreihe deaktivierten Forscher bei Mäusen das wichtige Master-Clock-Gen BMAL1 im Nucleus suprachiasmaticus. Im Gegensatz zu der Entfernung des ganzen Kerns blieben die Kommunikationswege vom und zum suprachiasmatischen Kern bestehen. Das Resultat: Die Mäuse verloren ihren Tagesrhythmus nicht. Wichtige Voraussetzung indessen war, dass der 24-Stunden-hell-dunkel-Zyklus zur Verfügung stand. Wurden den Mäusen Gen und Licht entzogen, brach das Chaos aus.

Lebewesen brauchen den Hell-dunkel-Zyklus also zwingend, um ihre inneren Uhren gleichzuschalten. Die Natur hat aber offenbar auch eine Art Sicherheitssystem eingebaut, denn fällt ein wichtiges Kettenglied aus, scheinen andere die Aufgaben zu übernehmen. Es gibt Vermutungen, dass z. B. die Hirnanhangsdrüse so ein Back-up sein könnte oder dass die Post Clocks vermehrt aktiv werden. Im Aschoff-Bunker hingegen entfiel Tageslicht, also stellte sich der Körper um auf Kunstlicht. Da aber alle inneren Organe intakt waren, konnte das endogene System voll greifen.

Der Idealzustand ist natürlich ein rundum funktionierendes System unter Tageslichteinfluss, damit alle Uhren perfekt im Gleichklang laufen. Wir sprechen von Mechanismen, die sich im Laufe der Evolution herausgebildet und verfeinert haben. In diesem Zusammenhang wird nun immer klarer, wie problematisch es ist, wenn ein oder mehrere Glieder dieser Kette asynchron arbeiten, womit wir wieder bei unserer modernen Lebensweise angekommen sind. Unser Dasein in Rund-um-die-Uhr-Gesellschaften hat auf die natürlichen Gesetzmäßigkeiten im Körper, die die Chronobiologen beschreiben, dramatische Auswirkungen. Leben in modernen Metropolen desynchronisiert die inneren Uhren.

Wie Sie auf Satellitenbildern sehen können, sind europäische Städte nachts voll beleuchtet. Die nicht hinterfragte soziale Übereinstimmung in unseren modernen Industriegesellschaften, die Nacht zum Tag zu machen, verstellt unsere innere

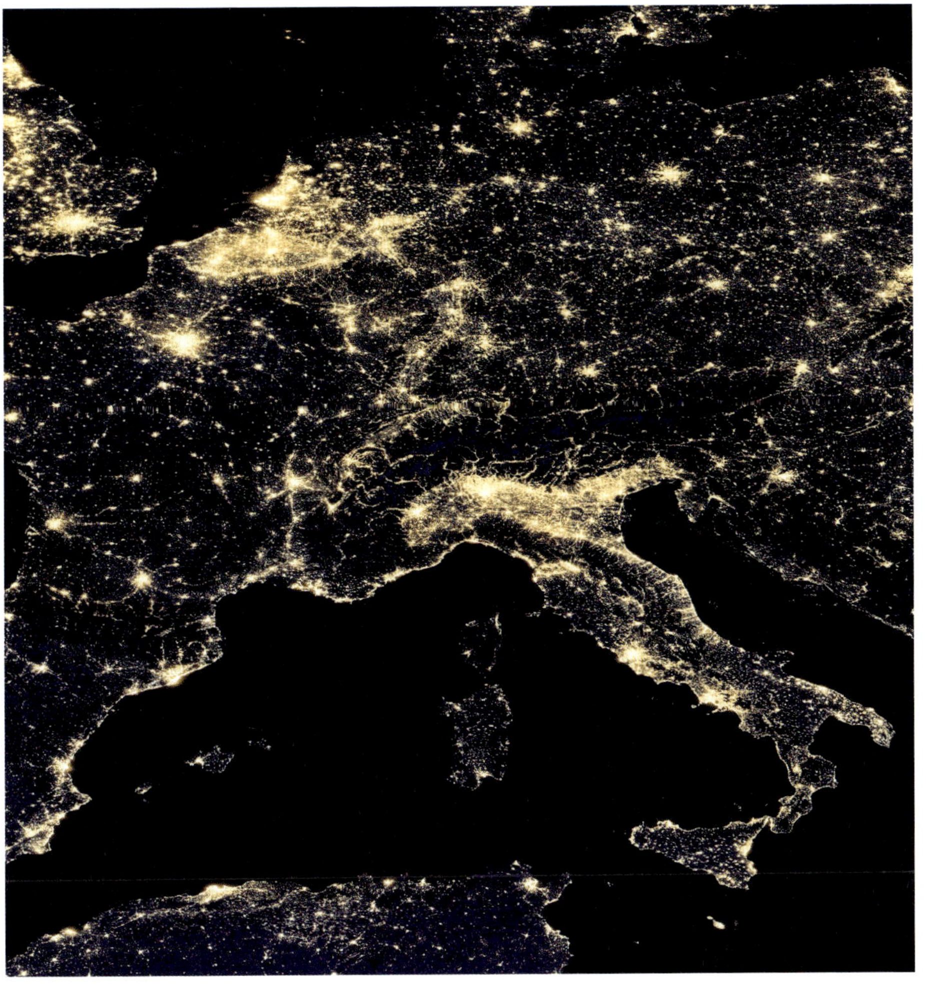

Mitteleuropa bei Nacht

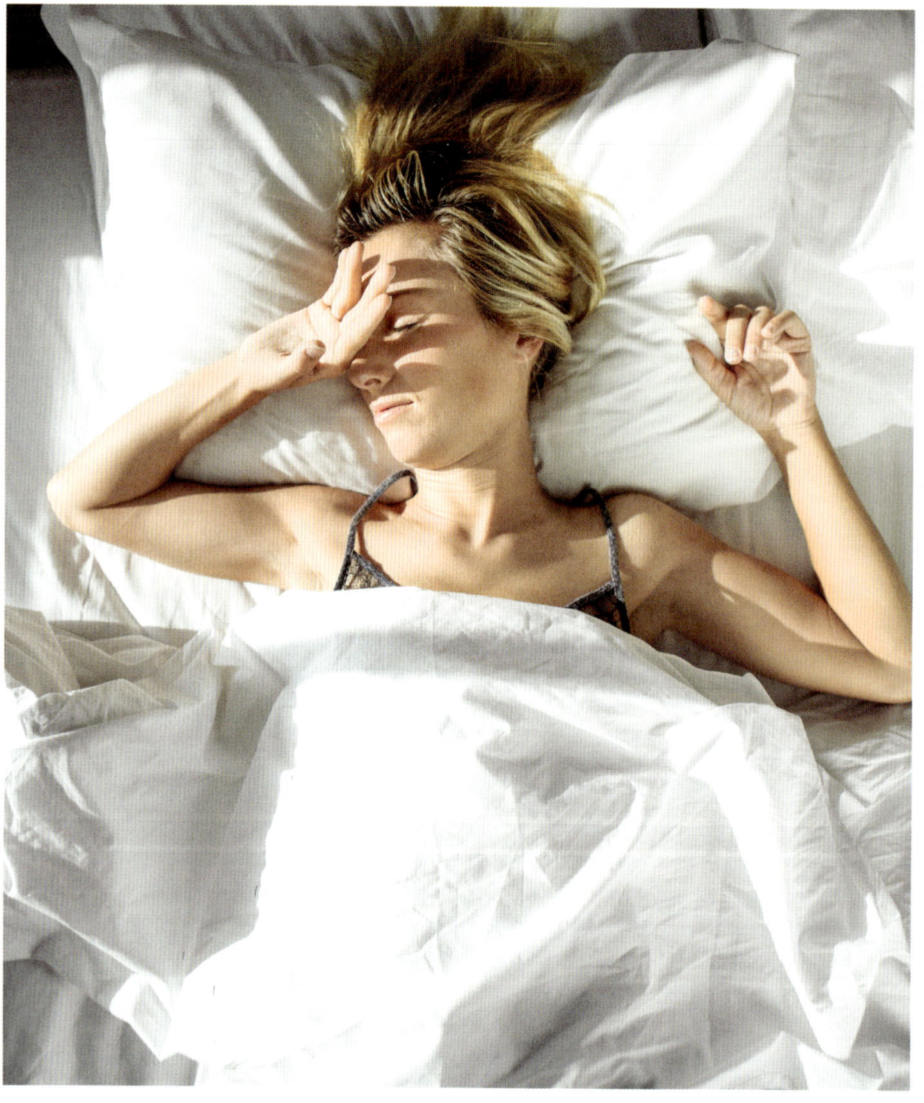

Uhr. Das führt bei immer mehr Menschen dazu, dass ihre inneren Uhren langsamer gehen. Sie leben einen 24-Stunden-Tag mit einem 25-Stunden-Rhythmus. Die dringenden Hinweise der Wissenschaftler, diese gesellschaftlichen Normen zu überdenken, werden geflissentlich überhört. Was wir uns dadurch antun, muss man sich einmal genau klarmachen:

Tagsüber, besonders im Winter, halten wir uns in geschlossenen Räumen auf. Unser System erlebt die Helligkeitsintensität, die es braucht, um die phasengleiche Abstimmung unserer inneren Rhythmik sicherzustellen, gar nicht oder deutlich zu wenig. Im Gegenzug verbringen wir abends, wenn sich das System auf Melatoninausschüttung umstellen möchte, zu viel Zeit in zum Teil taghell erleuchteten Räumen. Die traurige Bilanz ist also: Wir haben tagsüber oft zu wenig und abends meistens zu viel Licht. Im ungünstigsten Fall greifen die Rhythmusgeber Helligkeit und Dunkelheit zu keiner Zeit voll. Im noch ungünstigeren Fall arbeiten wir tagsüber unter Tage oder in fensterlosen Räumen und schlafen nachts bei elektrischem Licht oder ohne Rollläden, dafür im Widerschein der Straßenbeleuchtung. Das Ergebnis ist: Die Master Clock in unserem stecknadelgroßen Steuerzentrum, dem Nucleus suprachiasmaticus im Hypothalamus, gerät aus dem Takt, weil die Lichtschalter in den Augen entweder zu wenig oder zu viel Licht signalisieren.

Aus der ärztlichen Praxis

Lassen Sie uns das an einem ganz konkreten Beispiel veranschaulichen. Christine Weiß, eine Kollegin von mir, ist Chirurgin und arbeitet als Oberärztin in einer Universitätsklinik. Regelmäßig hat sie Dienste, die in den meisten Fällen aus langen nächtlichen Arbeitszeiten bestehen. Wenn sie beispielsweise eine Notoperation durchführen muss, kann es vorkommen, dass sie danach gegen 2 Uhr morgens dringend etwas essen muss. Aus Sicht ihrer Master Clock befindet sie sich im Tiefschlaf, auch ihre Körpertemperatur sollte auf dem Tiefpunkt sein und ihr System einem exakt vorgesehenen Regenerations- und Reinigungsplan folgen. Plötzlich aber laufen außerplanmäßige Programme. Da sie wach ist und arbeitet, gerät das Zeitmanagement ihres Systems aus dem Gleichgewicht. Eigentlich sollten im Verdauungstrakt jetzt ihre etwa 100 Billionen Darmbakterien die Arbeit aufnehmen. Darauf sind sie jedoch nicht eingestellt. Ebenso sind die Gene für die Bildung der Verdauungsenzyme nachts abgeschaltet. Ihre Post Clock im Darm beginnt folglich, asynchron zu der Master Clock im Gehirn zu ticken. Post Clock Darm und Master Clock koppeln sich voneinander ab. Die komplexen, perfekt aufeinander abgestimmten kaskadenartigen Abläufe geraten durcheinander.

Modernste Forschungen belegen, dass es zu einer Wechselwirkung zwischen den körpereigenen Biorhythmen und denen der Darmflora kommt, d. h., die Aktivitäten in unserem Verdauungssystem variieren je nach Tageszeit und folgen einem hochsensiblen Stundenplan. Nachts zu essen hat Auswirkungen auf diesen mikrobiellen Rhythmus. Wenn Menschen wie Christine Weiß nur einmal nachts eine volle Mahlzeit zu sich nehmen würden, könnte ihr System das verzeihen. Das Problem liegt in der ständigen Belastung: Regelmäßige Schichtarbeit verstellt die innere Uhr, und zwar radikal und dauerhaft.

Leider steigen die Zahlen für Schichtarbeit, obwohl die gesundheitlichen Konsequenzen seit Langem bekannt sind. Wenn Sie dennoch einen Job haben, der Sie zu Nachtarbeit zwingt, ist es besonders wichtig, dass sie nie länger als zwei bis drei Tage hintereinander arbeiten und dann eine Erholungsphase von mindestens zehn Tagen einplanen. Sollten Sie nachts essen müssen, achten Sie darauf, dass Ihre Kost leicht, fett- und kohlenhydratarm ist.

Doch auch wenn wir uns zu normalen Zeiten schlafen legen, unsere Tag-Nacht-Periodik hat sich in den letzten 140 Jahren verschoben. Bleibt die Frage, mit welcher Währung wir diese grundsätzliche biologische Desynchronisierung bezahlen. Sie ahnen es sicher schon – mit unserer Gesundheit und unserem Wohlbefinden.

Macht das Leben in den westlichen Metropolen also krank? Gibt der gesellschaftlich anerkannte Lebensrhythmus den falschen Takt vor? Hat sich unser Leben mittlerweile von den Gesetzmäßigkeiten der Natur abgekoppelt? Dazu möchten wir Ihnen eine kurze Geschichte erzählen.

Auf einer Geburtstagsfeier kamen wir mit einem Fernsehproduzenten ins Gespräch und diskutierten darüber, wie die Digitalisierung und die Entwicklung der künstlichen Intelligenz unser Leben weiter verändern wird. In diesem Zusammenhang berichtete er, wie er bei einer Filmproduktion in Kenia einen Massai-Häuptling kennengelernt hat, dessen Persönlichkeit ihn außerordentlich beeindruckte. Er lud ihn daraufhin nach München ein, um mit ihm eine Dokumentation zu drehen. Zwei Tage nach seiner Ankunft eröffnete ihm der stolze Massai, dass er wieder zurückfliegen müsse. Erstaunt fragte der Produzent nach den Gründen, denn sie hatten ihre Arbeit noch gar nicht aufgenommen. Die Antwort war kurz und bedenklich. Er entgegnete: „Die Art, wie ihr lebt, ist nicht gut! Sie verletzt die Natur." Noch am selben Tag kehrte er zurück in seine Heimat, die Savanne.

„Ihr habt die Uhr, wir haben die Zeit."
Afrikanisches Sprichwort

Welche Krankheiten können auftreten, wenn man gegen die innere Uhr lebt?

- Schlafstörungen
- Depression
- Konzentrationsstörungen
- geschwächtes Immunsystem
- Stoffwechselstörungen
- Magen-Darm-Erkrankungen
- Herz-Kreislauf-Störungen
- Diabetes mellitus
- Übergewicht
- bestimmte Krebsarten

Till Roenneberg, Professor am Institut für Medizinische Psychologie an der Ludwig-Maximilians-Universität München, hat den Forschungsschwerpunkt Chronobiologie und arbeitet seit über 40 Jahren an den zirkadianen Rhythmen. Der Experte geht hart mit uns ins Gericht: „Der Konflikt zwischen biologischer Uhr und gesellschaftlicher Zeit führt zu einer chronischen Form von Jetlag.“ Er fordert: Die soziale Uhr müsse der biologischen Uhr angepasst werden. Das bezieht auch die europaweite Umstellung auf Sommerzeit ein. Wir betrügen die innere Uhr mit dieser Stunde zusätzlicher Helligkeit und die Menschen spüren diese recht willkürlichen Interventionen gegen die Natur. Bei einer kürzlich durchgeführten EU-Umfrage mit 4,6 Millionen Teilnehmern haben sich mehr als 80 Prozent dafür ausgesprochen, die Zeitumstellung wieder abzuschaffen.
Studien an über 55.000 Probanden haben gezeigt, dass der menschliche Eingriff in Naturrhythmen problematisch ist. Roenneberg weist darauf hin, dass man auch kleine Veränderungen in einem biologischen System nicht unterschätzen dürfe, da sie langfristig große Auswirkungen haben würden.

Doch auch ohne Zeitumstellung schaffen wir uns mit Zeitplänen, die unsere Biorhythmik ignorieren, unnötige Probleme: Die Chronobiologen belegen, dass der morgendliche Schulanfang große Auswirkungen auf die Leistungsfähigkeit hat. Die Faustregel heißt: später beginnen, besser lernen. In den meisten deutschen

Schulen beginnt der Unterricht zwischen 7:30 Uhr und 8:15 Uhr. Seit Jahren weisen die Chronobiologen darauf hin, dass sich die Kinder zu dieser Zeit nur mit großen Mühen an ihr Leistungshoch heranarbeiten. Würde die Schule einfach eine Stunde später beginnen wie in vielen europäischen Nachbarländern, liefe die Leistungspotenzialkurve der Kinder mit der Uhrzeit deckungsgleich. Warum nehmen wir als Gesellschaft nicht mehr Rücksicht auf Kinder, die besonders in den älteren Jahrgängen mit der Hormonumstellung im Körper kämpfen müssen?
Im Einklang mit den Tageszyklen und den saisonalen Jahreszeitrhythmen zu leben bedeutet, dass wir unser Geist-Körper-System in eine von der Natur vorgegebene geordnete Funktionsweise bringen. Man kann das auch als wichtiges Instrument zur Gesundheitsvorsorge betrachten: Denn wenn unsere innere Rhythmik aus den Fugen gerät, kommt es zu Krankheiten.
Jetzt verstehen Sie sicher auch, weshalb meine Patientin Claudia Holbein, die einen eklatant unregelmäßigen Tag-Nacht-Rhythmus pflegte, ihr Übergewicht nicht in den Griff bekam. Sie lebte der Natur entgegen. Doch in kleinen Schritten gelang es, ihr System in Gleichklang mit dem natürlichen Takt zu bringen. Es dauerte eine Weile, bis sie ihre Gewohnheiten umstellte, ohne ihr Naturell dabei zu vergewaltigen. Sie fühlte sich jedoch zunehmend wohler, nahm nachhaltig ab, und das animierte sie weiterzumachen.

Wer hat an der Uhr gedreht? Unsere moderne Leistungsgesellschaft. Die Afrikaner drücken es mit einem Sprichwort aus, das sehr nachdenklich macht: „Ihr habt die Uhr, wir haben die Zeit.“ Immer mehr Menschen leiden an den gesundheitlichen Auswirkungen einer desynchronisierten Lebensweise. Die Wissenschaft arbeitet daran, ihnen zu helfen. Während wir bereits gesehen haben, dass vor synthetischen Melatoningaben eher zu warnen ist, scheinen Lichttherapien das Mittel der Stunde zu sein. Um das Wesen und die Heilkraft verschiedener Therapieformen mit Licht zu verstehen, wird es jedoch Zeit, uns erst einmal ganz grundsätzlich mit dem Phänomen Licht zu befassen.

Ihr Licht-Tagebuch

Aufgabe 5: Wie würden Sie Ihren **persönlichen Tagesrhythmus** skizzieren? Leiden Sie an einer unregelmäßigen Lebensweise? Spielt der Hell-dunkel-Zyklus in Ihrem Alltag eine Rolle? Oder machen Sie permanent ganz unbewusst die Nacht zum Tag? In dieser Aufgabe geht es nicht um die konkrete Zeit, zu der Sie schlafen gehen, die haben Sie sich ja bereits notiert. Jetzt geht es darum zu überlegen, ob Sie das Konto Ihrer zirkadianen Rhythmik stark überziehen und was Sie dagegen tun könnten.
Schreiben Sie sich drei Möglichkeiten auf, wie Sie Ihren Rhythmus mehr der Natur angleichen können. Beispielsweise: Einmal in der Woche abends kompromisslos „runterfahren“. Wie könnte das aussehen? Ein fester Tag in der Woche für ein Schaumbad bei Kerzenlicht? Immer freitags ohne das allabendliche TV-Programm? Ein Abend nach dem Motto „Digital Detox“? Kein Handy? Keine E-Mail nach 20 Uhr? Ein Abendspaziergang in der Dämmerung? Spielen Sie mit Ideen. Setzen Sie sich nicht unter Druck. Nähern Sie sich diesem Thema an und formulieren Sie drei Strategien, mit denen Sie den Abend einfach Abend sein lassen.

Relax-Strategien:

1. ______________________________

____

2. ______________________________

____

3. ______________________________

____

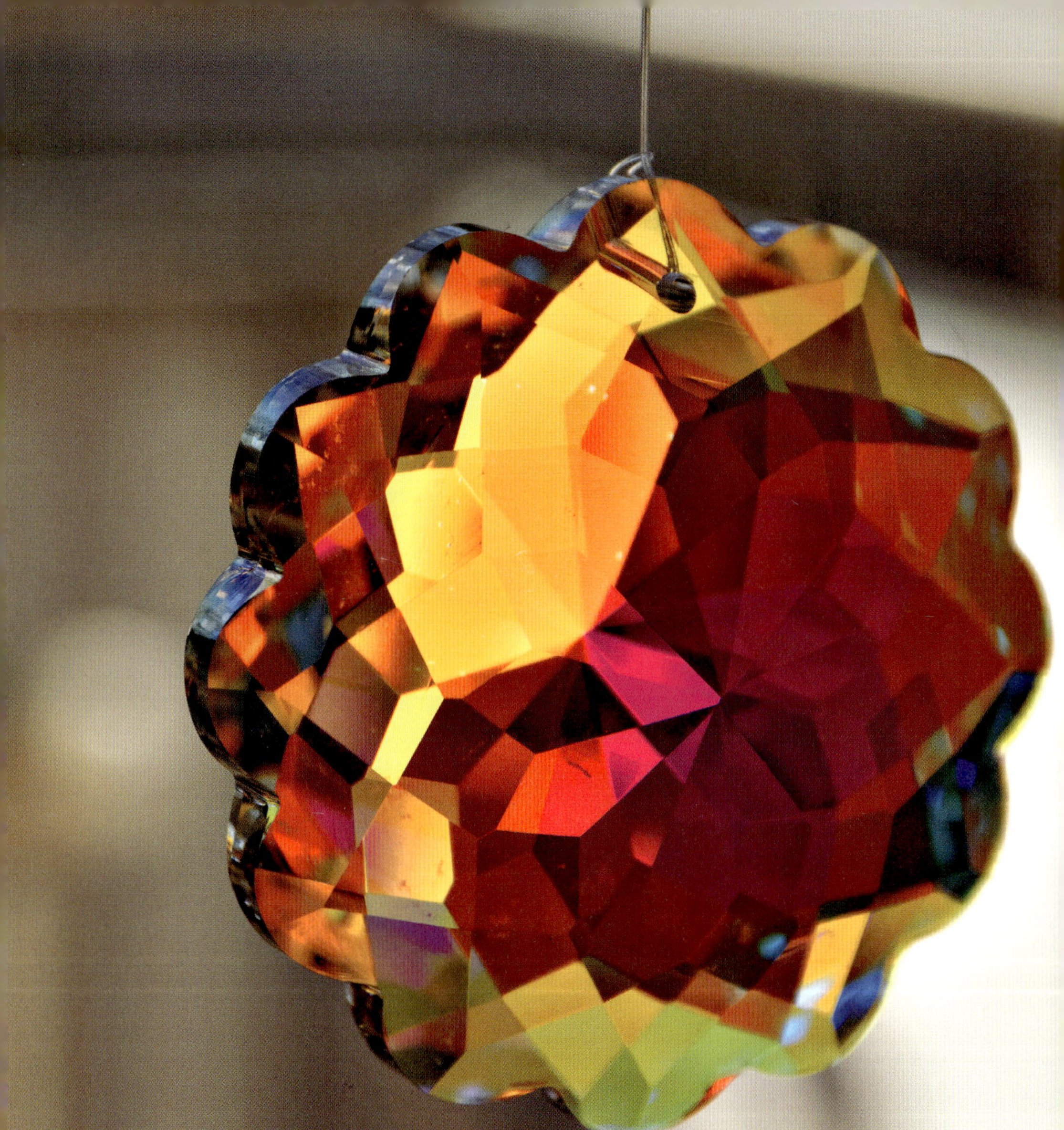

TEIL 2
DIE NATUR DES LICHTS UND DAS MULTITASKING-FÄHIGE VITAMIN D

Sichtbares und unsichtbares Licht

In der Renaissance kamen Glasprismen in Mode, womit man Sonnenlicht spielerisch in ein regenbogenartiges Farbspektrum auffächern konnte. Doch erst im ausgehenden 17. Jahrhundert beschäftigten sich Forscher wie Isaac Newton, Christiaan Huygens und Robert Hooke mit diesen „Spielereien“ auch wissenschaftlich. Sie stritten über das Wesen von Licht.

Isaac Newton strahlte ein enges Lichtbündel auf ein solches Glasprisma und entdeckte auf einer weißen Fläche dahinter, dass Sonnenlicht aus fünf Farben besteht: Violett, Blau, Grün, Gelb und Rot. Nun drehte er den Versuch um und lenkte die farbigen Strahlen auf ein weiteres Prisma. Das Ergebnis war wiederum weißes Licht. So wies er nach, dass Sonnenlicht das Farbspektrum enthält.

Für Isaac Newton bestand Licht aus kleinsten Teilchen, er nannte sie Fits. Huygens erklärte Reflexion und Brechung von Licht mit dem nach ihm benannten Huygens'schen Prinzip, einem Wellenmodell. Nach unserer heutigen Auffassung hatte allerdings der Streitbarste von ihnen, Robert Hooke, recht.

Von seinem physikalischen Charakter her ist Licht eine elektromagnetische Welle und Hooke betrachtete Licht bereits 1670 als Querwelle. Der kauzige Hook, von explosivem Temperament, dem man nachsagt, so besessen gearbeitet zu haben, dass er sich abends nicht einmal auskleiden wollte und sich angezogen schlafen legte, war allerdings nicht nur mit seinen beiden Konkurrenten, sondern mit allen Mitmenschen in gravierende Meinungsverschiedenheiten verwickelt. Die Auseinandersetzungen der drei Wissenschaftler eskalierten derart, dass sich Newton erst nach dem Tod von Hooke wieder dem Thema Licht zuwandte.

Teilchen oder Welle? 140 Jahre später lieferte Joseph von Fraunhofer den wissenschaftlichen Nachweis mit Beugungsgittern. Außerdem entdeckte dieser deutsche Physiker 1814 die nach ihm benannten Fraunhofer'schen Linien im Sonnenspektrum, im gleichen Jahr erfand er das Spektroskop, und begründete den Fernrohrbau. Doch welchen Beitrag lieferte er zur Aufklärung der Frage, ob Licht aus Teilchen oder Wellen besteht? Fraunhofer war der Erste, der Experimente zur Beugung von Licht an optischen Gittern (Reihen von Spalten mit gleicher Breite, wie sie sich im Alltag z. B. in feinen Gardinen, Kämmen oder CDs finden) durchführte. Jede Spektralfarbe entspricht einer ganz bestimmten Wellenlänge, die in Nanometern gemessen wird. Dazwischen ist der Farbverlauf fließend: von Blauviolett bis Orange.

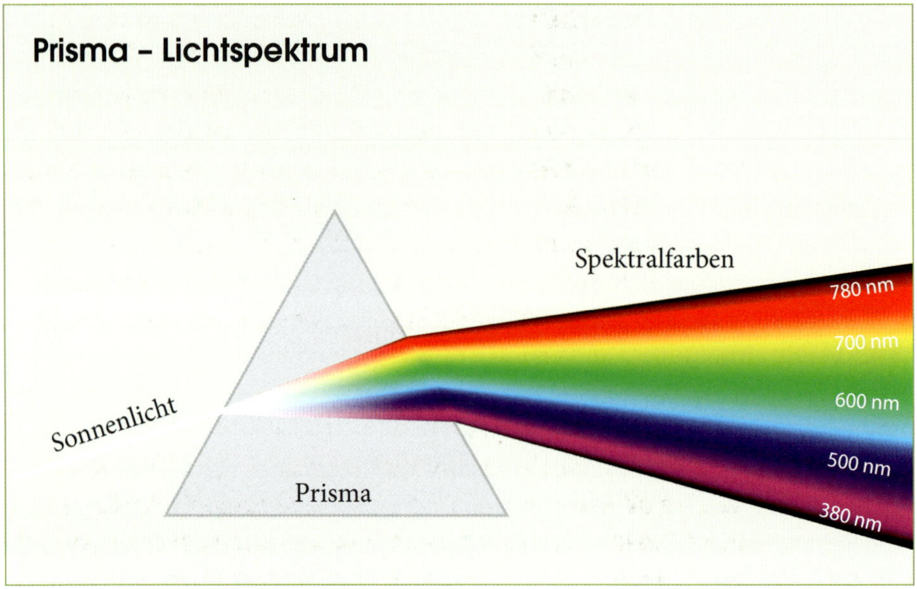

Das Lichtspektrum, das ein Prisma sichtbar macht

Licht spaltet sich in sichtbares und unsichtbares Licht auf. Unsichtbares Licht bewegt sich im ultravioletten Bereich, UV-Licht, das eine kleinere Wellenlänge als sichtbares Licht hat, und im Infrarotbereich, also im IR-Licht, oder in Wärmestrahlung mit einer größeren Wellenlänge. Obwohl wir diese Strahlungen mit unseren Sinnesorganen nicht wahrnehmen, spüren wir dennoch ihre Wirkung auf unseren Organismus, manchmal sogar recht schmerzhaft. Insbesondere dem viel diskutierten UV-Licht werden negative Folgen für den Menschen zugeschrieben. Die wichtigste Quelle von UV-Licht ist die Sonne. UV-Strahlung macht etwa 7 Prozent ihrer Gesamtstrahlung aus. Ultraviolettes Licht wird wiederum in drei Bereiche unterteilt mit jeweils unterschiedlichen Wellenlängen.

Der Bereich des UV-Lichts

Wellenlänge in Nanometern
UV-A: 390–315
UV-B: 315–280
UV-C: 280–10

UV-C-Licht ist kurzwellig, wird durch die Ozonschicht verschluckt und gelangt nicht bis zur Erdoberfläche.

UV-B-Licht wird ebenfalls absorbiert, doch etwa 10 Prozent erreicht die Erde. Die Folgen sind hinlänglich diskutiert, von Sonnenbrand über vorzeitige Hautalterung bis zu Hautkrebs. Weniger bekannt ist, dass UV-B-Strahlung auch in den Augen großen Schaden anrichten kann. Die positive Wirkung dieses Lichtanteils besteht darin, dass er für die Produktion von Vitamin D in der Haut verantwortlich ist.

Langwelligeres UV-A-Licht dringt zum größten Teil bis zur Erdoberfläche durch. Es ist hauptsächlich dafür verantwortlich, dass unsere Haut bräunt.

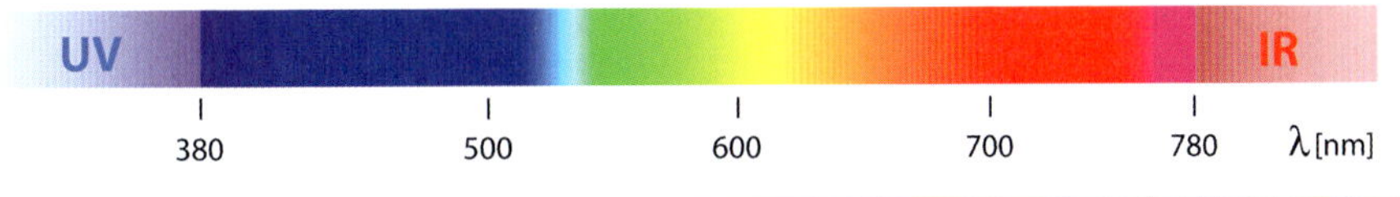

Als unsichtbares Licht bezeichnet man UV-Licht und IR-Licht.

Wärmespendende Infrarotstrahlen werden ebenfalls in drei Typen untergliedert: Typus A, der kurzwellige Infrarotanteil (IR-A), ist wie die ungefährlichen Strahlen der Typen B und C im Sonnenlicht enthalten. Bei Überhitzung des menschlichen Körpers kann es zu einem klassischen Sonnenstich kommen. Überschreitet die Einwirkung aber auch nur die dem Hauttyp entsprechende kritische Grenze, dringen IR-A-Strahlen bereits tiefer in die Haut ein und produzieren oxidativen Stress in den Zellen, also vermehrt aggressive freie Sauerstoffradikale, die mit Hautkrebs, Kollagenabbau und damit vorzeitiger Hautalterung in Verbindung gebracht werden. Die Augen sind ebenfalls gefährdet: Da der vordere Teil des Auges durchlässig für diese Strahlen ist, besteht wie bei UV-Strahlen ein Erkrankungsrisiko für Linse und Netzhaut.

Die Kombination beider unsichtbarer Strahlungen, wie sie im Sonnenspektrum auf die Erdoberfläche treffen, ist noch unzureichend erforscht. Aber Stimmen werden immer lauter, dass Sonnenschutzprodukte auch zellschützende Substanzen wie Karotinoide, Flavonoide und spezielle Vitamine enthalten sollten.

Sonnenbrand der Augen

Aus der ärztlichen Praxis

Ich begann mein Medizinstudium an der Universität Ulm, zu dieser Zeit eine ganz neue, moderne Hochschule, ausgestattet mit dem fortschrittlichsten Inventar. Ich war im dritten Semester, als ich eines Nachts mit schmerzenden, brennenden, tief geröteten Augen erwachte, was sich anfühlte, als ob meine Hornhaut mit feinsten Sandkörnern übersät wäre. Jedes Zwinkern wurde zur Qual und es half auch nichts, die Augen mit kühlem Wasser auszuspülen. Selbst kalte Kompressen linderten den Schmerz nur unwesentlich. Ich konnte mir das nicht erklären und plante, nach den obligatorischen Morgenvorlesungen einen Augenarzt aufzusuchen.

Auf der Busfahrt zur Universität sah ich, wie mein Anatomieprofessor, ein konservativer, zurückhaltender Mann in mittleren Jahren mit schütterem Haar und in hohem Maße uneitel, in seinem Wagen vorbeifuhr. Es fiel mir sofort auf, dass er eine Sonnenbrille trug, obgleich es ein düsterer Herbsttag war. Im Campus angekommen, wurde schnell klar, dass ich nicht als einziger Probleme mit den Augen hatte.

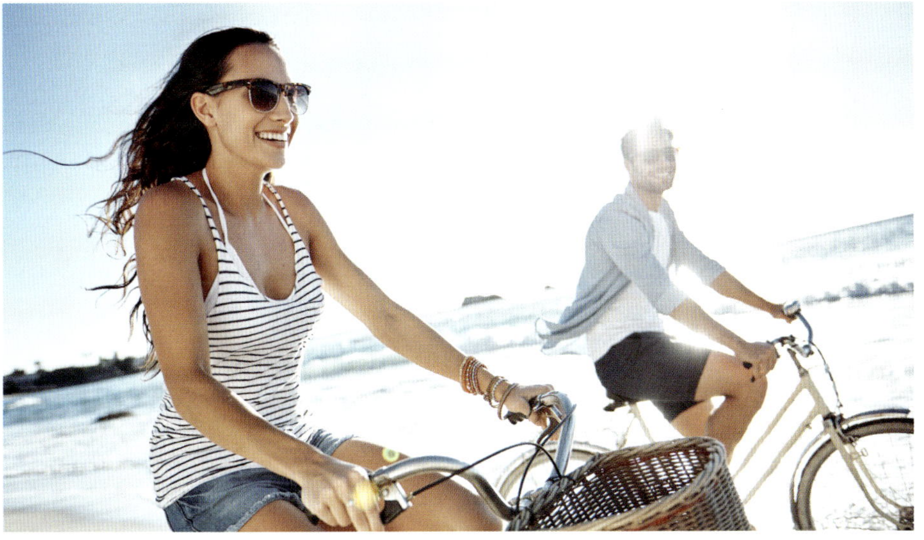

Alle meine Kommilitonen litten unter denselben Symptomen. Und als dann unser Anatomieprofessor mit besagter Sonnenbrille zu seiner Vorlesung im Mikroskopiersaal erschien, klärte er uns alle auf. Einer seiner Assistenten hatte am Vortag versehentlich die UV-Lampen angeknipst, die über jedem Mikroskop installiert waren, und niemand hatte es bemerkt. Wir schauten darum völlig ungeschützt mit weit geöffneten Augen die ganze Vorlesung über in das UV-Licht, dessen Wellenlänge dem menschlichen Auge verborgen ist, und holten uns alle, einschließlich Professor, einen Sonnenbrand der Hornhaut.

Sie lesen richtig – die Augen können auch einen Sonnenbrand erleiden, und sowohl kurzfristig als leider auch langfristig kann das ernsthafte Probleme bereiten. Bei anhaltender Einwirkung von UV-Strahlen kann das Auge Schaden nehmen. In unseren mitteleuropäischen Metropolen reichen die natürlichen Mechanismen des Auges aus, um uns zu schützen. Mit Zusammenziehen der Lider, häufigem Blinzeln und dem Verengen der Pupille hilft sich das Auge selbst. Auch die Augenbrauen sind von der Natur als Schutz vor einfallenden Sonnenstrahlen vorgesehen. Sobald wir aber deutlich stärkerer Einstrahlung, gegebenenfalls sogar mit Reflexion, ausgesetzt sind, wie etwa am Meer, an einem großen Pool, auf Schneeflächen im Gebirge oder in Wüstengegenden, nimmt die Intensität des UV-Lichts dramatisch zu. Wir merken das zunächst vielleicht nicht einmal, denn wie oben erklärt ist kurzwellige UV-Strahlung für uns nicht sichtbar.

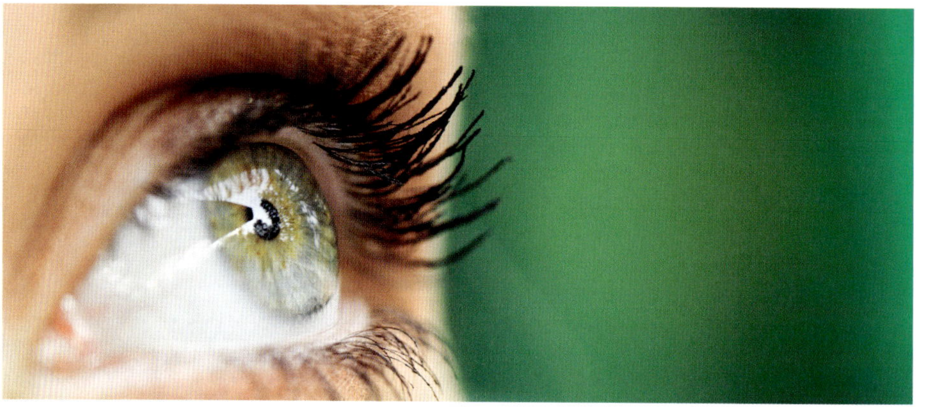

Als Faustregel kann man aber sagen: Pro 1000 Höhenmeter steigert sich die UV-Strahlung ca. um 20 Prozent. Das kann so weit gehen, dass sich die Hornhaut, eigentlich die Schutzschicht des Auges, verbrennt. Bei diesem Sonnenbrand spricht der Augenarzt von UV-Keratitis, im Volksmund „Schneeblindheit“.

Auch die Augenfarbe spielt eine wesentliche Rolle. Ähnlich wie die bekanntere Einteilung in unterschiedliche Hauttypen, sind helle Augen empfindlicher als dunkle, entsprechend ihres geringeren Anteils des Farbpigments Melanin. Die Iris ist bei hellen Augen weniger pigmentiert und schädliche UV-Strahlen dringen leichter in den Augenhintergrund ein. Eine UV-Keratitis erkennen Sie an Schmerzen, Rötungen, Juckreiz, Fremdkörpergefühl, vermehrtem Tränenfluss, erhöhter Lichtempfindlichkeit und eventuell sogar unschärferem Sehen. Diese Symptome können durchaus mehrere Tage andauern. In diesem Fall muss unbedingt der Augenarzt aufgesucht werden.

Ohne UV-Schutz drohen unseren Augen allerdings noch gravierendere Schäden: Bei aggressiver Einstrahlung kann die Netzhaut degenerieren, was zu Erblindung führt. Ein Katarakt, ein grauer Star, könnte ebenfalls die Folge von zu intensivem Sonnenlicht sein. Bei dieser Erkrankung verändern sich die Eiweiße in der Linse, bis sie eintrübt. Graue-Star-Operationen wurden früher ausschließlich bei älteren Patienten durchgeführt. Heute gibt es immer häufiger auch junge Menschen, die sich einer Linsenimplantation unterziehen müssen. Sie ist die meistdurchgeführte Operation der Welt.

Schutz vor UV-Strahlen für die Augen

Natürlich ist der beste Schutz eine Sonnenbrille. Es reicht allerdings keinesfalls, nur eine getönte Sonnenbrille zu verwenden. Im Gegenteil: Dunkle Gläser können die Augen sogar austricksen, d. h. die natürlichen Schutzmechanismen wie Blinzeln oder der verengende Pupillenreflex werden deaktiviert und es treffen sogar noch mehr UV-Strahlen auf den sensiblen Augenhintergrund. Sie sollten eine Sonnenbrille mit CE-Zertifizierung kaufen, das ist ein europaweit anerkanntes Qualitätsmerkmal und garantiert streng festgelegte Sicherheitsnormen. Auch der Hinweis „UV 400" stellt sicher, dass die gefährlichen UV-Strahlen im Bereich von 280 bis 400 Nanometern Wellenlänge herausgefiltert werden. Eine Prüfinstanz, die die korrekte Einhaltung dieser Normen checkt, gibt es nicht. Suchen Sie einen guten Optiker auf, die Brille am Straßenrand kann zwar ein CE-Zeichen haben, das muss aber nicht echt sein. Darüber hinaus sollten Sie auf die **Blendschutz-Kategorisierung 1 bis 4** achten, die Sie nach EU-Norm auf dem Brillenbügel finden sollten. **Kategorie 1** eignet sich für den normalen mitteleuropäischen Raum in Städten und für bewölkte Tage, sie absorbiert bis zu 50 Prozent der Strahlung. Die **Kategorien 2 und 3** sollten bei strahlendem Sonnenschein am Strand eingesetzt werden, sie neutralisieren bis zu 80 Prozent der UV-Strahlung. Für einen Skitag in den Bergen, eine Bootsfahrt auf dem Meer oder den Wüstentrip muss es unbedingt **Kategorie 4** sein. Sie bietet den Augen nahezu 90-prozentigen Schutz. Aber Achtung: Zum Autofahren hier bei uns in Mitteleuropa ist sie nicht geeignet. Das heißt im Umkehrschluss, dass Ihre Sonnenbrille, mit der Sie im Alltag gut zurechtkommen, im Gebirge keineswegs ausreicht. Eine Brille, auf die Sie sich verlassen können, deckt das Auge ringsum gut ab, denn die schädlichen Strahlen können auch seitlich oder von oben einfallen. Nicht zu unterschätzenden Schutz bietet der gute alte Sonnenhut.

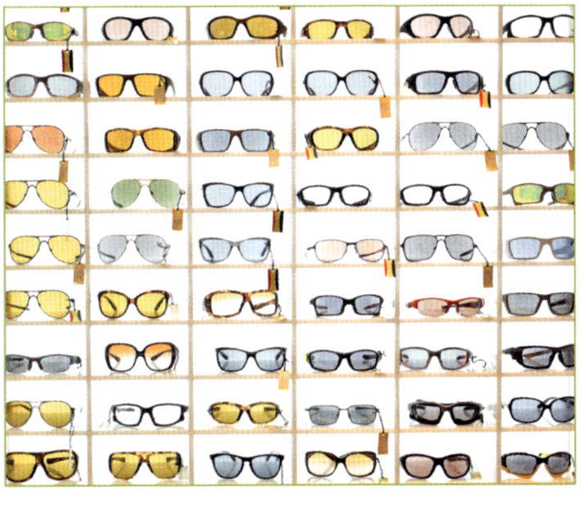

Die Farben des Lichts

Der Mensch kann Farben nur dann wahrnehmen, wenn im Spektrum der Lichtquelle, wie beispielsweise von Newton nachgewiesen in der Sonne, auch die entsprechenden Farben vorhanden sind. Glühbirnen, Halogenlampen, Leuchtstofflampen und LEDs haben Farbwiedergabeeigenschaften, wohingegen im Spektrum von Natriumdampf-Niederdrucklampen Rot, Blau und Grün fehlen. Deshalb erscheinen alle Gegenstände im Wiederschein solcher Lampen Gelborange.

Lichtfarbe und Farbtemperatur geben die Eigenfarbe von Licht an, das von einer Lichtquelle ausgestrahlt wird. Man misst sie in Kelvin (K). Die Summe der Spektralfarben ergibt unterschiedliches Weiß. Lichtquellen – natürliche oder künstliche – unterscheiden sich je nach Intensität der Spektralfarben, aus denen sich das Licht zusammensetzt. Man kann also nicht sagen, Licht sei weiß. Deshalb ist die Lichtfarbe so wichtig. Sie verrät uns, welchen Eindruck weißes Licht auf uns macht oder, anders ausgedrückt, welche Stimmung Licht erzeugt. Je mehr Kelvin eine Lichtfarbe hat, desto kälter ist sie. Kerzenlicht beispielsweise ist mit 1500 Kelvin das wärmste Licht.

Die Einheit Kelvin wurde nach William Thomson, dem späteren Lord Kelvin, benannt. Er führte im zarten Alter von 24 Jahren die thermodynamische Temperaturskala ein. Man könnte Kelvin theoretisch auch in Celsius umrechnen. Aber weshalb gibt man Licht in einer Temperatureinheit an? Folgendes Bild macht das verständlich: Stellen Sie sich einen Kegel aus Eisen oder Titan vor, der zum Glühen gebracht wird. Der Boden des Kegels mit der größten Masse ist am schwierigsten zu erhitzen, also ist er noch kalt. Im Verlauf nach oben bis in die Spitze wird es immer heißer. An den kälteren Stellen noch schwarz, ändern sich die Farben über rot, orange, gelb, hellgelb bis ganz bläulich-weiß glühend in der Spitze. Am wärmsten ist das Licht an der orangen Stelle, die aber nicht die heißeste ist. Licht, das wir als warm empfinden, liegt also im Strahlenspektrum nahe der Infrarotstrahlung. Je kälter uns Licht vorkommt, desto näher kommt es dem ultravioletten Bereich, also dem mit der höchsten Kelvin-Zahl.

Blaues Licht – Segen oder Fluch?

Wir können unterschiedliche Nuancen des Lichts wahrnehmen. Das liegt an den schon in einem früheren Kapitel beschriebenen lichtempfindlichen Sinneszellen auf unserer Netzhaut. Die Zapfen bilden, stark vereinfachend, die Farbenküche unseres Sehens. Die drei Zapfenarten, Typ S, Typ M und Typ L, reagieren je auf bestimmte Wellenlängen am besten.

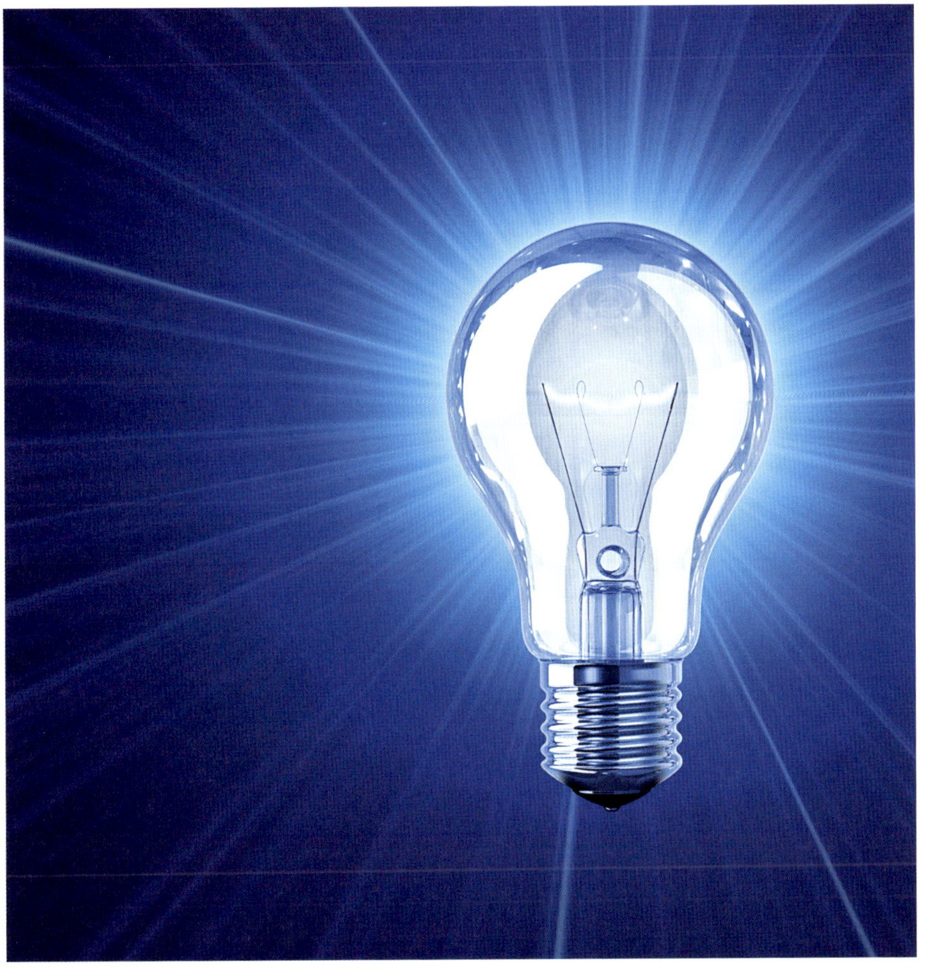

Das blaue Licht einer modernen künstlichen Lichtquelle

Typ S, der „short wavelength receptor“ oder „Blau-Rezeptor“, deckt den kurzwelligeren Blauviolettbereich des Spektrums bis maximal 455 Nanometer ab.

Typ M, der „medium wavelength receptor“ oder „Grün-Rezeptor“, arbeitet im Bereich zwischen Blau und Orange bei maximal 534 Nanometer.

Typ L, der „long wavelength receptor“, reagiert bei maximal 563 Nanometern auf den gelb-grünen Bereich, heißt aber „Rot-Rezeptor“, weil er für das Rotsehen zuständig ist. Diese Rezeptoren sind im Auge nicht gleichmäßig verteilt. In der Makula lutea (gelber Fleck), unserer Stelle des schärfsten Sehens, gibt es nur sehr wenige Rezeptoren für kurzwelliges, blaues Licht, weil sich hier vor allem Rezeptoren für grünes und rotes Licht finden. Das gelbe Sehpigment Lutein filtert kurze Wellen heraus und schützt damit das Zentrum der Makula, die Sehgrube.
Permanentes, mit aggressiven Blauanteilen übersättigtes Kunstlicht kann Lutein so überstrapazieren, dass diese Sinneszellen stark beeinträchtigt werden oder sogar absterben. Eine schleichende Makuladegeneration könnte die Folge sein, über die wir noch sprechen werden.

Da sich die Farbanteile aus verschiedenen Wellenlängen zusammensetzen, wird weißes Licht nicht in Nanometern, sondern in Kelvin angegeben. Das mutet im ersten Moment alles sehr technisch an. Warum befassen wir uns so ausführlich mit Nanometer- oder Kelvin-Zahlen? An diesen Zahlen können wir ablesen, wie Licht auf unseren Organismus wirkt. Unter freiem Himmel beispielsweise variiert die Lichttemperatur je nach Tageszeit. Während bei Sonnenauf- und -untergang etwa warme 3200 Kelvin vorherrschen, steigt die Kelvin-Zahl mittags bei hellem Sonnenlicht auf um die 5500 Kelvin und nimmt bei bedecktem Himmel bis 7000 Kelvin zu, nur zur blauen Stunde ist sie noch höher bei bis zu 12.000 Kelvin.

Was macht eigentlich Hollywood zu Hollywood?

Kennen Sie David Llewelyn Wark Griffith? Wohl eher nicht, denn der Name sagt im Allgemeinen nur Filmschaffenden etwas. Die aber kennen kein Lob, das groß genug für ihn ist. Orson Welles z. B. betonte, es gäbe kaum eine Industrie, die einem einzigen Mann mehr verdanke als die Filmindustrie ihm, und Charlie Chaplin nannte ihn sogar den Vater des Films. Warum? David Wark Griffith war der Erste, der in den 1910er-Jahren begann, künstliches Licht einzusetzen. Das tat er in Los Angeles, wohin die Filmindustrie aus New York umgezogen war, weil man dort für Außenaufnahmen deutlich helleres und klareres Licht hatte als an der Ostküste. Die Lichtsetzung mit künstlichen Lampen, die eine Szene gleichmäßig ausleuchtet, mit viel Licht von vorne auf die Gesichter, wurde von seinen Schülern perfektioniert und für Hollywood typisch. Bis heute wird in den großen Produktionen sowohl mit Tages- als auch Kunstlicht gezielt gestaltet. Es gibt Filmemacher, die nur zu ganz bestimmten Tageszeiten drehen, je nachdem, welche Atmosphäre sie erzeugen wollen.

Der mexikanische Regisseur Alejandro González Iñárritu etwa, der zu den wenigen gehört, die in zwei aufeinanderfolgenden Jahren den Oscar gewannen, beginnt seine Dreharbeiten morgens um 4 Uhr. Das Licht hat, sobald die Sonne aufgeht, eine warme Temperatur von ca. 3200 Kelvin. Sein Historienthriller *The Revenant*, mit Leonardo DiCaprio, erzählt vom Durchhalten unter fast unzumutbaren Bedingungen. Der Film besticht besonders durch Großaufnahmen in schneeverwehten, unberührten Landschaften. Das schräge, sehr klare, warme Licht verwandelt die Bilder in eine mystische Überlebens-Odyssee, in die sich aber immer wieder Hoffnung mischt. Mittags hingegen fallen die Sonnenstrahlen bei 5500 Kelvin, sehr steil auf die Erde. Dadurch entstehen harte, gnadenlos konturierte Bilder. Verzweiflung lässt sich damit überdramatisieren. Die geschärften Umrisse spitzen die Handlung zu. Vergleichen Sie diese Temperatur mit einem elektronischen Blitz, der denselben Kelvin-Wert von 5500 hat. Im Blitzlicht sieht man jedes Detail, was eine fast unangenehme Nähe hervorrufen kann.

In der blauen Stunde hingegen kurz vor Sonnenuntergang, bevor die Dunkelheit einsetzt, ist Licht extrem kalt, bei 9000 bis 12000 Kelvin. Die tiefe Blaufärbung des Himmels erzeugt in Filmen eine geheimnisvolle Stimmung. Nicht umsonst nennen die Amerikaner diese Tageszeit *magic hour*.

Auch in der Fotografie kann Lichtsetzung den großen Unterschied machen, wird mit den Farben des Lichts gearbeitet. Der Fotokünstler Peter Lindbergh gewährte uns einen Blick hinter die Kulissen.

Interview mit Peter Lindbergh: Es gibt kein schlechtes Licht

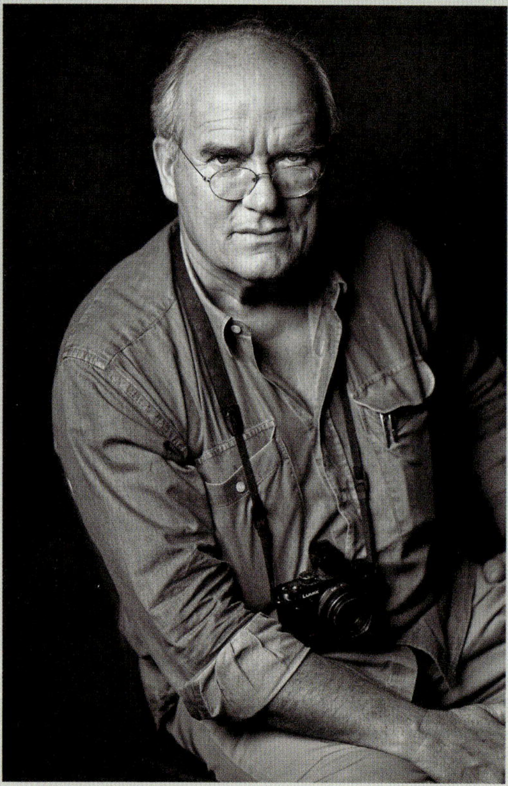

Peter Lindbergh

Peter Lindbergh gilt als einer der erfolgreichsten und bedeutendsten Fotografen der Welt. 1944 geboren und in der Industriestadt Duisburg aufgewachsen, begann er sich erst mit knapp 30 Jahren während seines Kunststudiums für Fotografie zu interessieren. Eine Kamera in die Hand zu nehmen und zu fotografieren war für ihn Liebe auf den ersten Blick. Er hatte seinen ganz persönlichen Weg gefunden, der ihn an die Spitze der internationalen Fotografie-Elite führte. 1988 definierte er das vorherrschende Frauenbild der 1980er-Jahre mit Fotos im Auftrag der amerikanischen *Vogue* ganz neu. Diese Bilder wurden aber nicht gedruckt – sie waren ihrer Zeit voraus. Dafür musste erst Anna Wintour die Chefin des wichtigsten Modemagazins der Welt werden, für die er gleich das erste Cover gestalten durfte. Im Januar 1990 fotografierte er für die englische *Vogue* ebenfalls ein revolutionäres Titelbild: Auf dem puren Schwarz-Weiß-Foto waren Linda Evangelista, Naomi Campbell, Tatjana Patitz, Cindy Crawford und Christy Turlington zu sehen. Die Geburtsstunde der Supermodels.

Peter Lindbergh ist dafür bekannt, intensiv mit Licht zu arbeiten. Er sieht seine künstlerische Heimat im expressionistischen deutschen Film der 1920er-Jahre und der Industrie-Ästhetik des Ruhrgebiets. Seine hochsensible, respektvolle Art, sich Menschen zu nähern, hat die berühmtesten Persönlichkeiten vor die Kamera gelockt, u. a. Nicole Kidman, Catherine Deneuve, Jane Fonda, Madonna, Mick Jagger, Keith Richards, Charlotte Rampling, Sharon Stone, John Malkovich, Penélope Cruz, Jessica Chastain, Julianne Moore, John Travolta, Cate Blanchett, Julia Roberts, Kate Winslet, Jeanne Moreau, Eddie Redmayne und Meghan, Duchess of Sussex.

Peter Lindbergh, der sich extra Zeit nahm, mit uns für dieses Buch über Licht nachzudenken, gerät gleich ins Schwärmen: „Für mich ist Licht wie Sprache, man kann Menschen damit näher beschreiben, aber auch verändern oder sie für einen Moment in eine andere Person verzaubern. Es kann einer Szene oder selbst einem Raum diese besondere Art von Spiritualität verleihen."
Meistens, so verrät der Altmeister, spiele er mit Licht, und das hieße in vielen Fällen, es zu reduzieren, oft, um dem Bild etwas Magisches zu geben. „Ich fotografiere gern mit ganz wenig Licht, denn das schafft diese besondere Aura, diese Stimmung, und plötzlich sieht man die Seele des Menschen. Durch die Kamera oder genauer gesagt mit der Blende beherrscht man die Quantität des Lichts. Eine kleine Drehung mit den Fingerspitzen genügt, und man kann den Tag zur Nacht werden lassen und umgekehrt."

Er flüstert fast, so hochachtungsvoll geht er mit diesem Thema um. „Mit der Sprache Licht", erklärt er, „kann ich laut oder leise reden, Verstecktes hervorheben oder markante Merkmale betonen."

Lindbergh, der stark in der Kunst verwurzelt ist, lässt sich von den großen Malern inspirieren. Von Caravaggio beispielsweise, der ein neues revolutionäres Licht malte, oder von Leonardo da Vinci, der Gedanken zu Beleuchtung ganz konkret niederschrieb. In seinem Traktat von der Malerei weiht das Universalgenie da Vinci in die hohe Kunst des Porträtierens ein: „Hast du einen Hof, den du nach Belieben mit einem Leinenzelt bedecken kannst, so ist das gutes Licht; oder aber du zeichnest, wenn du einen porträtieren sollst, bei schlechtem Wetter gegen Abend, und stellst den zu Porträtierenden mit dem Rücken nahe an eine Wand des Hofes." (Leonardo da Vinci, Traktat von der Malerei, Jena 1925, S. 72f. Aus dem Italienischen von Heinrich Ludwig)

Wenn man Licht wegnimmt, das erkannte schon Leonardo, strahlt große Anmut und Weichheit aus den Zügen der Menschen. Die Stimmung, die entsteht, wenn es bewölkt, neblig oder regnerisch ist, nannte er gar „vollkommenes Licht".

Auch Peter Lindbergh fotografiert am liebsten bei Tageslicht. „Das ist wie ein Geschenk. Man muss sich immer wieder neu darauf einstellen und flexibel sein. Morgens und abends zeigt es sich z. B. weich und von großer Magie, mittags dagegen klarer und härter. Aber es ist wichtig zu wissen", betont er, „dass es kein schlechtes Licht gibt, genauso wie es kein schlechtes Wetter gibt. Man erzielt nur sehr verschiedene Effekte damit. Helmut Newtons Bilder etwa sind meistens kontrastreich und im hellen Mittagslicht fotografiert. Er hat einmal in einem Interview gescherzt, dass er das harte Mittagslicht so gerne mochte, weil er dann länger schlafen konnte."

Lindbergh lacht, kommt aber sofort auf sein Lieblingsthema Lichtgestaltung zurück. Oder auf das Geheimnis seines Erfolgs. Er arbeitet oft in einer großen schwarzen Box, die er selbst erfunden hat. Sie ist hinten offen. Der Trick: Das Dach der Box hält hartes Licht von oben ab. Das weiche frontale Licht strömt so gerade von vorne auf die Gesichter. Unebenheiten wie z. B. Falten treten dann auf natürliche Weise und ohne jede Retusche in den Hintergrund.

Doch Peter Lindbergh kennt auch die Suche nach dem inneren Licht. Er meditiert seit fast 50 Jahren und ist überzeugt davon, dass die Technik der Transzendentalen Meditation (TM) ihm den Zugang zu sich selbst und zur Quelle seiner Kreativität ermöglicht hat. „Wenn ich mich heute frage, warum es ausgerechnet mir gelungen ist, auf ganz leichte und natürliche Weise diesem wunderbaren und unerschöpflichen Reservoir irgendwo in mir begegnet zu sein, dann kann ich mit großer Sicherheit sagen, dass die TM mir den Weg dorthin gezeigt hat. Dieses Reservoir ist in jedem von uns und wartet darauf, entdeckt zu werden. Zweimal 20 Minuten am Tag genügen, um mehr und mehr man selbst zu werden. Nur wenn man sich gefunden hat, wird man dieses unerschöpfliche Potenzial anzapfen können, um sich selbst wirklich auszudrücken."

Oscar-Preisträgerin Penélope Cruz verrät sein Erfolgsrezept: „Er ist so bei sich, er hat einen inneren Rhythmus. Jeder wird in seiner Umgebung ganz ruhig."

Wie gesund ist das Licht bei Ihnen zu Hause?

Kommen wir jetzt zurück in die reale Welt unseres Alltags. Haben Sie eine Idee, welche Lampen bei Ihnen in Haus und Wohnung mit welcher Kelvin-Zahl strahlen? Bei künstlichen Leuchtmitteln wie bei vielen handelsüblichen LEDs wird die Farbtemperatur in Kelvin angegeben, woraus Sie auf eine warme oder kalte Lichtstimmung schließen können.

Aber zunächst wollen wir uns noch einmal klarmachen, was in unserem Körper geschieht, bevor wir das Wohnzimmer untersuchen und Sie dann sogar bis in Ihr Schlafzimmer begleiten.

Was passiert im Verlauf des Morgens, wenn es hell wird, bei Lichteinstrahlung, die im Bereich des Blaulichts liegt? Denken wir ein kleines Reiz-Reaktions-Modell durch. Licht mit dieser spezifischen Wellenlänge fällt also in unsere Augen und wird vom Fühler unseres Lichtthermostats, den Rezeptoren der Zapfen, an die darunterliegende Schicht der Ganglienzellen, die mit dem Sehpigment Melanopsin ausgestattet sind, weitergeleitet, der Außenantenne unserer Master Clock. Der Helligkeitsgrad wird über Nervenbahnen und Leitknotenpunkte an unser Gehirn weitergegeben und meldet dem Nucleus suprachiasmaticus und der Zirbeldrüse: Der Tag beginnt, die Helligkeit erhöht sich und der Blauanteil des Lichts strebt seinem Höhepunkt zu. Die Zirbeldrüse drosselt ihren Boten Melatonin drastisch und das Wechselspiel der Aktivitätshormone und Signalstoffe Serotonin, Testosteron, Cortisol, Dopamin sowie Noradrenalin sorgt dafür, dass wir uns wach, energetisch und leistungsstark fühlen. Wir können uns besser konzentrieren und unsere Laune steigt. Nur Licht im blauvioletten Spektralanteil (zwischen 380 und 500 Nanometern) mit einer höheren Kelvin-Zahl entfaltet diesen das Melatonin unterdrückenden Effekt. Man spricht hier von „High Energy Visible“-Licht, kurz HEV-Licht, das am effektivsten bei ca. 479 nm ist.

Was bedeutet das nun für das alltägliche Leben? Worauf müssen wir achten? Als einfache Faustregel gilt: Das Tageslicht von vormittags bis nachmittags hat genug Blaulichtanteil, um die Melatoninausschüttung der Zirbeldrüse so zu drosseln, dass wir die höchste Energiestufe erreichen können. Deshalb ist es so wichtig, bewusst und regelmäßig ins Freie zu gehen. Wenn mit Sonnenuntergang Licht und Helligkeit abnehmen, nimmt die Melatoninausschüttung zu, und damit setzt eine entspannende Wirkung ein.

Blue Hazard: Das Blaulichtrisiko

„High Energy Visible Light" – das klingt zunächst gut. Doch man muss zwischen Tageslicht und Kunstlicht unterscheiden. Zu viel künstliches Blaulicht hat große Schattenseiten. Unsere moderne, globale Welt findet immer weniger draußen statt. Wir verbringen fast 90 Prozent des Tages in Räumen, die intensiv ausgeleuchtet sind – z. B. mit LED-Lampen, also Leuchtdioden (Light-emitting Diode), kaltem Xenon-Licht oder Energiesparleuchtmitteln. Betrachtet man Zahlen des Statistischen Bundesamtes, wird außerdem deutlich, wie sehr die Displaytechnologie in allen Bereichen unseres Lebens Einzug gehalten hat. Etwa 80 Prozent der Deutschen benutzen täglich einen Computer, Smartphone oder Tablet.
Doch selbst außerhalb des Hauses können wir Kunstlichteinflüssen kaum noch entgehen. In den EU-Richtlinien wird der schöne Ausdruck „Nichthaushaltslampen" verwendet. Dazu zählen Autoscheinwerfer, Schaufensterbeleuchtung, Leuchtreklamen, Tunnelbeleuchtung oder Lichtsignalanlagen (Ampeln). Unsere Umwelt wird umgerüstet. Straßenlaternen, bisher zumeist die gelborange nahe dem Infrarotbereich strahlenden Natriumdampflampen, werden gegen moderne, energiesparende LEDs ausgetauscht. Das geht auf die EU-Verordnung 245 aus dem Jahr 2009 zurück. All diese entwicklungsgeschichtlich „neuen Lichtquellen", die unser Leben in der bunten, künstlich erzeugten Welt ausmachen, sind starke Blaulichtstrahler.
Natürlich denken wir im Alltag nicht darüber nach, welche Nanometer- oder Kelvinzahl das Licht der integrierten Hintergrundbeleuchtung unseres PC-Displays hat. Sie bestand früher aus Leuchtstoffröhren oder CCFLs (Cold Cathode Fluorescent Lamps), die UV-Strahlen in sichtbares Licht verwandeln und den Vorteil einer besonders langen Lebensdauer haben. In heutigen Computern, Tablets und Handys werden sie immer mehr von Weißlicht-LEDs ersetzt.

Was bedeutet das nun für unseren Alltag in geschlossenen Räumen? Wir müssen uns klarmachen: Licht mit höherem Blauanteil, mit einer höheren Farbtemperatur entfaltet eine Melatonin unterdrückende Wirkung. Tagsüber ist das sinnvoll, weil auch helles Sonnenlicht dieselbe Wirkung hat und unseren Schlaf-wach-Rhythmus reguliert. Wenn wir aber abends am Schreibtisch noch schön im Internet surfen, ein paar Mails beantworten, die wichtige Präsentation für den nächsten Tag vorbereiten und dann im Bett bis Mitternacht auf dem Handy in sozialen Netzwerken unterwegs sind, signalisieren wir unserem Organismus: Es ist helllichter Tag. Das Licht einer tageslichtweißen LED hat ca. 6000 Kelvin und unterdrückt Melatonin deutlich besser als ein warmes LED-Licht, das vielleicht 3000 Kelvin hat. Zum Vergleich: Die gute alte Glühbirne von 100 Watt hatte 2680 Kelvin, also eine viel rötere Lichtfarbe.

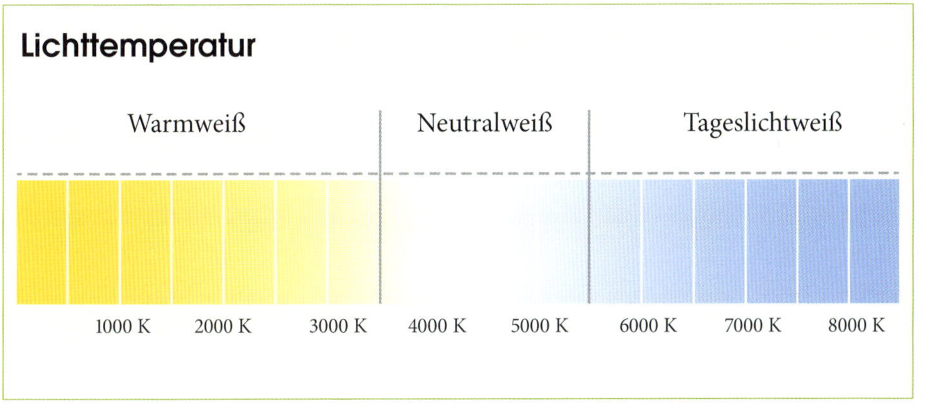

Von Warmweiß bis Tageslichtweiß: Die Kelvin-Zahl sagt aus, wie hoch der Blaulichtanteil ist

Was geschieht, ist Folgendes: Trotz der Nachtphase signalisiert das blaue Licht den Augen und damit dem ganzen Körper, es sei Tag. Unser System kann nicht mehr zwischen Tag und Nacht unterscheiden. Somit werden alle Prozesse gestört, die den Menschen auf die Schlafphase vorbereiten.

Das Dunkelhormon Melatonin wird gedämpft, die Bildung von ACTH (dem adrenocorticotropen Hormon) in der Hirnanhangsdrüse wird gefördert, das die Ausschüttung des Stresshormons Cortisol in der Nebenniere stimuliert, was Einschlaf- oder Durchschlafstörungen hervorrufen kann. Solche Effekte treten bereits bei geringen Beleuchtungsstärken auf, wie sie z. B. in schwach beleuchteten Wohnungen oder auf Bildschirmen vorkommen. Diese allabendliche Störung irritiert unseren Organismus, der seit Jahrhunderttausenden auf einen ganz anderen Rhythmus eingestellt ist. Wir bringen damit die komplexen, in starker Wechselwirkung stehenden Abläufe unseres Tag-Nacht-Rhythmus durcheinander, die wir im Kapitel „Chronobiologie – die Symphonie der Körperrhythmen“ kennengelernt haben. Langfristig und schleichend kann das gravierende Gesundheitsfolgen auslösen. Das Phänomen, dass wir signifikant mehr blauem Licht ausgesetzt sind als früher, hat bereits einen Namen: „Blue Hazard“ oder „Blue Light Hazard“, englisch für „Blaulichtgefährdung“. Denn blauviolettes Licht hat das Potenzial, die Augen zu schädigen. Der kurzwellige Blauspektrumanteil streut etwa zehnmal mehr als der langwellige Rotanteil. Für das Auge ist das Stress, denn trifft lang anhaltend und zu viel kurzwelliges Streulicht ein, entsteht ein Abbildungsfehler. Da kurzwelliges Licht stärker gebrochen wird als langwelliges, liegen im Auge zur selben Zeit verschiedene Schärfeebenen vor, die sich überlagern. Das bedeutet, Bildinformationen werden in ihren Kontrasten reduziert wahrgenommen, man nennt das physiologische Blendung. Studien zeigen, dass Blue Hazard – also die dauerhafte oder lang anhaltende Exposition mit blauen Licht – die Augen gefährdet, weil die kurzen Wellen ungehindert bis zur Netzhaut vordringen und dort oxidativen Stress erzeugen, also Sehzellen zerstören können. Bei einer Wellenlänge von 440 nm ist die Sensitivität der Netzhaut gegenüber photochemischem Stress maximal. Die immer noch wichtigste, unabhängige und meistzitierte Forschungsarbeit zu diesem Thema ist eine groß angelegte Studie der französischen Gesundheitsbehörde ANSES aus dem Jahr 2010. Die französischen Wissenschaftler weisen dringend darauf hin, dass blaues Licht auf der Netzhaut toxischen Stress erzeugen kann. Ausführlich können Sie die ANSES-Studien und ihre Ergebnisse hier nachlesen: https://www.anses.fr/fr/system/files/AP2008sa0408EN.pdf.

Bereits 2006 haben die NIH, die National Institutes of Health, die in das amerikanische Gesundheitsministerium integriert sind, eine Studie zur Blaulichtgefährdung vorgelegt. Sie heißt „Age-related maculopathy and the impact of blue light hazard“, nachzulesen unter: https://www.ncbi.nlm.nih.gov/pubmed/16445433/.

Da durchblutungsfördernde Rot- und Infrarotanteile in diesem Licht unterrepräsentiert sind, kann sich das Auge schlechter regenerieren. Während Flachbildschirme, Tablets und Smartphones starke Blaulichtstrahler mit fast ausschließlich weißen LEDs als Hintergrundbeleuchtung sind, macht Mutter Natur das ganz anders. Misst man das Farbspektrum des Tageslichts, fällt auf, dass es in gleichmäßigem und harmonischem Verhältnis zusammengesetzt ist. LED-Licht braucht hingegen einen hohen Blauanteil, damit es schön hell und weiß ist. Wie die markante Blau-Spitze in der nachfolgenden rechten Abbildung zeigt, ist die ausgesendete Energie extrem hoch, im durchblutungsfördernden und regenerierenden Rotbereich sehr niedrig.

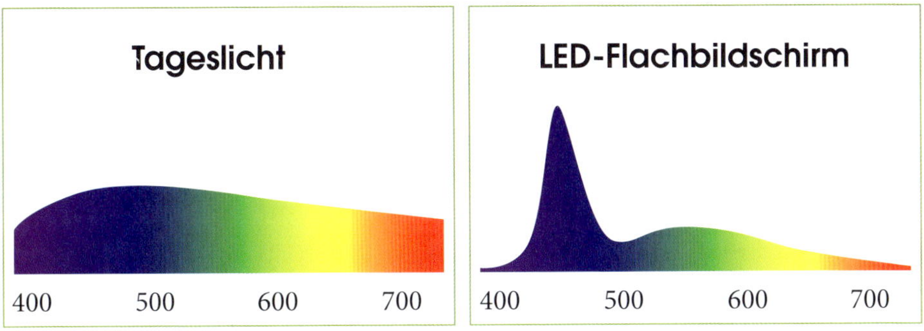

Die unterschiedliche Verteilung des Farbspektrums von Tages- und LED-Licht

Erinnern Sie sich an Shuji Nakamura, den Vater der blauen Leuchtdiode, den wir im Kapitel über die Geschichte des Lichts vorgestellt haben? Bis zum Zeitpunkt seiner Erfindung im Jahr 1993 waren LEDs aus dem roten, orangen und grünen Bereich zwar entwickelt, aber um weißes und damit hell strahlendes Licht zu produzieren, fehlte die blaue Diode. Heute sind weiße Leuchtdioden aus dem Alltag nicht mehr wegzudenken, ihr Blaulichtanteil liegt bis zu 1000-mal höher als bei den herkömmlichen Beleuchtungssystemen wie etwa der Glühbirne.

Seit der ANSES-Studie im Jahr 2010 und der dringenden Aufforderung der französischen Behörden, dass nur LEDs und Energiesparlampen in den Handel gelangen dürfen, die den traditionellen Leuchten ähneln, hat sich viel getan. Die internationalen Sicherheitsbestimmungen, die auf EU-Ebene bereits galten, wurden auch national in Deutschland umgesetzt. Diese Entwarnung, wie Sie weiter unten im Kapitel „Gefahrenanalyse Kunstlicht“ lesen können, entbindet uns als Konsumenten der neuen Lichtquellen dennoch nicht von der Aufgabe, selbst zu handeln. Denn auch die Sicherheitsbestimmungen können übermäßige Nutzung blauen Lichts nicht ausgleichen. Arbeiten wir stundenlang am Flachbildschirm, im negativsten Fall einen Achtstundentag lang, schauen wir acht Stunden direkt in die Lichtquelle. Kommen noch andere weiße LED-Lichteinflüsse dazu, beispielsweise von Schreibtischlampen oder der Raumbeleuchtung, machen wir zu Hause an PC, Tablet, Handy oder dem Fernseher weiter, potenziert sich die Blaulichtstrahlung, die auf unsere Makula trifft. Die ANSES-Studie beschäftigt sich damit, dass die Zahlen der Makuladegenerationserkrankung ansteigen. Mit der Tatsache, dass wir immer älter werden, kann man das allein nicht mehr erklären, denn auch immer mehr verhältnismäßig junge Menschen erkranken an dieser irreversiblen Schädigung. ANSES weist besonders gefährdete Personen darauf hin, die Wirkung von Blaulicht auf das Auge möglichst zu minimieren. Dazu gehören Menschen, die eine Graue-Star-Operation hatten, da die neu eingesetzten Linsen klar und ohne Lichtfilter sein können, Patienten, die an Vorerkrankungen der Augen leiden, sowie Kinder. Auf die Beleuchtungssituation, in der sich Kinder permanent aufhalten, gehen die Wissenschaftler betont ein. Denn die Linsen von Kindern sind transparenter als beim ausgewachsenen Auge und auch der Zustand des Glaskörpers unterscheidet sich deutlich. Den aus durchsichtiger Substanz bestehenden Glaskörper hat die Natur eingerichtet, damit sich das Auge um diesen herum ausbilden und seine Form behalten kann. Er besteht aus 98 Prozent Wasser, Hyaluronsäure und Kollagenfasern. Das von der Linse gesammelte Licht durchquert den gelartigen Körper auf seinem Weg zur Netzhaut. Kinder werden mit klarem, durchlässigem Glaskörper geboren, der sich im Laufe des Lebens, was ganz normal ist, eintrübt. Ein Grund dafür ist ein körpereigener Mechanismus des Auges, sich gegen Blaulicht zu schützen. Über diesen natürlichen Filter verfügen Kinder noch nicht, deshalb kann das Blaulicht bei übermäßiger Strahlung aus Raumbeleuchtung, Computern, Handys und Fernsehern ungebremst die empfindliche Netzhaut durchdringen.

Gefahrenanalyse Kunstlicht

Neben der Blaulichtgefährdung müssen wir noch kurz auf ein weiteres Thema eingehen, das völlig unerforscht ist: das Flackern von Bildschirmen.
Wechselstrom fließt nicht konstant aus dem Versorgungsnetz, deshalb besitzen LEDs elektronische Wandler, um diese Schwankungen auszugleichen. Falls die Wandler Richtungsänderung und Größe des Stroms nicht konstant ausgleichen, kann das im LED-Chip erzeugte Licht flackern, in der Fachsprache Flicker genannt. Flicker können aber auch entstehen, wenn LED-Licht gedimmt wird. Das menschliche Auge gleicht dieses Phänomen aus, was aber nicht bedeutet, dass es keine Wirkung auf unseren Organismus hätte. Zu diesen Auswirkungen gibt es bisher praktisch keine Erkenntnisse. Aus wenigen Studien mit Leuchtstoffröhren weiß man aber, dass Flicker beispielsweise zu Kopfschmerzen, Migräne, Augenschmerzen, eingeschränkter Sehleistung, Ablenkung oder verminderter Leistungsfähig-

keit führen können. Bei Personen, die an fotosensitiver Epilepsie erkrankt sind, kann es Anfälle auslösen.
Grenzwerte für Flackern gibt es nicht. Flicker-Eigenschaften von LED müssen von Herstellern nicht deklariert werden und sind auf der Verpackung der Lampen nicht ersichtlich. LEDs, die nah an den Augen verwendet werden, z. B. Schreibtisch- oder Tischlampen, sollten möglichst flickerfrei sein. Testen kann man das ganz einfach, indem man mit dem Smartphone oder einer Digitalkamera sehr nah an die Lampe herangeht und ein Foto macht. Sind bunte Streifen auf dem Bild zu sehen, ist das Licht nicht flickerfrei. Man muss sich im Handel aktiv nach flackerfreien Lampen erkundigen. Auch die PC-Hersteller haben mittlerweile reagiert, es gibt eine neue Generation Computer, die flackerfrei sind. Wenn Sie dieses Thema vertiefen wollen, können Sie sich auf dem Faktenblatt LED-Lampen des Schweizer Eidgenössischen Departement für Umwelt, Verkehr, Energie und Kommunikation informieren, das im Internet sehr einfach zu finden ist.

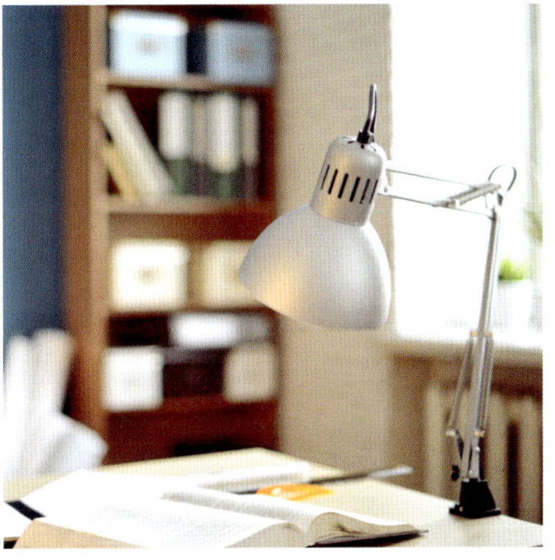

Das klingt natürlich alles unklar und je intensiver man in dieses Thema einsteigt, desto irritierter wird man. Die gute Nachricht ist: Zur Beurteilung der Sicherheit von LED-Lampen dient die internationale Lampennorm IEC 62471 bzw. die harmonisierte Norm DIN EN 62471. Um Menschen vor Blaulichtgefährdung zu bewahren, hat die Europäische Kommission die EU-Richtlinie über künstliche optische Strahlung verabschiedet, in der sie Mindestvorschriften und Expositionsgrenzwerte zum Schutz von Augen und Haut festlegt. Sie bestimmt die „fotobiologische Sicherheit von Lampen und Lampensystemen“, die bei handelsüblichen Produkten eingehalten werden muss. Bei älteren LEDs kann dieser Schutz noch nicht vorliegen.

Vier Risikogruppen:

- Lampen der Risikogruppe 0 oder 1 gehören zur freien Gruppe und stellen für das Auge keine fotobiologische Gefährdung dar.
- Lampen der Risikogruppe 2 gelten als ungefährlich, wenn man den Blick nur wenige Sekunden auf die Leuchtquelle richtet.
- Die Risikogruppen 3 und 4 weisen ein deutlich höheres Gefährdungspotenzial auf, diese Lampen müssen auf der Verpackung gekennzeichnet werden.

Doch bei der Beurteilung eines Netzhautrisikos durch künstliches Licht kommt es nicht nur auf all diese in ihrer Summe verwirrenden technischen Werte an, sondern vor allem auf die Dauer der Bestrahlung. Die sorgfältigste Auseinandersetzung mit handelsüblichen LED-Lampen haben wir wieder bei der Schweizer Eidgenossenschaft gefunden, die 2016 gängige LEDs getestet hat und für aktuelle Produkte Entwarnung gibt. Sie können sich ein Faktenblatt als PDF herunterladen, das die einzelnen Lampen ausführlich beschreibt. Auch die Deutsche Bundesanstalt für Arbeitsschutz und Arbeitsmedizin hat einen Leitfaden zum Umgang mit LEDs vorgelegt.

Konkrete Tipps zum Umgang mit Kunstlicht

In permanenten Arbeitsplatzsituationen muss geprüft werden, in welche der vier Risikokategorien die Lichtquellen nach der Norm DIN EN 62471 einzuordnen sind.

Wichtige Faustregel zum Umgang mit LEDs

Zu LED-Lampen ist ein Mindestabstand von 20 Zentimetern einzuhalten und man sollte niemals direkt hineinblicken. Diese Hinweise sind auch bei Lampen der sogenannten freien Gruppe, die als ungefährlich gelten, einzuhalten.

Licht im eigenen Heim

Um nun auf unser Wohnzimmer zurückzukommen: Natürlich müssen Sie jetzt nicht alle LEDs austauschen, denn die handelsüblichen Produkte unterliegen der IEC-62471-Norm.

Wir sollten dennoch genau wissen, welche Lampen täglich auf uns herabscheinen. Sehr helle LEDs am Esstisch beispielsweise müssen unbedingt aus der freien Gruppe bzw. Gruppe 1 stammen, da der Abstand zum Auge eventuell sehr gering sein kann.

Auch Leuchten, die abends brennen, sollte man genau unter die Lupe nehmen. Beleuchtung direkt am Bett muss einen geringen Blaulichtanteil haben. Checken Sie die Kelvin-Zahl auf der Verpackung, sie darf 3000 nicht überschreiten, besser, sie liegt darunter. Ganz wichtig dabei: Dimmen ist kein Schutz. LEDs mit 6000 bis 8000 Kelvin bewirken eine Melatoninunterdrückung. Dimmt man sie, dann weitet sich die Pupille und Blaulicht kann sogar noch besser ins Auge dringen.

Kerzenlicht im Schlafzimmer hat nicht nur einen romantischen, sondern auch einen schlaffördernden, augenfreundlichen Effekt. Sie erinnern sich, mit einer Farbtemperatur von 1500 Kelvin zählt es zu den wärmsten Lichtquellen.

Doch leider sind wir zu Hause nicht nur kurz vor dem Schlafengehen übermäßiger Blaustrahlung ausgesetzt. Ab Sonnenuntergang dankt Ihnen Ihre Zirbeldrüse gedämpftes, warmes Licht mit Melatoninausschüttung, also einem wohligen, entspannten, schlaffördernden Gefühl. Deshalb ist es wichtig, dass auch in allen anderen Räumen wie Küche, Badezimmer, Wohnzimmer und Flur möglichst warme Leuchten eingesetzt werden. Bevorzugen Sie tagsüber in bestimmten Räumen bewusst helles, kaltes Licht, so sollten Sie diese Lichtquellen abends einfach ausschalten oder zusätzlich kleine warme Leuchten platzieren, die ein Herunterfahren des gesamten Organismus fördern. Hauptaugenmerk müssen Sie auf Wohnbereiche legen, die besonders gut ausgeleuchtet sind. Im Bad etwa kann der Abstand zur Lichtquelle schnell 20 Zentimeter unterschreiten, Gleiches gilt in der Küche über der Spüle oder unter dem Einbauschrank, am Ess- oder Schreibtisch. Überall hier ist es anzuraten, besonders warme Lampen aus der freien Gruppe zu verwenden und nicht direkt hineinzublicken.

Arbeiten Sie am Bildschirm bis tief in die Nacht?

Natürlich können wir auch das sensible Thema Bildschirme nicht aussparen. Es ist unrealistisch zu empfehlen, dass Sie nach Sonnenuntergang nicht mehr auf Flachbildschirme blicken sollen. Oder? Schließlich gibt es viele Menschen, die abends arbeiten wollen oder müssen, manchmal bis tief in die Nacht, manchmal sogar noch im Bett. Aber in vielen Fällen ist es vielleicht wirklich gar nicht nötig, sich abends noch ungefiltertem Blaulicht auszusetzen. Hier richten wir die dringende Bitte an Sie, nicht mehr gedankenlos mit diesem Thema umzugehen. Beachten Sie, dass gedimmte Helligkeit am PC absolut nicht vor Blaulichtstrahlung bewahrt.

Schützen Sie sich aktiv

Schutz vor unerwünschten kurzwelligen Blauanteilen im Licht bieten auch Brillen mit gelben, sogenannten Bluelightprotect-Gläsern. Der integrierte Blaulichtfilter reduziert den HEV-Lichtanteil (High Energy Visible Light, kurz HEV-Licht). Professionelle Hersteller, darunter die großen Marken, werben mit den positiven Effekten dieser Brillen. Für Brillen mit Dioptrien gibt es eine spezielle Schutzbeschichtung oder clipbare Aufsätze. Wer lange am PC arbeitet, kann mit diesen gelben Brillen schärfer sehen, weil sie die psychologische Blendung ausgleichen und Blauanteile aus der mit LED-Technik ausgestatteten Hintergrundbeleuchtung absorbieren.

Wissenschaftlich nachgewiesen sind die positiven Effekte dieser Brillen allerdings noch nicht. Ein Grund dafür: Am lebenden Menschen kann man Tests nicht durchführen, da sie das Risiko mitbrächten, die Netzhaut des Probanden dauerhaft zu schädigen. Doch Ergebnisse aus Tierversuchen bestärken Wissenschaftler in ihrer Vermutung, dass ein deutliches Schädigungspotenzial durch Blue Hazard auch für den Menschen vorliegt.

Eine weitere Möglichkeit, den Blaulichtanteil insbesondere beim Gebrauch von PC, Tablet oder Handy zu minimieren, sind spezielle Apps, die den Bildschirm in goldenes Licht tauchen, wie etwa „f.lux" für den PC. Diese Hilfsmittel sind ab Sonnenuntergang notwendig, um die zirkadiane Rhythmik nicht zu stören. Auf Handys und Tablets kann man unter Einstellungen, Anzeige & Helligkeit „Night Shift" aktivieren und sich die Hintergrundbeleuchtung morgens und abends wärmer gestalten.

Diese Tricks simulieren künstlich den Sonnenauf- und -untergang. Ist es nicht interessant, dass sich die Menschen trotz des enormen technischen Fortschritts doch immer wieder an die Natur anlehnen müssen? Wir verlassen uns auf den Lauf der Sonne. Deshalb ist es an der Zeit, sie näher zu betrachten und uns mit dem Geheimnis des Universums zu beschäftigen.

Ihr Licht-Tagebuch

Aufgabe 6: Nachdem Sie all diese Informationen gelesen haben, sollten Sie auch Ihr persönliches Umfeld durchchecken. Werden Sie aktiv. Welche Lampe brennt an Ihrem Schreibtisch, von der Sie vielleicht weniger als 20 Zentimeter entfernt sind? Welche **Lampenart** benutzen Sie als Nachttischlampe und mit wie viel Grad Kelvin leuchtet sie?

Notieren Sie die Lampen, die Sie am häufigsten benutzen. Am besten tauschen Sie noch in dieser Woche alle Lampen, die zu hell oder zu kalt sind, aus.

____

____

____

____

____

____

____

____

Sonne – Lebensspenderin und Machtsymbol

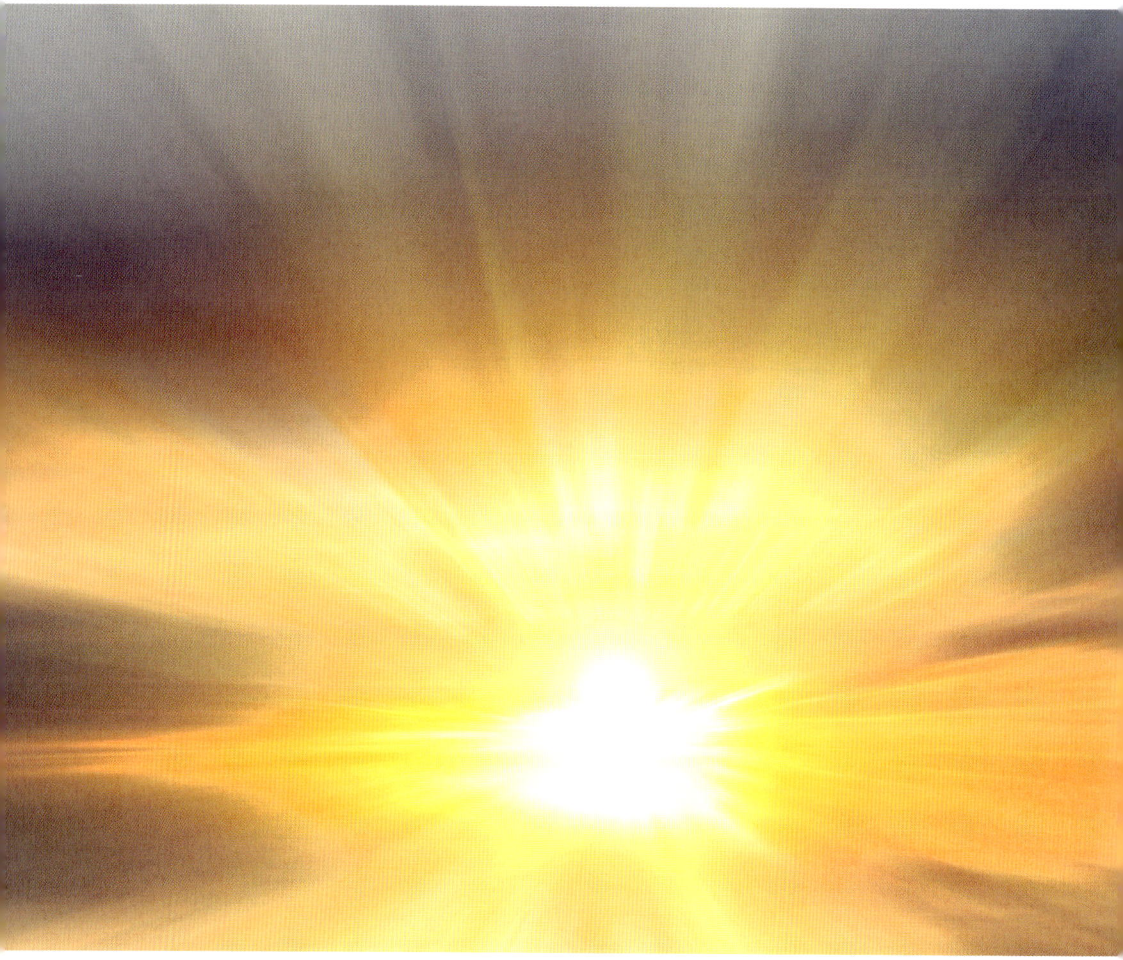

„Majestät brauchen Sonne" – so heißt ein Dokumentarfilm aus dem Jahr 1999. Der Filmemacher Peter Schamoni skizziert ein höchst amüsantes Bild des letzten deutschen Kaisers, Wilhelm II., aus dem historischen Blickwinkel seiner extrem exzentrischen Persönlichkeit. Die Sonne spielt darin eine tragende Rolle. Kaiser Wilhelm nämlich hatte einen ausgeprägten Hang zur großen Selbstinszenierung.

Der mit einer schweren Verkrüppelung des rechten Armes geborene Thronfolger versuchte zeit seines Lebens, diese Behinderung und das damit einhergehende mangelnde Selbstbewusstsein durch majestätische Auftritte, militärischen Pomp und große Aufmärsche auszugleichen. „Kaiserwetter“, der in den Sprachgebrauch übergegangene Ausdruck für wolkenlosen, blauen Himmel und strahlenden Sonnenschein, wird dieser Egozentrik zugeschrieben. Er zeigte sich in seinen durchorganisierten und bis ins kleinste Detail ausgeklügelten Auftritten ausschließlich bei hellem Sonnenschein. Ohne Kaiserwetter fehlte ihm die Showkraft und deshalb sagte er seine Auftritte konsequent ab, sobald es regnete oder nur bewölkt war – sogar dann, wenn hochrangige Staatsgäste geladen waren.

Bis heute rätselt man über die wahren Gründe dafür. Natürlich stehen und fallen eindrucksvolle Bilder mit der Lichtstimmung. Wilhelm II. beschäftigte über 20 Hoffotografen, war begeistert von der neu entdeckten Filmtechnik und ließ diese gezielt einsetzen. Doch die Sonne versinnbildlichte für ihn auch Macht. Selbst seine „Säbelrasselei“, sein Ignorieren der filigranen europäischen Bündnispolitik, sein lautstark gefordertes Anrecht auf eine deutsche Vormachtstellung in den Kolonien, gegebenenfalls unter militärischem Zwang, führte dazu, dass im Reichstag das geflügelte Wort die Runde machte, Deutschland verlange „seinen Platz an der Sonne“. Wohin diese Politik führte, ist bekannt – direkt in den Ersten Weltkrieg.
Weniger weiß man allerdings über die psychische Verfassung des Kaisers. Als Kind musste er traumatische Erlebnisse durchleiden, die gezielt eingesetzt wurden, um aus dem behinderten, sensiblen Jungen einen echten Mann und vor allem einen Kaiser zu machen. Sein Arm wurde mit grausamen Methoden therapiert, z. B. stundenlang in ein frisch geschlachtetes Kaninchen gelegt. Die harte Erziehung sollte ihn stählen. Die moderne Geschichtsforschung geht allerdings davon aus, dass er schwer depressiv war, an der Grenze zur Manie. Hat er instinktiv die Sonne gesucht, um seine Depressionen zu lindern? Ein Zusammenhang, der uns später noch ausführlicher beschäftigen wird.
Seit jeher wird Macht mit der Sonne gleichgesetzt. Bereits die frühen Hochkulturen der Menschheit erkannten die überragende Bedeutung der Sonne für das Leben auf der Erde und verehrten sie als Gottheit. Bei den alten Griechen hieß der Sonnengott Helios und bei den Römern Sol Invictus, dessen höchster Festtag unter Kaiser Aurelian auf den 25. Dezember festgelegt wurde. Viele Historiker gehen davon aus, dass dieser beim römischen Volk sehr populäre Feiertag ebenso

wie die Wintersonnenwende der nordischen Kulturen später zum Weihnachtsfest transformiert wurde. Inmitten der größten Dunkelheit feierte man die Rückkehr des Lichts, denn ab diesem Datum werden die Tage wieder länger und die Nächte kürzer.

Die eindrucksvollste Kombination aus Sonne und unbegrenzter Machtfülle verbinden wir aber mit Ludwig dem XIV., dem französischen König, der mit vier Jahren den Thron bestieg. Der „Roi Soleil", der Sonnenkönig, eroberte diesen Titel bereits 15-jährig, als er in dem Ballet Royal de la Nuit mit der Tanzrolle der aufsteigenden Sonne besetzt wurde.
Ludwig war zeitlebens ein guter, begeisterter Tänzer, aber diese erste Rolle nahm seine Ausnahmeregentschaft auf prophetische Weise vorweg. Wie die Sonne das Zentrum des Sonnensystems ist, war er das schillernde Zentrum Frankreichs und alle Adligen am Hof von Versailles kreisten um ihn. Nicht nur, weil er einen unvergleichlichen Kult um sich selbst betrieb, sondern auch, weil er in seiner 72-jährigen Amtszeit als Politiker große Disziplin und Gestaltungskraft bewies. Die Kehrseite der absolutistischen Machtkonzentration war seine aggressive Kriegsführung. Die Sonne schien nicht für alle Franzosen gleich hell: Während seiner ganzen Regentschaft führte Ludwig der XIV. ununterbrochen Krieg, was Frankreich nah an den Ruin brachte.

Wie die Sonne das Leben geschaffen hat

Wir brauchen Sie höchstwahrscheinlich nicht zu fragen, ob Sie die *Morgenstimmung* von Edvard Grieg kennen, jenen Eröffnungssatz der *Peer-Gynt-Suite* Nr. 1, die sicherlich zu den meistgespielten klassischen Stücken der Welt zählt und darüber hinaus von Jazz-, Rockmusikern und Rappern adaptiert worden ist. Und das hat seinen Grund! Denn dem 33-jährigen Grieg ist bei der Vertonung des Ibsen-Gedichts gelungen, was Millionen Menschen sofort spüren, wenn sie nur die ersten Töne hören: Er hat die sonnenhellen Strahlen eines unberührten Morgens in tief anrührende Klangfarben übersetzt. Henrik Ibsen, der von den sagenhaften Abenteuern des draufgängerischen, armen Bauernsohnes Peer Gynt, seinem Aufstieg und Fall erzählt, hat diese Szene in die Wüste Marokkos verlegt. Peer erwacht genau in dem Moment, in dem die Morgensonne die Wüstenlandschaft vor seinen

Augen in gleißendes Sonnenlicht taucht. Es ist kein Wunder, dass Edvard Grieg mit dieser Komposition über Nacht weltberühmt wurde. Wenn die zart anschwellenden Töne ihren Höhepunkt erreichen, empfindet man tatsächlich den magischen Augenblick, in dem die Sonne durch die Wolken bricht – einen Moment, den jeder schon einmal erlebt hat, wenn der Himmel aufreißt und helles Sonnenlicht die Welt unerwartet überflutet.

Licht und Sonne sind untrennbar miteinander verbunden. Es dauert viele Tausend Jahre, bis das Licht, das im Inneren der Sonne entsteht, ihre Oberfläche erreicht und von dort unser Planetensystem erhellt. Doch wie kommt es überhaupt dazu, dass Materie leuchtet, dass aus Dunkelheit Helligkeit wird? Wenn wir dieser Frage nachgehen, müssen wir gleichzeitig verstehen, wie aus Gas und Staub die Sonne geboren wurde und wie das Weltall entstanden ist. Machen wir also in dem folgenden Spezialteil einen kleinen Ausflug in die Astronomie. Doch vorweg müssen wir Sie warnen: denn die Dimensionen, Zeit- und Größenverhältnisse, über die wir jetzt sprechen, können wir uns als Menschen mit einer durchschnittlichen Lebenserwartung von knapp 100 Jahren nur schwer vorstellen. Sie lassen uns mit unendlichem Staunen und tiefer Demut zurück. Auch setzen sie all unsere menschlichen, oft allzu menschlichen Sorgen und Nöte in ein Verhältnis, in dem sie uns dann vielleicht nicht mehr ganz so bedeutsam und unüberwindbar erscheinen. Vor allem aber sind sie wichtig, um zu verstehen, wie das Leben auf unserem Planeten überhaupt entstanden ist.

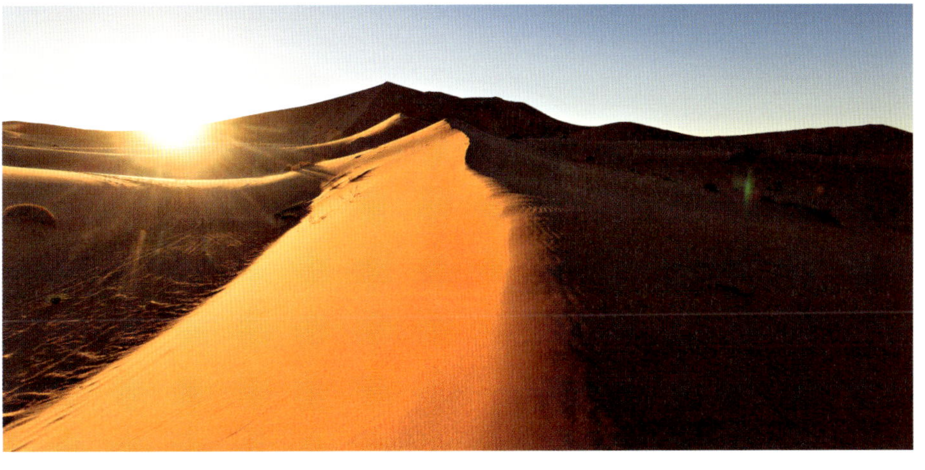

Im Anfang war die Dunkelheit

Die Welt ist ganz genau am 23. Oktober 4004 vor Christus entstanden, wahrscheinlich am frühen Abend. Nur kurz darauf, am 10. November 4004 v. Chr., es war ein Montag, wurden Adam und Eva aus dem Paradies vertrieben. Damit hatten die beiden nur eine sehr kurze Zeit im Garten Eden, bevor Eva Adam den Apfel reichte. Bestimmt hat diese sehr präzisen Daten James Ussher, Theologieprofessor und Erzbischof von Irland. Vorgelegt hat er seine Berechnungen in dem Werk *Die Annalen des Alten Testaments, hergeleitet von den frühesten Anfängen der Welt*, die er 1650 veröffentlichte. Er hat dafür Kirchenjahrbücher und Ahnenlisten zurückverfolgt.

William Thomson, der spätere Lord Kelvin, der die Temperaturskala erdacht hat, wollte sich nicht auf einen konkreten Tag festlegen lassen: 1862 schätzte er den Schöpfungszeitpunkt auf ca. 30 Millionen Jahre zurück, abgeleitet von der Wärmeabstrahlung der Erde.
Im Jahr 1837 zeichnete der 28-jährige Charles Darwin eine berühmt gewordene Skizze in sein Notizbuch. Darauf zu sehen war ein Stammbaum des Lebens, der in Grundzügen bereits seine Evolutionstherorie vorwegnahm. Bescheiden schrieb er „I think“ darüber. Mit seinen botanischen, biologischen und geologischen Studien entkräftete er die vorherrschende Theorie, die Welt und ihre Lebewesen seien ein Lustspiel des Schöpfers. Er datierte die Entstehung der Erde ungefähr auf 300 Millionen Jahre zurück, also auf zehnmal mehr Jahre, als Kelvin berechnet hatte.

Wie alt ist die Erde wirklich?

Moderne Wissenschaftler wollen sich noch weniger auf einen tatsächlichen Zeitpunkt festlegen. Sie bleiben im Plus-Minus-Bereich und verweisen zunächst auf die Entstehung unseres Sonnensystems, das 4,567 Milliarden Jahre alt ist. Denn ohne die Sonne hätte sich unser Leben nicht entwickeln können. Die Erde als drittnächster Planet an der Sonne, nur Merkur und Venus sind ihr näher, muss irgendwann 95 Millionen Jahre plus/minus 32 Millionen Jahre später entstanden sein.
Um sich einer Idee anzunähern, wie sich unsere Galaxien entwickelt haben, sollte

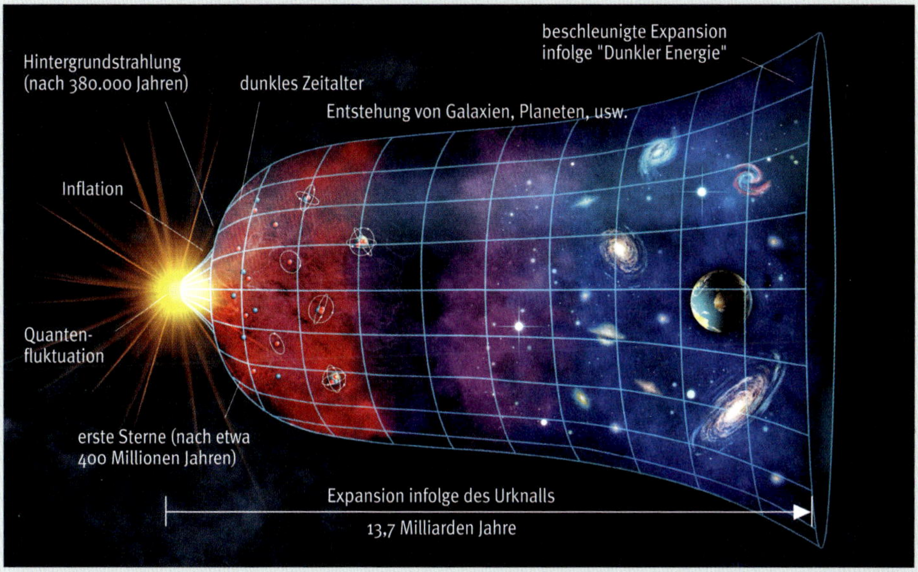

man allerdings versuchen, ganz an die Anfänge zurückzugehen: Vor 13,82 Milliarden Jahren gab es – so sind sich heutige Astrophysiker sicher – einen gigantischen Knall. Eigentlich war es gar kein Knall, denn es gab noch keine Luft, durch die er hätte erzeugt werden können. Doch die Wissenschaft nannte ihn so: Urknall. Er kam sozusagen aus dem Nichts. Aus einem unvorstellbar winzigen Punkt, einer sogenannten kosmologischen Singularität, 10^{-33} Zentimeter klein, also 0,000000000000000000000000000000001 Zentimeter klein, unendlich dicht und energiereich, explodierte das Universum heraus.

Seit dieser Zeit dehnt es sich in rasender Geschwindigkeit aus, anfänglich in einer inflationären Phase schneller als mit Lichtgeschwindigkeit. Was genau passierte und warum es überhaupt passierte, wissen wir nicht oder noch nicht. Aber Wissenschaftler auf der ganzen Welt arbeiten intensiv daran, es herauszufinden. Und vielleicht wissen wir eines Tages sogar, ob es ein Montag oder ein Dienstag war. Scherz beiseite: Die kürzeste Zeitdimension nach dem Urknall, die die Astrophysiker derzeit zu rekonstruieren versuchen, ist eine Trillionstel-Trillionstel-Trillionstel Sekunde nach dem Urknall. Dafür setzen sie die hochauflösendsten Teleskope ein, bauen kilometerlange Teilchenbeschleuniger und konstruieren die potentesten Supercomputer. Dafür wird z. B. der Planck-Satellit ins All geschossen. Oder das PIPER-Teleskop steigt in einem 100 Meter hohen Ballon in New Mexico

37 Kilometer zum äußeren Rand der Erdatmosphäre auf, um die Signale und Strahlung aus dem All zu registrieren, die uns Aufschluss darüber geben sollen, was unmittelbar nach dem Urknall passierte.
Wie entstanden Raum und Zeit – und wie Materie? Sicher ist bereits, dass die Gesetze der Physik, die wir heute kennen, im Geburtsmoment des Kosmos keine Gültigkeit besaßen.
Man nimmt an, dass das Universum eine Millionstel Sekunde nach dem Urknall aus einer Suppe von Urmaterie bestand. In weniger als einer Sekunde erstarrte dieser Feuerball zu einer Wolke von Elementarpartikeln. Mit der extrem schnellen Ausdehnung kühlte das Universum von seinen ursprünglich 10^{32} Grad Kelvin radikal ab. Das war die Voraussetzung für die Bildung von Protonen, Neutronen und Elektronen – aktuellen wissenschaftlichen Berechnungen zufolge etwa drei Minuten nach dem Urknall. Die ersten Elemente Wasserstoff und Helium entstanden, in sehr geringen Mengen auch Lithium und Beryllium. Sie waren aber noch instabil und konnten die Elektronen nicht in ihren Umlaufbahnen halten. Lange bestand das Universum aus einer brodelnden Suppe, gekocht aus Materie und Strahlung, die das Licht in alle Richtungen streute. Darum konnte sich die Helligkeit nicht ausbreiten und es blieb dunkel.

Das All musste weiter abkühlen, damit sich Materie und Strahlung entflechten konnten und die Elektronen in ihre engen Umlaufbahnen gezwungen wurden. Es formten sich die ersten stabilen Atome: Wasserstoff und Helium etwa 380.000 Jahre nach dem Urknall. Der kosmische Nebel wurde transparent und das Licht konnte sich nun ausbreiten. Dieses erste Licht hatte eine gelbe Färbung, ähnlich dem einer Glühbirne. Es existiert immer noch überall, doch mit der Ausdehnung des Universums verdünnte es sich und seine Wellenlänge vergrößerte sich zunehmend. Darum können wir es heute mit unseren Augen nicht mehr sehen, denn es hat sich mittlerweile in den unsichtbaren Mikrowellenbereich verschoben und bildet die kosmische Hintergrundstrahlung.

Das ist natürlich alles sehr abstrakt. Wie kann man sich das einigermaßen gut vorstellen? Der Chef des PIPER-Projekts, des Goddard Space Flight Center der NASA in Greenbelt, Maryland, Al Kogut, versucht es folgendermaßen zu erklären: Das Teleskop in der Gondel des Höhenballons soll das Echo abbilden, das der Urknall vor 13,82 Milliarden Jahren verursacht hat. Dieses Echo, eine Art Nachglimmen des

Urknalls, ist heute noch in der kosmischen Hintergrundstrahlung vorhanden. Die Wissenschaftler suchen nach einer Abbildung, die einem Windrad gleicht und ein Wirbelmuster aufweist. Unnötig zu erklären, dass das die berühmte Suche nach der Nadel im Heuhaufen ist, dennoch sind die Astrophysiker optimistisch. Der Ballon von der Größe eines Fußballrasens wird auch auf der südlichen Hemisphäre (von Australien aus) starten und so eine vollständige Karte der Hintergrundstrahlung liefern. Ob sie die erhoffte Wirbelsignatur darauf erkennen?

Wird sie gefunden, ist ein weiteres Puzzleteilchen nachgewiesen, wie unser Universum entstand. Man geht davon aus, dass nach dem Urknall etwa 200 Millionen Jahre vergingen, bis sich in dem kosmischen Wasserstoffnebel Klumpen bildeten und zu den ersten Sternen verdichteten. Diese waren riesengroß und deutlich massereicher als unsere Sonne. Sie lebten nicht lange, nur 3 bis 4 Millionen Jahre, und explodierten dann als eine gigantische Supernova. Doch zuvor hatten sie tief in ihrem Inneren schwerere Elemente ausgebrütet wie Kohlenstoff, Sauerstoff, Silizium, Stickstoff und viele mehr. Mit ihrer Explosion katapultierten sie diese Elemente ins All, die sich im Laufe der Zeit chemisch verbanden, Staub bildeten, das immer noch extrem heiße Universum weiter herunterkühlten und damit den Prozess der Entwicklung von Galaxien und von weiteren Sternen beschleunigten. Doch es dauerte noch 9 Milliarden Jahre, bis unsere Sonne entstand.

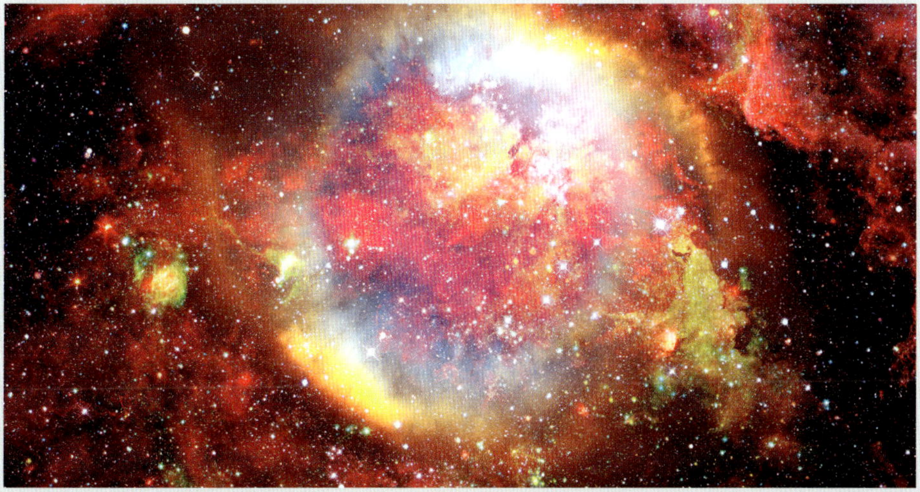

Eine explodierende Supernova

Einer von 100 Milliarden Sternen

Die Sonne ist also 4,567 Milliarden Jahre alt und hat – so berechnen Astrophysiker – damit etwa ein Drittel ihrer Lebenszeit hinter sich gebracht. In ihrer Masse übertrifft sie 330.000-mal die der Erde, die 109-mal in ihren Durchmesser hineinpasst. Sonnen gibt es in unserer Heimatgalaxie, der Milchstraße, im Überfluss. Um zumindest ein vages Gefühl für die Größenordnung der Milchstraße zu bekommen, kann man sich mit dem Abstand von der Erde zum Mond behelfen. Das sind 380.000 Kilometer, die man, könnte man in Lichtgeschwindigkeit reisen, in etwas über einer Sekunde zurücklegen würde. Hochgerechnet auf ein Jahr wären das 10 Billionen Kilometer. Um die ganze Milchstraße zu durchreisen, wäre man aber 100.000 Jahre unterwegs, also etwa 1000 Menschenleben lang.

Die Milchstraße selbst wiederum gehört zu einem Galaxiensuperhaufen von 100.000 Galaxien, der Laniakea heißt. Und das ist nur ein winzig kleiner Ausschnitt des Universums mit seinen geschätzten 1 Billion Galaxien, von denen wir bislang wissen. In Anbetracht dieser gigantischen Ausmaße scheinen die mindestens 100 Milliarden Sonnen mit ihren ungezählten Planetensystemen, die die Milchstraße füllen, schon fast unbedeutend. Unsere Sonne ist nur eine davon. Doch ihr verdanken wir unser Leben.

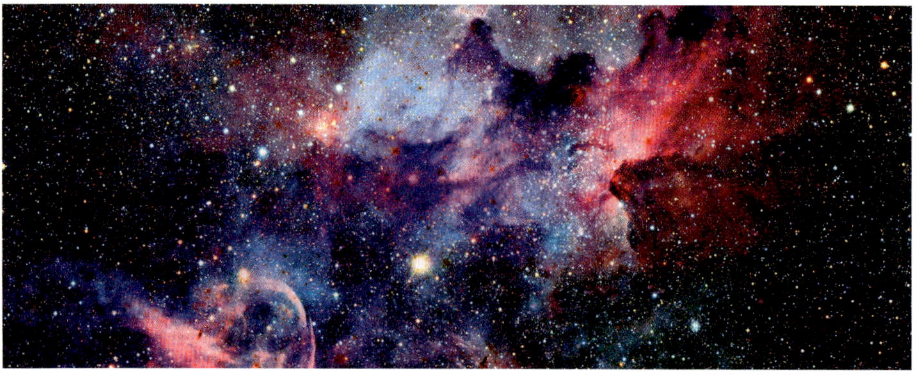

So sieht das Universum wohl heute aus. Jeder Punkt auf diesem Bild ist kein Stern, auch keine Galaxie wie unsere Milchstraße, sondern ein ganzer Galaxienhaufen. Wenn man dieses Bild betrachtet, scheint es extrem unwahrscheinlich, dass die Erde der einzig belebte Ort in unserem Kosmos ist, insbesondere da nach neuesten Erkenntnissen jeder Stern mindestens einen Planeten hat und die meisten von ihnen erdähnlich sind …

Die Geburt der Sonne

Wahrscheinlich ist unsere Sonne inmitten eines Haufens von 6000 bis 10.000 Sternen aus einer riesigen Wolke aus Gas und Staub entstanden, in der sich die verschiedenen chemischen Elemente angesammelt haben. Alle Elemente, die schwerer sind als die beiden leichtesten Wasserstoffe und Helium – mithin die restlichen 90 Elemente unseres Periodensystems –, wurden zuvor in anderen Sternen, die sehr viel größer und massereicher als unsere Sonne waren, durch den Prozess der Kernfusion gebacken. Am Ende ihres Sternenlebens explodierten sie in einer Supernova und schleuderten all die Elemente, die sich im Brutofen ihres Inneren gebildet hatten, hinaus ins All. Etwa 100 Millionen Jahre vor der Geburt der Sonne lagerte sich Gold, Silber und Platin in der Gas-und-Staub-Wolke an, aus der das Sonnensystem schließlich hervorging. In diesem Cocktail fehlten noch Blei und die 17 sogenannten Metalle der seltenen Erden wie z. B. Yttrium, Cer, Neodym oder Thulium, die sich etwa 70 Millionen Jahre später dazugesellten. Diese Bestandteile finden wir beispielsweise heute in Leuchtstofflampen, UV-Schutzgläsern, Katalysatoren, Kernspintomografen oder Smartphones.

Dann begann eine Art Brutphase, in deren Verlauf die kolossale Staub-und-Gas-Wolke aber unter der Last ihrer schwereren Elemente in sich zusammenbrach. Ein Großteil der Materie sammelte sich in ihrem Zentrum wieder an, worum sich aus den herumwirbelnden Gas- und Staubteilchen eine rotierende Scheibe formierte. Sie kann man als Ausgangsmaterial für unser Planetensystem bezeichnen. Unter seinem eigenen Gewicht fiel auch das Zentrum immer mehr in sich zusammen und verdichtete sich dabei zunehmend.

Die Atomkerne wurden durch den gigantisch hohen Druck, der dadurch entstand, ineinandergedrückt und verschmolzen miteinander. Das ist der Prozess der Kernfusion, die in den anderen verglühten Sternen die schwereren Elemente ausgebrütet hatte und im Sonneninneren die Temperatur auf etwa 15 bis 16 Millionen Grad Celsius ansteigen lässt. Die riesigen Energien, die dadurch freigesetzt werden, wandern unter einem Verlust von 99,99999 Prozent zur Sonnenoberfläche und strahlen von dort in den Weltraum ab.

Bei solch extremen Temperaturen von 15 bis 16 Millionen Grad Celsius gibt es keine feste oder flüssige Materie und nicht einmal mehr Gas, sondern Plasma – das ist elektrisch geladenes oder ionisiertes Gas. Von seinem Zentrum bis zur Sonnenoberfläche kühlt das Plasma auf etwa 6000 Grad Celsius ab, also auf ungefähr die Temperatur, die im Kern der Erde herrscht. Paradoxerweise steigt die Temperatur mit wachsendem Abstand von der Sonnenoberfläche dann wieder an, bis sie in der äußersten Schicht der Sonnenatmosphäre, in der sogenannten Korona, die wir bei einer Sonnenfinsternis auch mit bloßem Auge sehen können, wieder über 1 Million Grad Celsius erreicht.

Am 12. August 2018 startete die NASA eine aufsehenerregende Mission, die Parker Solar Probe. Sie schickte eine Sonde auf den Weg zur Sonne, die sie in sechs Jahren, nach gegenwärtigen Berechnungen am 19. Dezember 2024, erreichen wird, um dieses ungeklärte Rätsel der Astrophysik zu klären: Warum steigt die Temperatur mit dem Abstand von der Sonne an und nimmt nicht ab? Wenn wir uns von einem Lagerfeuer entfernen, wird es schließlich auch nicht heißer, sondern kälter. Die NASA-Sonde wird sich bis auf 6 Millionen Kilometer der Sonnenoberfläche nähern und 24 -mal in die Korona eintauchen. Die Mission soll auch mehr Aufschluss über die Sonnenwinde geben, die u. a. für die wunderschönen Polarlichter am Himmel verantwortlich sind.

Manchmal, je nach Wolkenflug, kann man übrigens die Korona auch als Ring um die Sonne sehen, man braucht dazu aber ein Hilfsmittel wie einen farbigen Filter oder man betrachtet das Spiegelbild in einem Fenster oder Gewässer. In keinem Fall sollte man direkt hineinblicken. Die Aureole, die weiße Scheibe im Zentrum, auch Hof genannt, überstrahlt die Korona so stark, dass man sie mit bloßem Auge nicht sehen, das Auge aber dabei sehr gefährden würde. Kann man die Korona beispielsweise als Spiegelung in einem See erblicken, darf man getrost nach der alten Bauernregel auf das Wetter schließen:

Ist der Korona Ring nahe Sonne oder Mond,
weiß man, dass der Regen uns verschont,
ist der Ring jedoch weit,
hat er Regen im Geleit.

Die Energie, die im Zentrum der Sonne durch die Kernfusion entsteht, wird in Form von Solarstrahlung in den Kosmos abgegeben. Über 600 Millionen Tonnen Wasserstoff verbrennen in ihrem Inneren jede einzelne Sekunde zu Helium. Wenn das Licht dann von der Sonne auf die Reise ins All geht, ist es 8 ½ Minuten unterwegs, um die 150 Millionen Kilometer zur Erde zurückzulegen. Hier hat es ein Phänomen hervorgebracht, das wir Leben nennen, und damit die große philosophische Frage der Menschheit nach der Entstehung und dem Sinn alles Lebendigen.

„Geh mir nur ein wenig aus der Sonne."

Der berühmte Diogenes von Sinope (ca. 410–323 v. Chr.) widmete dieser Frage sein ganzes Leben. Er wohnte der Überlieferung nach in einer Tonne. Seine Philosophie gründete auf Bedürfnislosigkeit, Selbstgenügsamkeit und Askese, und darum mied er ganz bewusst jede Form von Bequemlichkeit. Bei den gängigen antiken Autoren taucht über ihn immer wieder eine Anekdote auf, deren ausführlichste Beschreibung sich bei Plutarch findet: Nachdem die Griechen den Krieg gegen die Perser beschlossen und Alexander den Großen zum Oberbefehlshaber ernannt hatten, huldigten ihm Staatsmänner und hochstehende Bürger. Da Diogenes ferngeblieben war, beschloss der große Feldherr, den großen Philosophen aufzusuchen, und traf ihn vor seiner Tonne liegend an. Er grüßte ihn freundlich und fragte, ob er ihm irgendeinen Wunsch erfüllen könne. Diogenes schaute zu ihm auf und entgegnete: „Ach, geh mir nur ein wenig aus der Sonne." Alexander antwortete geistreich: „Wäre ich nicht Alexander, wollte ich Diogenes sein."

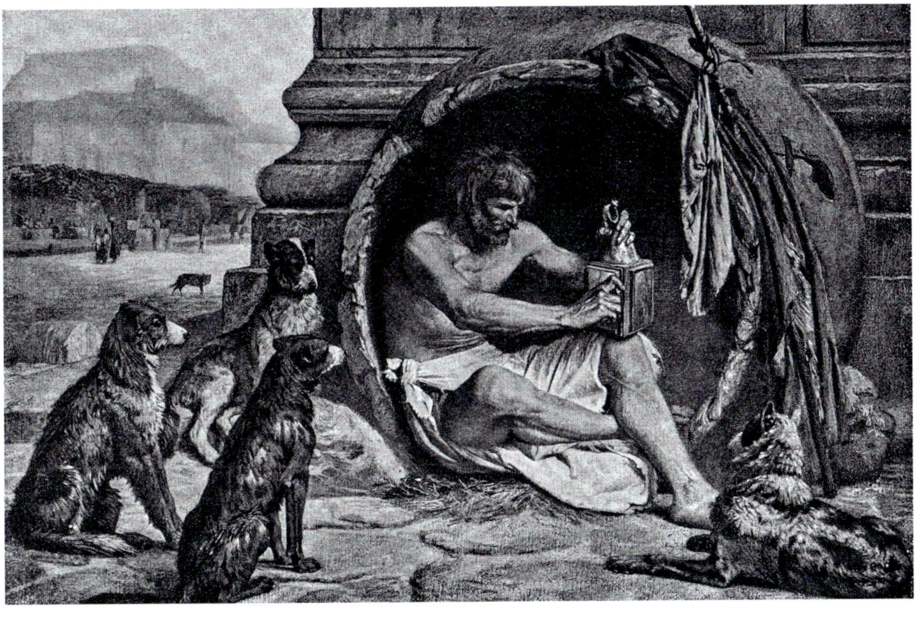

Vitamin D – Der große Verwandlungskünstler

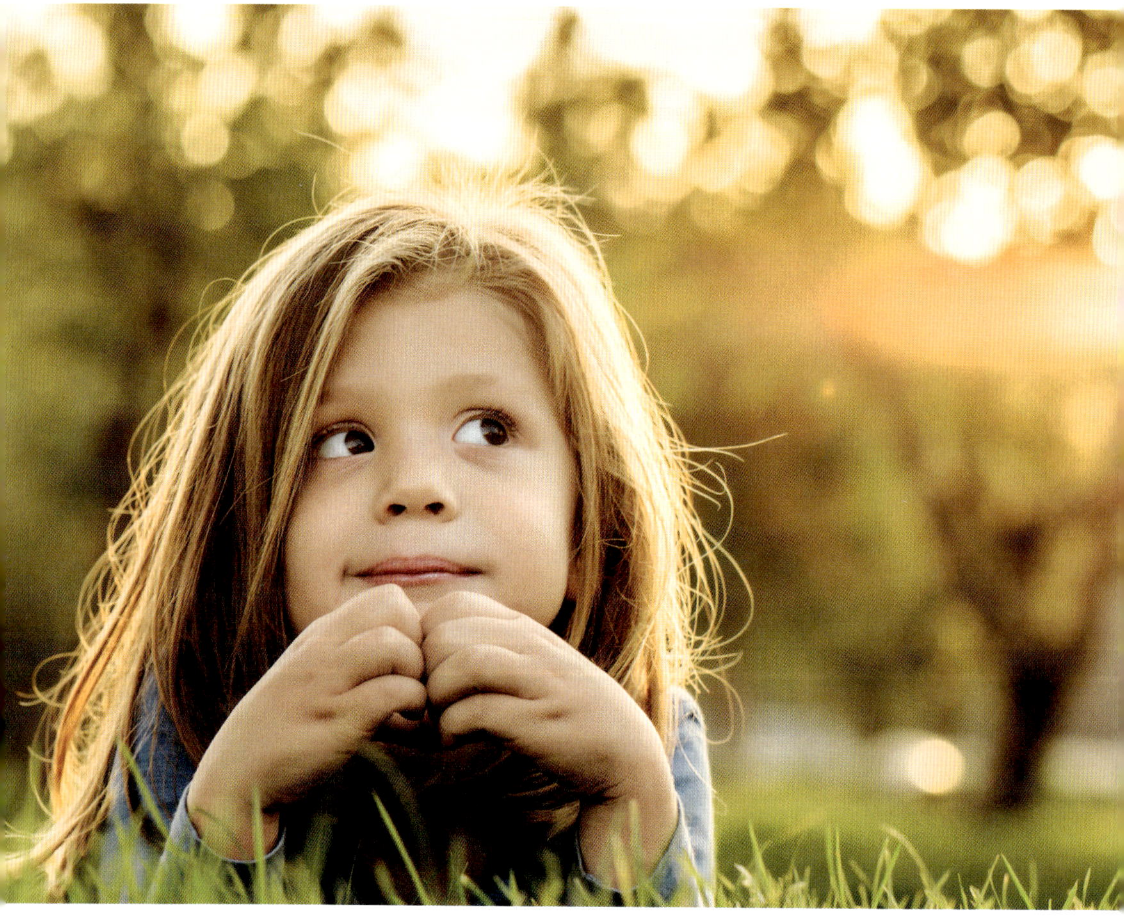

Wie zentral, wie unersetzlich die Sonne für unsere Gesundheit ist, wird klar, wenn wir uns mit Vitamin D beschäftigen.

Die Karriere der multitaskingfähigen Substanz ist steil nach oben gegangen, und das hat seinen Grund: Vitamin D führt ein Doppelleben. Man spricht immer noch von Vitamin D, das hat sich durch seine Entdeckungsgeschichte so eingebürgert, obwohl dieser Name längst veraltet ist. Der amerikanische Biochemiker Elmer Verner McCollum führte 1916 die Bezeichnung von Vitaminen mit Großbuchstaben ein. Vitamin D war, nach den Vitaminen A, B und C, das vierte, das entschlüsselt wurde.

Auf die Spur kamen Wissenschaftler dem Sonnenvitamin in der Rachitisforschung. Rachitis, die Kinderkrankheit, bei der eine gestörte Mineralisation den im Wachstum befindlichen Knochen stark verformen kann, nahm im Industriezeitalter dramatisch zu. Kinder, die unter der Smogglocke in den Großstädten lebten, schlecht ernährt wurden und den Tag nur im Haus oder in der Fabrik verbrachten, bildeten zum Teil schwere Deformationen aus. Die Abkoppelung von der Lebensweise nach den Regeln der Natur kostete einen hohen Preis. Der englische Mediziner und Pharmakologe Edward Mellanby entdeckte als Erster in Lebertran einen Stoff, der Rachitis bei Hunden heilte. Da die Vitamine A, B und C schon vergeben waren, nannte er diesen Stoff Vitamin D. In den 1920er-Jahren konnte man erstmals nachweisen, dass sich die Krankheit durch Sonnenlicht deutlich verbesserte. Zeitgleich klärte der Berliner Biochemiker Adolf Windaus die chemische Struktur des Vitamins auf. 1928 erhielt er dafür den Nobelpreis.
Lange Zeit hat man Vitamin D, noch exakter Vitamin D3, deshalb vor allem mit dem Knochen- und Mineralstoffwechsel in Zusammenhang gebracht, denn es steigert die Aufnahme von Kalzium in unserem Darm und in den Nieren. Mittlerweile weiß man, dass Vitamin D3 ein sehr viel breiteres Wirkungsspektrum besitzt und für eine ganze Fülle gesund erhaltender Funktionen zuständig ist. Der Grund dafür ist sein Doppelleben. Vitamin D unterscheidet sich signifikant von den anderen Vitaminen. Während die anderen Vitamine als Co-Faktoren wirken – also als unerlässliche Bestandteile von Enzymen bei ihrer Stoffwechseltätigkeit –, kann sich Vitamin D auch in ein Hormon umwandeln.
Hormone sind biochemische Signalstoffe, die durch den Blutkreislauf wandern und in den Zellen ganz bestimmte Regulationsfunktionen in Gang setzen können. Grundvoraussetzung dafür sind Rezeptoren, die Anlagerungsstellen für den chemischen Boten. Fast jede Zelle unseres Körpers hat solche Vitamin-D-Rezeptoren.

Dass zur kalten, lichtarmen Jahreszeit Erkältungskrankheiten um sich greifen, haben Sie sicher schon wahrgenommen oder erlebt. Aber wussten Sie, dass Ihr Körper seine eigenen Antibiotika produziert? Und dass es da einen Zusammenhang gibt?

Unser angeborenes Immunsystem erzeugt seine eigenen Abwehrstoffe, die sogenannten antimikrobiellen Peptide, und schützt uns damit gegen Infekte. Entsteht eine Entzündung im Körper, können die betroffenen Zellen Vitamin D anfordern und in ihren Zellkern einladen. Dort stellt es dann das körpereigene Breitbandantibiotikum her, das Zellwände von Erregern durchbrechen und sie absterben lassen kann. Deshalb lechzen unsere Zellen nach Sonne. Licht nämlich stimuliert die Bildung von Vitamin D in unserem Körper – genauer von Vitamin D3. Es hat so einen regulativen Effekt auf die Produktion unserer eigenen Antibiotika. Wenn im Winter die Sonne tief steht und wir weniger Licht bekommen, nimmt Vitamin D3 ab. Und damit sinken auch unsere antimikrobiellen Peptide.

Man weiß heute um die enorme Bedeutung von Vitamin D für die Wirkung auf das Erbgut, den Mineralhaushalt, das Immunsystem, die Nerven und das Gehirn. Es reguliert Wachstum und schützt das Herz-Kreislauf-System. Darüber hinaus scheint Vitamin-D-Mangel bei verschiedenen Krebserkrankungen eine entscheidende Rolle zu spielen.
Diese Erkenntnisse sind deswegen so bedeutsam, weil man davon ausgeht, dass mindestens 60 Prozent der deutschen Bevölkerung unter deutlichem Vitamin-D3-Mangel leiden.

Das Sonnenhormon

Bevor wir uns nun etwas näher mit den faszinierenden Funktionen des Vitamin D befassen, lassen Sie uns verstehen, wie diese lebensnotwendige Substanz in unserem Körper entsteht. Vitamin D nimmt auch deshalb eine Sonderstellung ein, weil wir es im Gegensatz zu allen anderen Vitaminen nicht über die Nahrung zuführen müssen. Unser Organismus kann es selbst bilden. So ganz stimmt das allerdings nicht, denn wir benötigen dafür die Sonne, und zwar eine spezielle Wellenlänge ihres Lichts, nämlich den UV-B-Anteil. Sie lesen richtig, die „bösen“ drei Buchstaben UV-B. Der UV-B-Anteil des Sonnenlichts hat kein gutes Image, aber wir müssen umdenken: In diesem Fall dient uns die Sonne als pure Nahrung.
Vitamin D wird in den oberen Schichten der Haut, der Epidermis, in den sogenannten Basalzellen zunächst in seiner Vorstufe aus dem 7-Dehydrocholesterol gebildet, ein Vorläufer jenes Cholesterins, das unser Hausarzt regelmäßig kontrol-

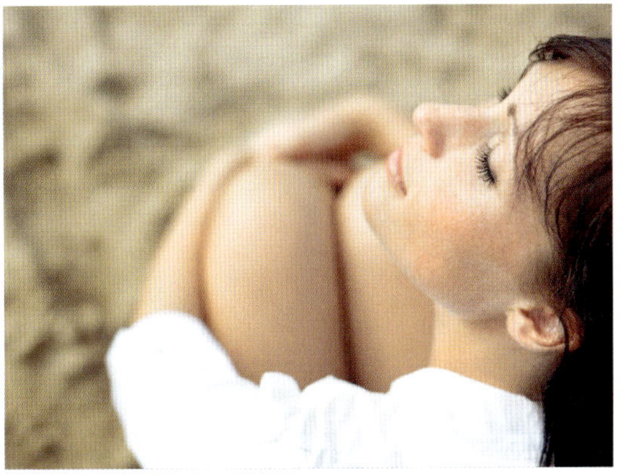

liert. Cholesterin wird in der Leber hergestellt, knapp 1 Gramm täglich, und ist ein essenzieller Baustein für Zellmembranen. Es dient außerdem als Ausgangssubstanz für eine ganze Reihe von Hormonen wie den männlichen und weiblichen Geschlechtshormonen, dem Stresshormon Cortisol sowie den Gallensäuren. Wenn die Sonne auf unsere Haut strahlt, sorgt ihr UV-B-Licht-Anteil bei einer Wellenlänge von 290 Nanometern bis 315 Nanometern dafür, dass aus 7-Dehydrocholesterol das Prävitamin D3 erzeugt wird.

> Als Faustregel gilt: 25 Prozent unserer Körperoberfläche sind dafür ausreichend. Wenn wir Gesicht, Unterarme und Hände im Sommer zwischen 10 und 16 Uhr für 15 bis 20 Minuten (je nach Hauttyp) ungeschützt der Sonne aussetzen, produzieren wir zunächst ausreichend Prävitamin D3.

Unter dem Einfluss der Sonnenwärme wandelt sich dieser Vitamin-Vorläufer in Vitamin D3 um, das nun entweder in seiner freien Form im Blut direkt zu den Zellen oder aber an ein Eiweiß gebunden zur Leber zirkuliert, wo es gespeichert werden kann. Bei Bedarf wird es dann freigesetzt und wandert zu den Geweben oder zur Niere. Dort schließlich vollzieht sich ein Prozess, der Vitamin D signifikant von den anderen Vitaminen abhebt und ihm sein enormes Wirkungsspektrum verleiht. In den Nieren wird es mithilfe des Enzyms CYP27B1 zum zweiten Mal chemisch umgewandelt und nimmt seine aktivste Form an: es wird zu Calcitriol, zum Vitamin-D3-Hormon.

In dieser Form kann es durch den Blutkreislauf reisen, sich an den Vitamin-D-Rezeptor in unseren Zellen anlagern und in den Zellkern eindringen. Dort schaltet es Gensequenzen an oder aus und veranlasst so die Herstellung der antimikrobiellen Peptide, der Cathelicidine, also unseres ganz persönlichen Breitbandantibiotikums. Viren oder Bakterien werden davon eliminiert. Die Zellen können das Vitamin-D-Hormon aus den Nieren sozusagen per SOS-Notruf anfordern.

Als wäre dieser faszinierende Mechanismus nicht genug, hat die Natur noch einen doppelten Boden, eine weitere Schutzfunktion in unser System eingezogen. Es gibt Zellen, die sich ihre antimikrobiellen Peptide selbst herstellen können, weil sie sowohl mit Rezeptoren als auch mit dem Hilfsenzym CYP27B1 ausgestattet sind. Da Vitamin D direkt zu den Zellen wandern kann, müssen sich diese Zellen nicht auf die Nieren verlassen. Das hat ganz besonders für alte Menschen große Vorteile, wenn die Nierenfunktion nachlässt.
Diese Zellen finden sich z. B in der Bauchspeicheldrüse, in Form der Osteoblasten, die für Knochenreparatur und -wachstum zuständig sind, in Gefäßwänden, im Magen, in der Darmschleimhaut, im Gehirn, bei Männern in der Prostata und bei Frauen in den Brüsten oder der Plazenta. Man hat sogar festgestellt, dass Tumorzellen Vitamin-D-Rezeptoren haben, und inwieweit das Hormon sie dazu bringen kann, sich zurückzubilden, ist momentan Gegenstand der Forschung.

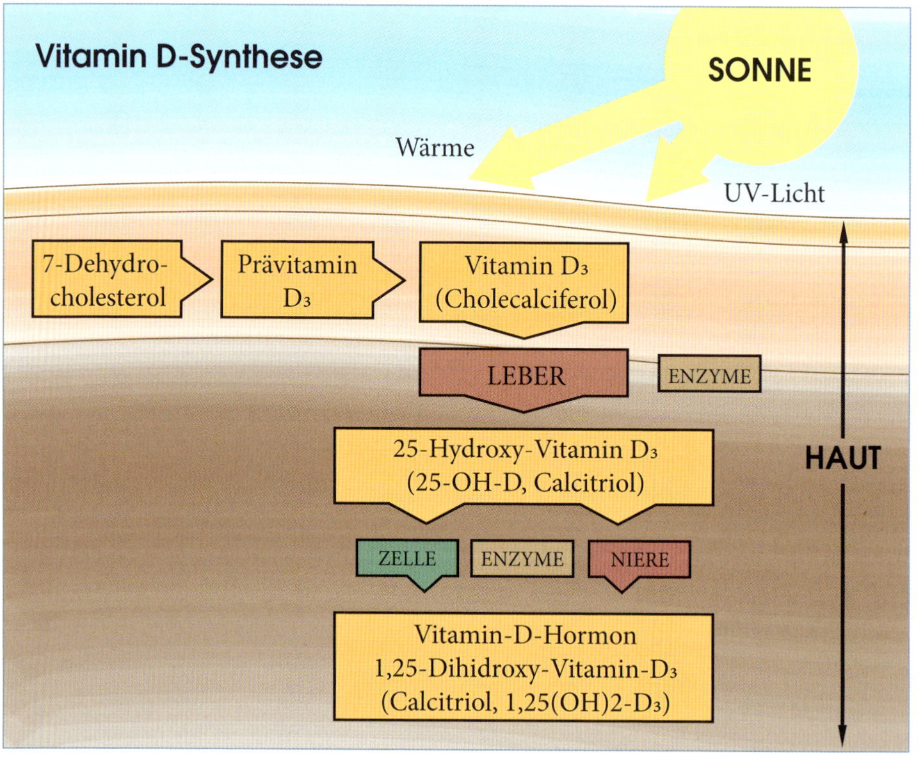

Kann Vitamin D Multitasking?

Ja, durchaus. Doch damit Vitamin D in unserem Organismus seine volle Wirkungskraft entfalten kann, sollten wichtige Voraussetzungen erfüllt sein: Vitamin D muss den Zellen in ausreichender Konzentration zur Verfügung stehen. Das lässt sich im Blut messen. Vitamin D sollte einen konstanten Spiegel von 40 bis 60 Nanogramm pro Milliliter aufweisen. Diese Konzentration ist in den Sommermonaten gut zu erreichen, wie bereits beschrieben genügen tägliche 15 bis 20 Minuten ungeschützte Sonneneinwirkung zwischen 10 Uhr und 16 Uhr. Im Winter empfiehlt sich eine Vitamin-D-Einnahme von täglich 2000 bis 5000 IE (IE = Internationale Einheiten) für Erwachsene.
Für einige Funktionen von Vitamin D müssen Co-Faktoren zur Verfügung stehen, insbesondere Vitamin K und Magnesium. Sie spielen bei den chemischen Transformationsprozessen neben der Sonne eine wichtige Rolle. Darum sollte man immer auf einen passenden Magnesiumspiegel achten und Vitamin D in Kombination mit Vitamin K einnehmen. Es gibt im Handel spezielle Vitamin-D-und-Vitamin-K-Präparate, beispielsweise in gut dosierbarer Tropfenform, die auch vegan hergestellt sind.

Diese Grundvoraussetzungen sorgen dafür, dass Vitamin D in folgende Prozesse eingreifen kann:

1. Vitamin D als genetischer Modulator

Vitamin D ist natürlich nicht in der Lage, unser Erbgut zu verändern, aber es beeinflusst ungefähr 2000 unserer 25.000 bis 30.000 Gene. Über den Kontakt zu den sogenannten epigenetischen Strukturen, die unser Erbgut, die DNA, umhüllen und auch durch unsere Erfahrungen und Lebensweise entscheidend geprägt werden, kann es triggern, ob bestimmte Gene an- oder abgeschaltet werden.

2. Vitamin D, Mineralhaushalt und Knochen

Seit Langem ist bekannt, dass Vitamin D indirekt für den Kalzium- und Phosphatspiegel im Blut verantwortlich ist. Denn es steuert die Aufnahme dieser Mineralien aus dem Darm. Vitamin D dirigiert außerdem die Bildung zweier Transporteiweiße, die Kalzium zu den Knochen und anderen Geweben befördert, wo es benötigt wird. Dafür ist auch wieder die Mitwirkung von Vitamin K2 notwendig. Deshalb spielt es eine entscheidende Rolle für die Knochengesundheit und damit für die Prävention von Osteoporose – insbesondere darum, weil ältere Menschen über die Sonne weniger Vitamin D (siehe Vitamin D und Alter) produzieren.

3. Vitamin D und das Immunsystem

Jedes Jahr höre ich von vielen Patienten: „Seitdem ich regelmäßig Vitamin D einnehme, hatte ich keine Erkältung mehr." Es ist noch nicht sehr lange bekannt, dass Vitamin D diese wichtige Rolle bei der körpereigenen Abwehr spielt. Doch mittlerweile gibt es eine Vielzahl wissenschaftlicher Studien, die belegen, dass ein ausreichender Vitamin-D-Blutspiegel Atemwegsinfekte deutlich reduziert und auch eine hervorragende Prophylaxe gegen eine Grippeerkrankung darstellt.

In unserem Immunsystem unterscheidet man die angeborene und die erworbene Immunabwehr. Für beide ist Vitamin D wichtig.
Die angeborene Immunabwehr reagiert schnell gegen Bakterien, Viren, Pilze und Parasiten. Es kann fremdartige von körpereigenen Zellstrukturen unterscheiden und bekämpft schädliche Eindringlinge. In diesem Rahmen forciert Vitamin D, wie schon beschrieben, die Bildung körpereigener Antibiotika, die antimikrobiellen Peptide und dabei insbesondere die Defensine und das Cathelicidin. Diese Substanzen zerstören die Zellwände von Bakterien, hemmen die Vermehrung von Viren und helfen bei der Bekämpfung von Krebszellen.
Das erworbene oder adaptive Immunsystem bildet sich in den ersten Lebensjahren aus. Es ist lernfähig und reagiert nach einem Erstkontakt mit einem Erreger künftig sofort mit der Vermehrung von spezifischen Abwehrzellen. Diese sogenannten Gedächtniszellen werden unter dem Einfluss von Vitamin D aus dem Schlummermodus geweckt und produzieren hoch spezialisierte, exakt gegen bestimmte Krankheitskeime gerichtete Antikörper. Deshalb werden wir immun, wenn wir bestimmte Erkrankungen wie die klassischen Kinderkrankheiten Masern, Windpocken, Keuchhusten oder Mumps bereits einmal durchlitten haben. Bei der so erworbenen Immunantwort wirkt Vitamin D gegen eine überschießende Abwehrreaktion, die zu einer Autoimmunkrankheit führen kann. Bei solchen Erkrankungen greift das Immunsystem körpereigenes Gewebe an. Beispiele dafür sind die Hashimoto-Thyreoiditis, die rheumatoide Arthritis, der Diabetes mellitus Typ 1 oder die multiple Sklerose. Die Rolle des Vitamin D für die Funktionsweise des erworbenen Immunsystems unterliegt zurzeit intensiver Forschung.

Wie lange hält der Vitamin-D-Speicher?

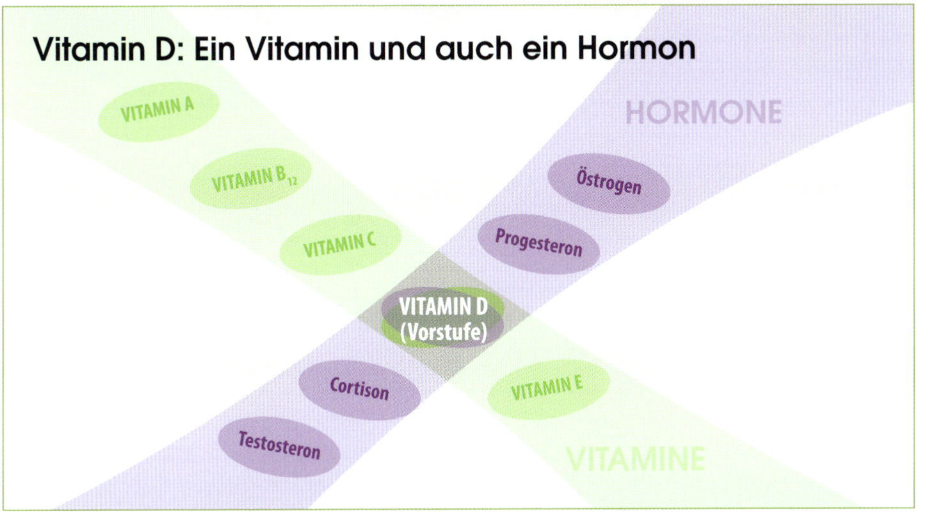

Vitamin D gehört wie die Vitamine A, E und K zu den fettlöslichen Vitaminen. Um sich zu merken, welche Vitamine fettlöslich sind, bauen Sie sich am besten eine Eselsbrücke und denken an eine Lebensmittelkette, in der sicher jeder von uns schon einmal eingekauft hat: EDEKA. Die fettlöslichen Vitamine können nur über die Nahrung mithilfe eines fetthaltigen Trägers in unseren Körper gelangen. Wenn Sie also beispielsweise einen frisch gepressten Karottensaft trinken, müssen Sie einen Spritzer Öl hinzufügen, sonst wird das darin enthaltene Vitamin A, das gut für Ihre Augen ist, nicht aufgenommen. Neben den fettlöslichen gibt es die wasserlöslichen Vitamine. Dazu gehören der gesamte Vitamin-B-Komplex mit Vitamin B1 (Thiamin), Vitamin B2 (Riboflavin), Vitamin B3 (Niacin), Vitamin B5 (Pantothensäure), Vitamin B_6 (Pyridoxin), Vitamin B7 (Biotin oder auch Vitamin H genannt) Folsäure und Vitamin B12 (Cobalamin) sowie das Vitamin C.
Diese wasserlöslichen Vitamine kann der Körper nicht speichern, ein Überschuss wird ausgeschieden. Ganz im Gegensatz zu den fettlöslichen Vitaminen. Vitamin D z. B. lagert der Organismus im Fett- und Muskelgewebe ein. Natürlicherweise baut er seine Depots in den Sommermonaten auf, damit er in der Winterzeit darauf zurückgreifen kann. Je nach Sonnenexposition, Hauttyp, Körpergröße und -masse speichert er zwischen 20.000 und 100.000 Einheiten und mehr. Ein Kilogramm Körperfett deponiert etwa 4000 Einheiten Vitamin D. Bei sehr fettleibigen Men-

schen wurde ein Vitamin-D-Speicher von bis zu 400.000 Einheiten hochgerechnet. Normalerweise reichen die Speicher bei einem täglichen Bedarf von bis zu 4000 Einheiten nur eine begrenzte Dauer. Im Winter können wir nicht ausreichend Vitamin D selbst herstellen, da die Sonne zu tief steht und zu selten scheint. Darum empfiehlt es sich, Vitamin D zumindest in den Herbst- und Wintermonaten je nach Größe, Gewicht und Ausgangswert täglich mit 2000 bis 5000 Einheiten zu substituieren.

Ihr persönlicher Hauttyp

Aus der ärztlichen Praxis

Zu diesem Thema möchte ich Ihnen von meiner Patientin Patricia Kuhnert erzählen. Sie ist eine Frau Mitte 40 und kommt seit Jahren zu mir in die Praxis. Die Italienerin aus Venedig lebt seit Langem in München, ist verheiratet und teilt mit ihrem Mann eine große Leidenschaft: Beide lieben Hunde. Sie haben drei Windhunde, die schon einige Schönheitspreise gewonnen haben. Täglich geht sie ausgiebig mit ihnen im Englischen Garten in München spazieren – mindestens zwei Stunden lang. Man sollte also davon ausgehen, dass Patricia ausreichend ans Licht kommt. Sie benutzt dabei auch keine Sonnencreme mit hohem Lichtschutzfaktor. Mitte März kam sie zu einer jährlichen Blutuntersuchung. Patricia erfreut sich grundsätzlich sehr guter Gesundheit und daher überraschte es sie und ehrlich gesagt auch mich, dass ihr Vitamin-D-Spiegel sehr niedrig war: 19 Nanogramm pro Milliliter – ein deutlicher Mangel.

Unter den gegebenen Umständen und im Einklang mit der gängigen Lehrmeinung ist bei Patricia nun eine Substitution mit anfänglich hohen Dosen von Vitamin D zur Auffüllung der Depots notwendig. Nach etwa vier bis sechs Wochen würde man in ihrem Fall auf eine Erhaltungsdosis von 3000 bis 4000 Einheiten pro Tag zurückgehen. Doch könnte der niedrige Vitamin-D-Spiegel bei Patricia Kuhnert möglicherweise auch mit ihrem Hauttyp zusammenhängen. Müssten bei den unterschiedlichen Hauttypen vielleicht auch andere Normwerte gelten?

Lassen Sie uns zunächst etwas über die verschiedenen Hauttypen erfahren. Die zurzeit gebräuchlichste Klassifikation stammt von dem amerikanischen Dermatologen Thomas Fitzpatrick, der sie 1975 formuliert hat. In dieser Unterteilung gibt es sechs Hauttypen, die im Wesentlichen von dem Melaningehalt der Haut abhängen, also von der Hautpigmentierung. Das Pigment Melanin wird von den Melanozyten in der Oberhaut, der Epidermis, produziert und in diesen Zellen dann in sogenannten Melanosomen gespeichert. Melanin wiederum stellt einen Sammelbegriff für unterschiedliche Melanine dar, die aus der Aminosäure Tyrosin gebildet werden. Beim Menschen bestimmt den Hauttyp vor allem das Mischverhältnis des bräunlich-schwärzlichen Eumelanins und des helleren gelblich-rötlichen Phäomelanins.

In Skandinavien etwa findet man vorwiegend hellhäutige Menschen mit hellen Augen und Haaren, in Afrika sehr dunkelhäutige Menschen mit dunklen Augen und ausnahmslos schwarzen Haaren. Dies ist ein Ergebnis der Evolution im Wechselspiel von Mutation und Selektion. Wenn es durch Veränderungen der Umweltbedingungen zu Mutationen, also Modifikationen im Erbgut, kommt, setzt sich mit der Zeit der Typus durch, der mit den für die neuen Lebensumstände geeignetsten Genen ausgestattet ist. Dieser Vorgang heißt Selektion. Licht spielt in Bezug auf den Hauttyp eine entscheidende Rolle. Denn je intensiver die Sonne scheint, umso dunkler hat sich der Hauttyp herausgebildet.

Welcher Hauttyp Sind Sie?

Die sechs Hauttypen und ihre Eigenschaften

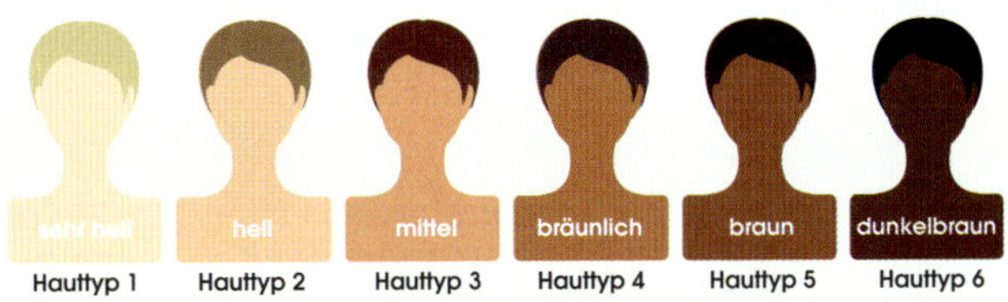

TYP	NAME	HAUTFARBE	BRÄUNUNG	SONNENBRAND	EIGENSCHUTZZEIT DER HAUT	EMPFOHLENER LSF
Hauttyp 1	Keltischer Typ	sehr hell	wird nicht braun	sehr oft	< 10 Minuten	> 50
Hauttyp 2	Nordischer Typ	hell	langsam, minimal	häufig	10–20 Minuten	50
Hauttyp 3	Mischtyp	mittel	langsam, fortschreitend	manchmal	20–30 Minuten	> 30
Hauttyp 4	Mediterraner Typ	bräunlich, oliv	schnell	selten	> 30 Minuten	30
Hauttyp 5	Dunkler Typ	hellbraun, dunkel	schnell	kaum	> 90 Minuten	25
Hauttyp 6	Sehr dunkler Typ	dunkelbraun	sehr schnell	nie	> 90 Minuten	20

So viel Sonne (in Minuten) brauchen Sie, wenn Sie in Deutschland leben, damit Sie ausreichend Vitamin D produzieren können:

	Oktober bis März	April bis Mai	Juni bis August	September
Hauttyp 1 Blasse und rothaarige Menschen	Nicht genügend Sonne	Von 10–16 Uhr: 10–20 Minuten	Von 10–16 Uhr: 5–10 Minuten	Von 10–16 Uhr: 10–20 Minuten
Hauttyp 2 Blond, blaue oder grüne Augen, Sommersprossen, Nordeuropäer,	Nicht genügend Sonne	Von 10–16 Uhr: 15–25 Minuten	Von 10–16 Uhr: 10–15 Minuten	Von 10–16 Uhr: 15–25 Minuten
Hauttyp 3 Dunkelblonde bis dunkle Haarfarbe, kaum Sommersprossen, Mischtyp, Mitteleuropäer,	Nicht genügend Sonne	Von 10–16 Uhr: 20–30 Minuten	Von 10–16 Uhr: 15–20 Minuten	Von 10–16 Uhr: 20–30 Minuten
Hauttyp 4 Braune Hautfarbe, braune Augen, braunes oder schwarzes Haar, südeuropäischer und asiatischer Typ	Nicht genügend Sonne	Von 10–16 Uhr: 30–40 Minuten	Von 10–16 Uhr: 10–20 Minuten	Von 10–16 Uhr: 30–40 Minuten
Hauttyp 5 Dunkle Haut, schwarze Haare, Menschen aus Nordafrika, Indien und Pakistan	Nicht genügend Sonne	Von 10–16 Uhr: 40–60 Minuten	Von 10–16 Uhr: 30–40 Minuten	Von 10–16 Uhr: 40–60 Minuten
Hauttyp 6 Dunkle bis schwarze Haut, Menschen aus Zentralafrika und dunkelhäutige Asiaten	Nicht genügend Sonne	Von 10–16 Uhr: 40–60 Minuten	Von 10–16 Uhr: 30–40 Minuten	Von 10–16 Uhr: 40–60 Minuten

Zurück zu meiner Patientin: Patricia Kuhnert gehört zum mediterranen Hauttyp, also zum Hauttyp 4. Darum ist es wichtig für sie, sich deutlich länger der Sonne auszusetzen als etwa ein nordischer Hauttyp, um eine adäquate Menge an Vitamin D zu bilden. Das liegt an der stärkeren Melaninpigmentierung des dunkleren Hauttyps, die das UV-B-Licht absorbiert. Und ganz offenbar hat der dunkle, trübe Winter Patricias Vitamin-D-Depot so geleert, dass ihr Reservetank nur noch notdürftig gefüllt war, denn sie hatte in dieser Zeit kein Vitamin-D-Präparat eingenommen.

Die optimale Vitamin-D-Versorgung

Können wir Vitamin D nicht einfach mit der Nahrung zu uns nehmen? Leider nicht – selbst eine ausgewogene Ernährung mit etwa 160 Einheiten liefert bei Weitem nicht genügend Vitamin D. Um unseren täglichen Bedarf zu decken, benötigen wir unbedingt zusätzlich Sonnenlicht. Doch reicht das aus – insbesondere wenn die Tage kürzer und die Nächte länger werden? Beschäftigen wir uns mit dieser Frage, stoßen wir auf einige wichtige und interessante Fakten, die mit der Sonne, den Rhythmen der Natur, der Haut, dem Stoffwechsel und deren Einfluss auf die Vitamin-D-Bildung zu tun haben.

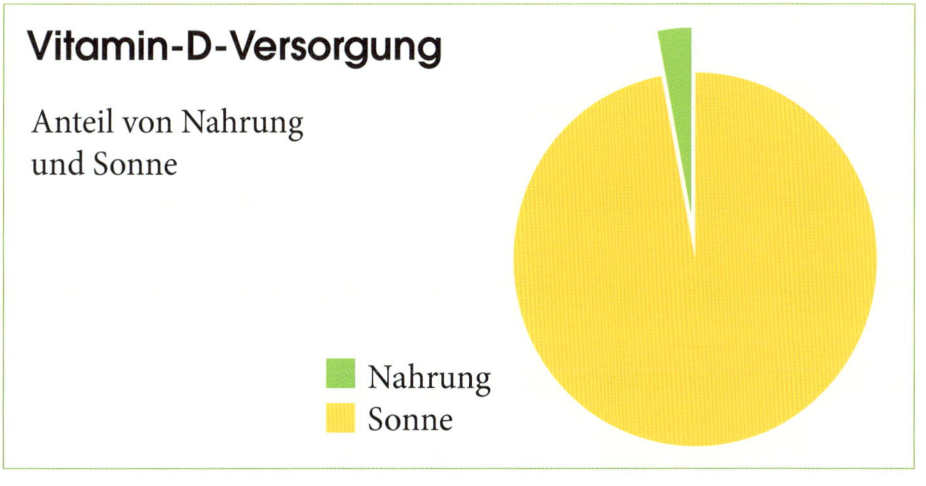

Die Anteile von Nahrung und Sonne bei der Vitamin-D-Versorgung

In der hellen Jahreszeit zwischen April und September sollten wir, wann immer die Sonne scheint, die Chance nutzen und Vitamin D tanken. Am effektivsten ist dafür die Zeit, wenn die Sonne hoch steht, also zwischen 10 und 16 Uhr. Dabei muss genügend Hautfläche der Sonne ausgesetzt sein, etwa 25 Prozent unserer Körperoberfläche. Zwischen Oktober und März scheint in Mittel- und Nordeuropa (jenseits des 40. Breitengrades, also etwa nördlich von Rom) nicht genügend Sonne für eine ausreichende Vitamin-D-Bildung. Der Grund: Die Erde hängt „schief" im Universum, d. h., die Erdachse ist um 23 Grad geneigt, deshalb ist die Nordhalbkugel der Sonne im Sommer mehr und im Winter weniger zugewandt. Die Sonne steht im Winter demnach so tief, dass große Teile der UV-B-Strahlung von der Ozonschicht der Erdatmosphäre abgefangen werden. Trifft nicht hinlänglich UV-B-Licht auf unsere Haut, lässt sich die Vitamin-D-Produktion nicht ankurbeln. Wie aber kann ich beurteilen, wann in der dunklen Jahreszeit die Sonne hoch genug steht, damit in meiner Haut Vitamin D entsteht? Gibt es dafür einen Hinweis?

> Ganz praktisch auf den Alltag bezogen kann man sich als Faustregel merken, dass die Sonnenintensität für die Vitamin-D-Bildung nicht genügt, wenn der Schatten länger als die Körpergröße ist.

Selbst wenn die Sonne im Winter scheint, bleibt der Himmel sehr oft bedeckt und wir sind so warm eingepackt, dass nur Kopf oder Gesicht und bestenfalls noch die Hände reichlich Licht abbekommen. Wir erreichen also bei Weitem nicht 25 Prozent der Körperoberfläche, die die Sonne bestrahlen müsste, um genügend Vitamin D in der Haut produzieren zu können. Darüber hinaus erzeugt der Organismus im Stehen und Gehen nur etwa die Hälfte der Vitamin-D-Menge wie im Liegen. Der Einfallswinkel der Lichtstrahlen auf die Haut und die bestrahlte Fläche spielen eine entscheidende Rolle. Auch darum generiert die Sonne um die Mittagszeit doppelt so viel Vitamin D wie vormittags oder nachmittags. Ein weiterer Faktor für die Vitamin-D-Produktion ist das Lebensalter. Im Alter vermag die Haut nur noch die Hälfte der Menge an Vitamin D zu bilden wie in der Jugend. Darum ist besonders dann eine ausgiebige Sonnenexposition oder Supplementierung mit Vitamin D notwendig. Und das lohnt sich: Studien haben gezeigt, dass bei einem normalen Vitamin-D-Spiegel im Blut u. a. die Sturzgefahr ebenso wie die Häufigkeit eines Oberschenkelhalsbruchs im Alter um 20 Prozent sinkt.

Vitamin-D-Defizit: Symptome und Therapie

Etwa 60 Prozent der deutschen Bevölkerung soll an einem Vitamin-D-Mangel leiden. Dafür gibt es verschiedene Gründe, am wichtigsten sind folgende:

- Arbeit in geschlossenen Räumen,
- mangelnder Aufenthalt draußen in der Freizeit,
- tägliches Auftragen von Sonnencremes oder auch Hautcremes und Make-up mit Lichtschutzfaktor über 8,
- durchgängiges Tragen langer Kleidung,
- Bettlägerigkeit.

Ein dauerhafter Vitamin-D-Mangel kann eine Fülle unterschiedlicher Beschwerden hervorrufen. Folgende Symptome könnten auf einen chronisch niedrigen Vitamin-D-Spiegel hinweisen:

- Müdigkeit und Erschöpfung,
- Schlafstörungen,
- depressive Verstimmung,
- Konzentrationsschwierigkeiten und Gedächtnisprobleme,
- Infektneigung und Immunschwäche,
- Schwindel,
- Kopfschmerzen,
- Gelenkschmerzen,
- Schwächegefühl,
- Muskelzittern.

Die Tatsache, dass Vitamin-D-Rezeptoren in allen Körperzellen zu finden sind, zeigt schon, welch essenzielle Rolle Vitamin D in unserem Organismus spielt. Ein Mangel kann sich zu einem bedeutenden Risikofaktor für viele Erkrankungen entwickeln, wie z. B. Herz-Kreislauf-Erkrankungen einschließlich Bluthochdruck und Herzinfarkt, Autoimmunerkrankungen wie multiple Sklerose, Diabetes mellitus Typ 1, chronisch entzündliche Darmerkrankungen, Asthma bronchiale und Allergien, Rachitis, Osteoporose, Osteomalazie sowie Krebs.

Wenn es nicht gelingt, im Sommer, besonders aber im Herbst und Winter in den nördlichen Breitengraden einen ausreichenden Vitamin-D-Spiegel zu erzielen, ist eine Supplementierung notwendig. Bei einem Vitamin-D-Mangel von unter 20 Nanogramm pro Milliliter empfehlen Experten eine rasche Aufsättigung, z. B. mit einer Einmaldosis von 50.000 Einheiten, dann für vier bis sechs Wochen 10.000 Einheiten täglich, anschließend eine Erhaltungsdosis von 2000 bis 5000 Einheiten je nach Größe und Gewicht. Als Richtwert gelten derzeit 50 Einheiten pro Kilogramm Körpergewicht. Sollte die Vitamin-D-Konzentration zum Beginn der dunklen Jahreszeit im Normbereich zwischen 30 und 60 Nanogramm pro Milliliter liegen, ist dennoch eine Substitution von 2000 bis 5000 Einheiten täglich empfehlenswert, um auch im Winter eine genügende Versorgung zu garantieren. Am besten ist eine Kombinationstherapie mit Vitamin K2. Wie bereits erwähnt gibt es mittlerweile eine Fülle von Präparaten, auch für Vegetarier und Veganer, die Vitamin D3 und Vitamin K2 kombinieren.

Vitamin-D-Dosis im Herbst und Winter

2000 bis 5000 Einheiten täglich
(50 Einheiten pro Kilogramm Körpergewicht)

Ihr Licht-Tagebuch

Aufgabe 7:

SOMMER: Bitte notieren Sie sich, wie oft Sie in dieser Woche **ein Sonnenbad nehmen**. Kommen Sie mit mindestens 25 Prozent Ihrer Körperoberfläche auf 30 Minuten am Tag?

Montag: ____________________ Minuten

Dienstag: ____________________ Minuten

Mittwoch: ____________________ Minuten

Donnerstag: ____________________ Minuten

Freitag: ____________________ Minuten

Samstag: ____________________ Minuten

Sonntag: ____________________ Minuten

WINTER: Haben Sie Ihren Vitamin-D-Spiegel testen lassen? Wenn er zu niedrig ist: Nehmen Sie täglich Vitamin-D- und -K-Tropfen? Helfen Sie sich am besten mit einem Trick. Stellen Sie sich die Tropfen an einen Platz, an dem Sie sich häufig aufhalten. Auf den Schreibtisch, neben die Kaffeemaschine, ins Regal neben die Gläser usw., damit Sie jeden Tag daran erinnert werden.

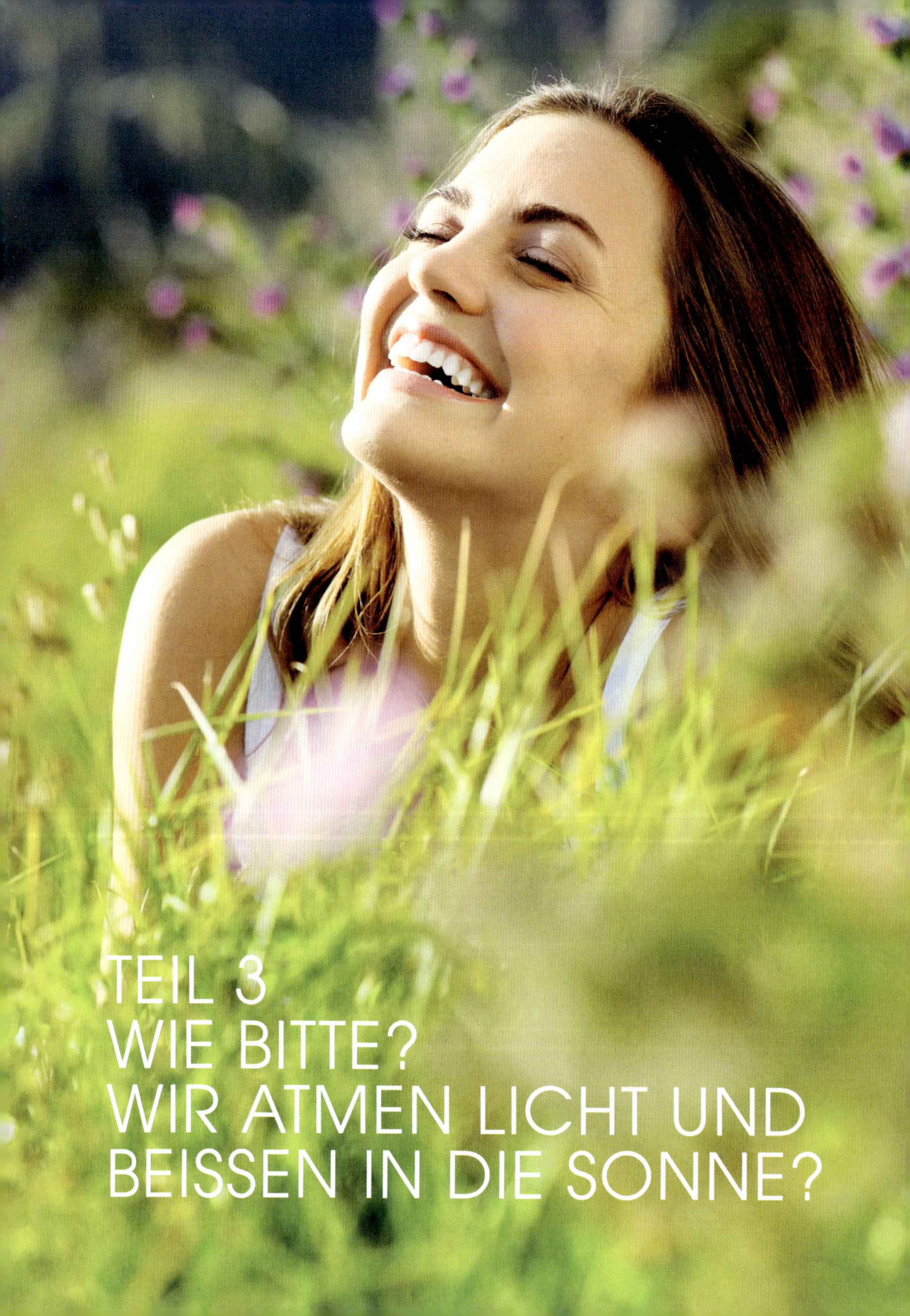

TEIL 3
WIE BITTE? WIR ATMEN LICHT UND BEISSEN IN DIE SONNE?

Wie das Leben entstand

Die Sonne und ihr Licht schenken uns Vitamin D, Energie und Lebensfreude. Sie tragen entscheidend zu unserer Gesundheit bei. Doch wir stoßen immer wieder darauf, dass das Leben selbst letztlich aus dem Licht geboren wurde. Wenn wir unsere Zeitreise noch einmal aufnehmen, die wir mit dem Urknall begonnen haben, und nach der Entstehung unseres Sonnensystems fortsetzen, werden wir erkennen, dass auch die Geschichte der Erde und des Lebens auf ihr untrennbar mit der Sonne und dem Licht verbunden ist. Denn wäre die Erde nur etwa 5 Prozent näher an der Sonne, würde alles Wasser verdampfen und kein Leben wäre möglich. Und wäre die Erde etwas kleiner, wäre sie bereits erkaltet wie der Mars. Die kosmischen Bedingungen mussten also perfekt passen, damit Leben entstehen konnte.

Doch machen wir uns bitte immer wieder eines klar: Das Leben, und das bedeutet auch wir Menschen, sind aus dem gleichen Material gemacht wie alles im Kosmos. Aus den Atomen und Elementen, die Sterne in ihrem Inneren ausgebrütet haben oder die bei ihren Explosionen als Supernova entstanden sind und die sie dann ins All geschleudert haben. Ob belebt oder unbelebt, alles ist aus Sternenstaub gemacht.

Die Geschichte der Erde

Erinnern wir uns: Etwa 4,53 Milliarden Jahre existiert unser Heimatplanet, die Erde oder Gaia, wie die Griechen sie nannten. Sie entstand aus Massen von Staub, der die Sonne nach ihrer Geburt einhüllte, von kleinen Himmelskörpern, Gesteins- und Eisbrocken, die sich im Laufe von Zehntausenden von Jahren zu immer größeren Klumpen zusammenballten. Doch es vergingen viele Millionen Jahre, bis sich daraus unsere Mutter Erde formte. Und es dauerte annähernd 1 Milliarde Jahre, bis die äußeren Bedingungen es ermöglichten, dass sich in der Ursuppe das erste Leben entwickeln konnte – die Bakterien.

Zunächst war die Erde weder rund oder blau noch hatte sie ihre heutige Größe erreicht. Vielmehr war sie kahl und glühend heiß, bestehend aus einem Eisen-Nickel-Kern, durch den sich ein Magnetfeld ausbildete, und aus kochendem Gestein, denn immer wieder kollidierte sie mit herumfliegenden Asteroiden, Meteoriten und Kometen, deren Einschläge eine gigantische Hitze erzeugten. 1200 Grad heiß war es auf ihrer Oberfläche und ihre damals so lebensfeindliche Atmosphäre bestand aus Kohlenstoffdioxid, Stickstoff und Dampf. Es bildeten sich riesige Magmaströme, die zu ganzen Ozeanen aus Lava zusammenflossen. So nahm die Erde immer mehr die Gestalt einer siedenden Kugel an. Schwermetalle wie Eisen und Nickel sackten in ihre Tiefe und formten mit der Zeit den Erdkern. In dieser Periode, dem sogenannten Hadaikum, das vor 4,5 Milliarden Jahren begann, gab es noch keinen Mond und die Erde drehte sich darum sehr viel schneller. Der Mond entstand nach der sogenannten Kollisionstheorie, die 1975 von William K. Hartmann und Donald R. Davis entwickelt wurde, durch den Zusammenprall der Ursprungs- oder Proto-Erde mit einem Protoplaneten, der etwas größer als der Mars war und der nach der Mutter der griechischen Mondgöttin Selene Theia genannt wurde. Bei diesem kosmischen Unfall kam es nach neuesten Erkenntnissen der Harvard University annähernd zu einem Frontalzusammenstoß.

Mit einer Geschwindigkeit von 36.000 Kilometern in der Stunde krachten Theia und Gaia aufeinander. Dadurch verdampfte der Mantel des Protoplaneten fast völlig und es bildete sich eine riesige Wolke von dichtem, heißem Gesteinsdampf, in dem sich die Materie von Gaia und Theia vermischten. In weniger als 100 Jahren entstand dann der Urmond, der im Laufe der nächsten 10.000 Jahre so viele Gesteinstrümmer aus seiner Umgebung einsammelte, dass daraus schließlich der Mond in seiner heutigen Größe entstand. Anfänglich war er lediglich 22.000 Kilometer von der Erde entfernt – heute sind es 380.000 Kilometer und der Abstand wächst aufgrund der Gezeitenreibung jedes Jahr um 3,8 Zentimeter. Durch den Zusammenstoß mit Theia erhielt die Erde solch einen gigantischen Beschleunigungsdrall, dass der Tag nur sechs Stunden dauerte. Erst seit etwa 45 Millionen Jahren ist er 24 Stunden lang. Durch die Anziehungskraft des Mondes auf die Erde verlangsamt sich die Erdrotation alle 40.000 Jahre jedoch um eine Sekunde und in sehr, sehr ferner Zukunft wird ein Erdentag einen ganzen Monat dauern. Die Richtigkeit der Kollisionshypothese, die übrigens, wie es vielen wissenschaftlichen Erkenntnissen erging, anfänglich noch unbeachtet blieb, bestätigten u. a. Gesteinsproben, die die Apollo-Missionen vom Mond mitbrachten. Dabei ergab sich eine bemerkenswerte Übereinstimmung zwischen Erde und Mond.

Neue Computersimulationen am israelischen Weizmann Institute bezweifeln jedoch die Kollisionstheorie der Urerde mit einem einzigen anderen Himmelskörper. Sie kommen vielmehr zu dem Ergebnis, dass eine Vielzahl von Asteroideneinschlägen Ringe von Trümmerwolken um die Erde gebildet haben, dass Gestein sich zu Mini-Monden vereint hat, die sich dann im Laufe von Jahrmillionen zum Mond heutiger Größe zusammengeballt haben.

Fest steht: Während die Erdoberfläche abkühlte, prasselten Asteroiden, Meteoriten und Kometen auf sie nieder, die bei der Entstehung des Sonnensystems übrig geblieben waren. Man spricht von dem „großen Bombardement“. In ihnen fanden sich Kristalle, die kleine Wassertropfen einschlossen und der Erde die entscheidende Zutat für die Entstehung von Leben lieferten. Wenngleich die Menge an Wasser in den Gesteinen, die über Hunderte von Millionen Jahren vom Himmel regneten, anfangs nur gering war, reicherte es sich an und füllte die Becken, die sich in der Erdkruste gebildet hatten. Schließlich überdeckte Wasser die gesamte Erde. Doch dann brachen Vulkane aus dem flüssigen Erdinneren aus, die Eruptionen schleuderten Lava aus dem Ozean, die fest wurde und so die ersten Vulkaninseln entstehen ließen. Sie verbanden sich später zu großen Landflächen und bildeten damit die ersten kleinen Kontinente.

Doch die Asteroiden, Meteoriten und Kometen, deren Einschläge noch weiter zunahmen, haben nicht nur das Wasser auf die Erde gebracht. Sie hatten auch Kohlenstoffverbindungen und die Bausteine von Eiweißen und damit Aminosäuren in ihrem Gepäck. Nach der Panspermie-Theorie transportierten sie sogar lebende Organismen auf die Erde. Diese Idee hat bereits der alte griechische

Philosoph Anaxagoras vertreten, wogegen Aristoteles meinte, dass das Leben auf der Erde spontan entstanden ist. Die gängige Lehrmeinung ist zurzeit auf der Seite von Aristoteles. Die meisten Wissenschaftler gehen davon aus, dass in der Tiefe der Ursuppe die kostbare Fracht der eingeschlagenen Himmelskörper mit ihren Kohlenstoffverbindungen und Aminosäuren freigesetzt wurde und sich mit den Mineralien mischte, die das Erdinnere über Ritzen und vulkanische Schlote in der Erdkruste hoch konzentriert in den Ozean ausspuckte. Es ist noch immer ein Rätsel, wie Unbelebtes zu Lebendigem wurde, wie sich leblose Materieteilchen so zu einem Ganzen zusammenfanden, dass die ersten einzelligen Mikroorganismen entstanden: Bakterien. Noch wissen wir nicht, ob das Leben auf den Meeresböden entstand oder aus dem Kosmos kam. Doch über viele Millionen Jahre blieben Bakterien die einzigen lebendigen Bewohner der Erde.

Vor etwa 3,5 Milliarden Jahren bildeten sie in flacheren Gewässern Kolonien und formten sogenannte Stromatolithen, blumenkohl- oder pilzartige Sedimentgesteine. Diese werden als die ersten Gebilde angesehen, die durch lebende Organismen aufgebaut wurden. Bei den ältesten bekannten Fossilien handelt es sich größtenteils um Stromatolithen.

Und dann hatte das Licht seinen großen Auftritt für die Vielfalt des Lebens auf unserem Planeten. Denn nur mithilfe des Lichts, der Sonnenenergie, konnten die Stromatolithen aus Wasser und Kohlenstoffdioxid sowohl Glukose, also Zucker, als auch Sauerstoff erzeugen. Diesen Prozess nennt man Fotosynthese, auf die wir später noch einmal ausführlicher zurückkommen werden. In den folgenden 2 Milliarden Jahren produzierten die Stromatolithen so viel Sauerstoff, dass er aus

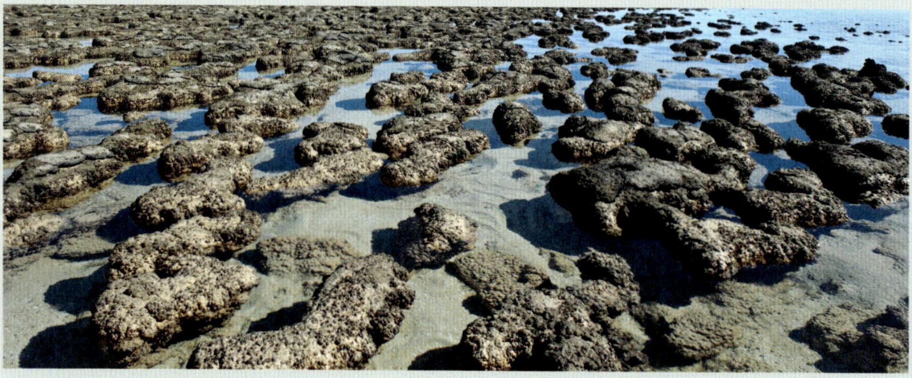

Stromatolithen in Australien

dem Meer in die Atmosphäre entwich und sie veränderte. Durch tektonische Verschiebungen der Erdkruste unter dem Ozean entstand im Laufe von 400 Millionen Jahren ein riesiger Kontinent: Rodinia.

Doch Rodinia spaltete sich. Das geschah vor 1,1 Milliarden Jahren. Die Trennung vollzog sich im heutigen Bundesstaat Washington in den USA. Die beiden Teile drifteten auseinander. Als Resultat brachen massenhaft Vulkane aus und schleuderten Gas und Staub in die Atmosphäre. Durch die Verbindung von Kohlenstoffdioxid und Wasser prasselte saurer Regen auf die Erde nieder und das Kohlenstoffdioxid wurde vom Gestein der Kontinente absorbiert. Die Atmosphäre konnte die Wärme der Sonne nicht mehr halten und der einst glühend heiße Planet kühlte auf minus 50 Grad Celsius ab. Eine 3 Kilometer dicke Eisschicht überzog im Laufe der Zeit die Erde und vor etwa 650 Millionen Jahren begann eine 15 Millionen Jahre währende Eiszeit. Wissenschaftler sprechen über diese Phase von der „Schneeballerde“. Das Licht der Sonne wurde von Eis und Schnee so stark reflektiert, dass es die Erde nicht aufwärmen konnte. Doch die Vulkaneruptionen unter der Eisschicht dauerten an und produzierten weiter Massen an Kohlenstoffdioxid, das ein von Eis bedecktes Gestein nicht mehr resorbieren konnte. Die Temperatur stieg wieder an, und das Eis begann langsam zu schmelzen. Im Eis hatten sich Sauerstoffverbindungen gebildet und dieser Sauerstoff wurde nun freigesetzt. Die Temperaturen nahmen weiter zu und die Bedingungen für die Fortentwicklung des Lebens waren optimal, denn die Bakterien haben die Eiszeit überlebt und in dem mittlerweile sauerstoffreichen Milieu des Ozeans konnten sie sich vor 540 Millionen Jahren hervorragend entwickeln. Parallel entstanden Pflanzen und im Meer die ersten vielzelligen Tiere. Diese Erdzeit nennt man das Kambrium. Es dauerte knapp 60 Millionen Jahre und brachte fast alle heutigen Tierstämme hervor.

Doch was passierte auf dem Land? Vor 460 Millionen Jahren erzeugte die Verschiebung der Erdplatten einen neuen Großkontinent – Gondwana. Er umfasste das heutige Südamerika, Afrika, Australien, die Antarktis, Arabien, Indien, Madagaskar und Neuguinea. Allerdings existierte bis auf ein paar Algen auf dem Land kein Leben. Der Grund war die Sonne. Ihre aggressive Strahlung mit einem tausendmal höheren UV-Anteil als heute knallte ungefiltert darauf und erlaubte keine Entstehung komplexerer Lebensformen. Hoch in der Atmosphäre bildete sich durch das Aufeinandertreffen der Sonnenstrahlung mit Sauerstoff eine Ozonschicht, die die tödliche Sonnenstrahlung abschwächte. Im Laufe von 120 Millionen Jahren wurde die Ozonschicht immer dicker und die Sonne lebensfreundlicher. Es entstanden

Moose sowie andere Pflanzen und der Sauerstoffgehalt in der Atmosphäre nahm weiter zu. Vor 375 Millionen Jahren gab es auf dem Festland nur Pflanzen, die immer üppiger wurden. Aus dem Wasser kamen nun die Tiere an Land, sie brauchten etwa 15 Millionen Jahre, um zu den ersten Vierfüßlern zu mutieren, den Tetrapoden. Sie eroberten das Festland. Von ihnen stammen alle Landwirbeltiere ab.
Doch im Laufe der Erdgeschichte ereigneten sich immer wieder Katastrophen. Vor 250 Millionen Jahren starb fast das ganze Leben auf unserem Planeten noch einmal aus: durch gigantische Vulkanausbrüche, die im heutigen Sibirien begannen und etwa 500.000 Jahre andauerten. Es regnete Schwefelsäure, die Atmosphäre und Ozeane färbten sich rosa und heizten sich wieder auf. Nur noch Algen überlebten.
Danach brauchte die Erde rund 50 Millionen Jahre, um sich zu erholen. Der Säureregen ließ nach, die Temperaturen kühlten sich ab. Es gab mittlerweile nur noch einen Superkontinent, eine riesige Landmasse, die vom Nord- bis zum Südpol reichte. Sie wird Pangaea genannt.
Nun begannen sich die Lebewesen schneller und auf einer höheren Ebene zu entwickeln. Die Spezies der Dinosaurier beherrschte die Erde 160.000 Millionen Jahre lang. Sie überlebten das Auseinanderbrechen von Pangaea, das der Erde ein neues Gesicht gab. Die nordamerikanische und die eurasische Platte drifteten auseinander, der Atlantik entstand. Doch ein über 10 Kilometer großer Asteroid, der vor 65 Millionen Jahren mit 70.000 Kilometer pro Stunde im Golf von Mexiko auf den Globus krachte, änderte aufs Neue das Bild der Erde. Die Wucht des Einschlags hatte die Kraft mehrerer Millionen Atombomben gleichzeitig. Der Himmel verdunkelte sich über Monate, es gab kein Licht mehr. Pflanzen und alle Tiere starben, auch die Dinosaurier. Doch was lernen wir aus der Milliarden Jahre währenden Geschichte des Kosmos und der Erde immer wieder? Jedem Ende wohnt ein neuer Anfang inne.
Nur Nagetiere hatten den Asteroideneinschlag überlebt, sie konnten sich tief in der Erde verkriechen. Da die Riesenechsen ausgestorben waren, hatten sie keine natürlichen Feinde mehr und konnten sich ungehindert vermehren.
Die Kontinentalverschiebungen schritten fort und vor ca. 20 Millionen Jahren zeigte unser Planet in etwa das Bild von heute.
Aus den ersten Primaten spaltete sich vor etwa 5 bis 6 Millionen Jahren die Entwicklungslinie zwischen den Schimpansen und der Gattung Homo ab. Als die beiden ältesten Homo-Arten gelten der Homo habilis und der Homo rudolfensis. Vor

ca. 2 Millionen Jahren betrat der Homo erectus die Bühne der Welt, den vor etwa 800.000 Jahren der Homo heidelbergensis ablöste und dann später in Europa der Neandertaler. Nach neuesten Funden in Marokko tauchte der Homo sapiens vor etwa 300.000 Jahren auf. Ziemlich sicher ist – und diese Hypothese vertrat bereits Charles Darwin –, dass der Homo sapiens von Afrika aus die Erde bevölkerte und als einzige Menschenart überlebte. Während er bis Europa vordrang, entstand eine Eiszeit in der nördlichen Hemisphäre. Sie schuf die Landbrücke zwischen Sibirien und Alaska. So wurde nach gängiger Auffassung zuletzt auch Amerika von Menschen besiedelt – wahrscheinlich vor ca. 15.000 Jahren.

Die Erde ist 4,53 Milliarden Jahre alt. Aus kosmologischer Sicht wird sie noch einmal so lange existieren. Und die Sonne wird weiterhin ihr Schicksal bestimmen. Wenn man sich diese unfassbaren Zeiträume in der Geschichte der Erde, des Sonnensystems und damit des Lichts vergegenwärtigt, setzt das unser menschliches Leben mit all seinen alltäglichen Nöten und Sorgen in eine vollkommen andere Relation. Vielleicht können wir dann mit etwas mehr Abstand und einer anderen Perspektive auf das blicken, was uns im Moment beschäftigt und möglicherweise unüberwindbar erscheint.

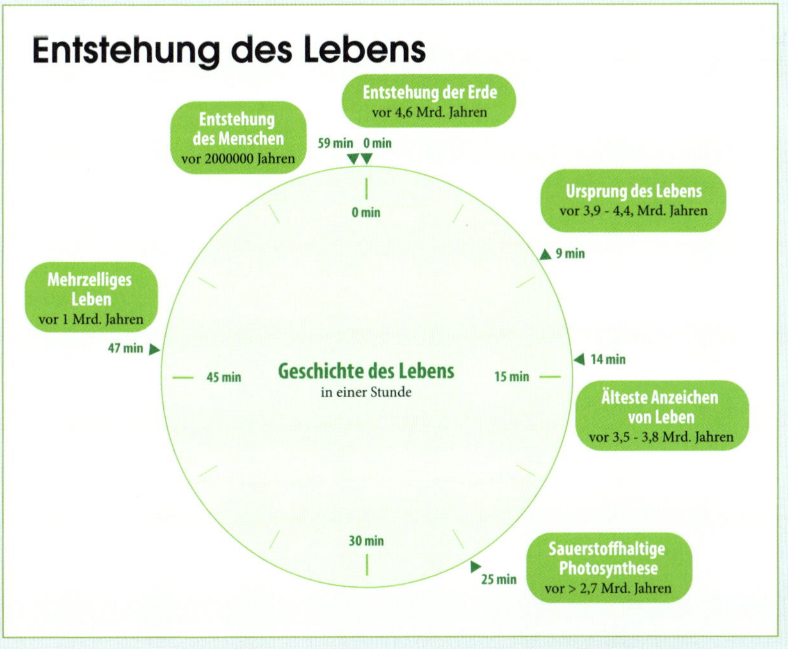

Die Geschichte der Erde in Form einer Stunde. Der Mensch kommt erst in der letzten Minute hinzu …

Quelle: Vortrag von Prof. Dr. Thomas Henning, Max-Planck-Institut für Astronomie, Heidelberg

Sauerstoff – das häufigste Element auf der Welt

Wenn wir die Bedeutung des Lichts für unsere Gesundheit verstehen wollen, müssen wir uns näher mit dem Element Sauerstoff beschäftigen. Ohne Nahrung kann der Mensch ungefähr 60 Tage überleben, ohne Flüssigkeit ganze vier Tage, ohne Sauerstoff jedoch nur ein paar Minuten. Denn dann stirbt das Gehirn ab. Wir alle wissen: Sauerstoff ist essenziell für uns. Doch woher kommt dieses Lebenselixier eigentlich und wie entsteht es?

Wie wir bereits gesehen haben, waren die ersten Elemente im Universum Wasserstoff und Helium. Durch fortlaufende Kernfusionen in den Sternen sowie bei Supernova-Explosionen entstanden die anderen Elemente. Etwa 200 Millionen Jahre nach dem Urknall bildete sich zum ersten Mal auch Sauerstoff.

Die Uratmosphäre der Erde bestand neben Wasserstoff und Helium auch aus Methan und Ammoniak. Durch Sonnenwinde und Einschläge von Himmelskörpern verflüchtigte sich diese frühe Phase der Atmosphäre jedoch wieder. Als die Erde sich abkühlte, konnte die erste stabilere Atmosphäre entstehen, sie setzte sich vermutlich hauptsächlich aus Wasserdampf und Kohlenstoffdioxid, doch auch aus giftigen Gasen wie übel riechendem Schwefelwasserstoff sowie Spuren von Ammoniak, Methan und Helium zusammen.

Es dauerte etwa 1 Milliarde Jahre nach Entstehung der Erde, bis Bakterien, Cyanobakterien oder Blaualgen begannen, in den Meeren Sauerstoff zu bilden. Das hatte jedoch noch keinen großen Einfluss auf die Erdatmosphäre, da dieser Sauerstoff zunächst vor allem durch chemische Reaktionen mit Eisen und Schwefelverbindungen wieder verbraucht wurde. Erst eine weitere Milliarde Jahre später reicherte sich der Sauerstoff in den Ozeanen an und entwich schließlich in die Atmosphäre. Ein langsamer, zäher Prozess: Vor 1 Milliarde Jahre hatte sich in der Atmosphäre erst 3 Prozent Sauerstoff gebildet. Die Entwicklung einer schützenden Ozonschicht durch die Reaktion von Sonnenlicht und Sauerstoff in der Stratosphäre, etwa 15 bis 50 Kilometer über der Erde, führte dann vor 350 Millionen Jahren dazu, dass die Sauerstoffsättigung in der Atmosphäre ungefähr das heutige Niveau von 21 Prozent erreichte. Seitdem hat es immer wieder Schwankungen gegeben. In der Kreidezeit beispielsweise, als die Dinosaurier lebten, vor 144 bis 66 Millionen Jahren, erreichte die Sauerstoffkonzentration Spitzen von 30 Prozent, ging dann aber auf den heutigen Stand von 21 Prozent zurück. Dieses Niveau hängt von einem

sensiblen Gleichgewicht Sauerstoff verbrauchender und Sauerstoff bildender Prozesse ab. Durch den Treibhauseffekt ist diese delikate Balance in jüngster Zeit ins Wanken geraten. Allein die Konzentration an Kohlenstoffdioxid hat in den letzten 100 Jahren besorgniserregend um fast die Hälfte zugenommen.
Es dauerte also fast 4 Milliarden Jahre, bis ein stabiles Sauerstoffniveau und eine schützende Ozonschicht die Entwicklung höheren Lebens ermöglichten.

Wie die Fotosynthese aus Licht Sauerstoff zaubert

Um dieses höhere Leben zu bewahren, bedient sich die Natur eines immerwährenden Kreislaufs: Pflanzen wachsen und produzieren in ihrem Stoffwechsel, u. a. aus Kohlenstoffdioxid in der Luft (CO_2), ein Abfallprodukt, den Sauerstoff. Für Menschen und Tiere ist Sauerstoff überlebenswichtig. Sie erzeugen in ihrem Stoffwechsel wiederum ein Abfallprodukt, das die Pflanzen benötigen: Kohlenstoffdioxid. Die Flora verbraucht das für die Säugetiere giftige CO_2 und baut es so wieder ab. Ein perfektes Gleichgewicht. Für diesen Leben spendenden Prozess ist die Natur auf einen Wandler angewiesen, und das ist eine ausgefellte biochemische Reaktion: die Fotosynthese.
Sie garantiert unser Leben – dazu braucht sie allerdings Licht, unsere Lebensenergie. Auf einen simplen Nenner gebracht ist die Fotosynthese verantwortlich für die zwei unverzichtbaren Elemente des menschlichen Daseins:
1. Sie lässt unsere Nahrung wachsen.
2. Sie bildet den Sauerstoff, den wir atmen, durch den wir unsere Nahrung verwerten und Energie erzeugen können.

Der Begriff „Fotosynthese“ leitet sich von drei griechischen Wörtern ab: *phos* = „Licht“, *syn* = „zusammen“ und *thesis* = „setzen“. Vereinfacht ausgedrückt bedeutet Fotosynthese also: Pflanzen und bestimmte Bakterien nutzen Licht, Wasser und Kohlenstoffdioxid aus der Luft, um daraus etwas Neues zusammenzusetzen: nämlich Glukose, also Zucker, und Sauerstoff. Pflanzen sind autotrophe Organismen – *auto* steht für „selbst“ und *troph* für „Nahrung“. Pflanzen stellen ihre Nahrung selbst her. Ein Baum beispielsweise wandelt den wasserlöslichen Zucker in Holz für die Rinde um.

Pflanzen, Algen und bestimmte Bakterien sind in der Lage, aus energiearmen Substanzen energiereiche Biomoleküle, vornehmlich Kohlenhydrate, herzustellen. Sie formen Lichtenergie in chemische Energie um. Pflanzen übernehmen 50 Prozent der fotosynthetischen Prozesse auf der Erde, Algen 30 Prozent und Cyanobakterien 20 Prozent. Sie bedienen sich dabei der oxygenen Fotosynthese, bei der sich Sauerstoff bildet. Manche Bakterien sind dazu nicht fähig – sie betreiben eine anoxygene Fotosynthese, bei der nicht Sauerstoff, sondern z. B. elementarer Schwefel entsteht. Sie existierte bereits, bevor sich die oxygene Fotosynthese entwickelte.

Machen wir uns bitte klar: Die Fotosynthese ist die einzige biochemische Reaktion, die aus Sonnenenergie chemisch gebundene Energie herstellt. Diese Energie transformiert der Körper z. B. in Wärmeenergie, um unsere Körpertemperatur aufrechtzuerhalten, oder in kinetische Energie für alle Bewegungsabläufe im Organismus oder in elektrische Energie für die Erregungsprozesse in unserem Nervensystem. Der Ursprung aller Energie auf unserem Planeten ist also die Sonne und ihr Licht.

Doch wie läuft die Fotosynthese nun ab? In Pflanzen und Grünalgen befinden sich die linsenförmigen Chloroplasten – das sind Organellen, kleine organartige Strukturen in der Zelle, die von einer Membran, also einer Hülle, umgeben sind. In einer einzelnen Zelle gibt es manchmal viele Hundert Chloroplasten. In ihnen findet die gesamte Fotosynthese statt. Die Fotosynthese lässt sich in eine Licht- und eine Dunkelreaktion unterteilen. Die Lichtreaktion erfolgt in zwei Schritten an den Membranen der Chloroplasten, den sogenannten Thylakoidmembranen. Diese beiden Schritte können nur unter Beteiligung des Lichts ablaufen.

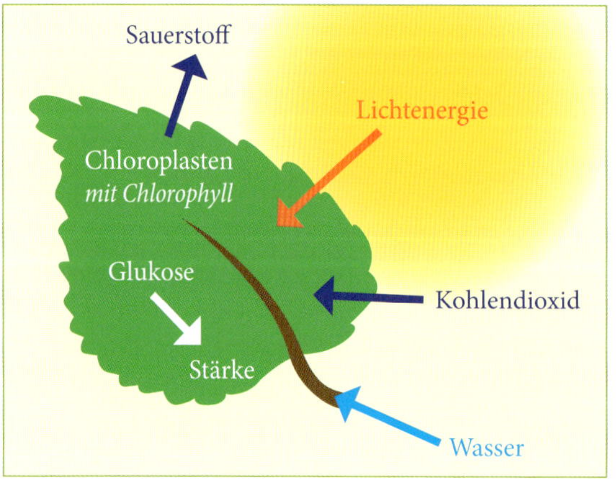

Fotosynthese – die Umwandlung von Lichtenergie in Glukose und Stärke in Pflanzen.
Die Dunkelreaktion (Sekundärreaktion) spielt sich als dritter Schritt im Innenraum der Chloroplasten (Stroma) ab und ist vom Licht unabhängig.

Lichtreaktion

- **Schritt 1:** Licht wird von Farbstoffanteilen in den Zellen der Pflanzen, Algen und Bakterien aufgenommen. Dazu gehören das Blattgrün, das sogenannte Chlorophyll (*chloro* = griechisch für „grün“), Karotinoide, die Pflanzen eine gelbe oder rote Farbe geben, und Phycobiline, die in Bakterien und Algen vorkommen. Die verschiedenen Farbstoffe verarbeiten Licht unterschiedlicher Wellenlänge. So absorbieren die Chlorophylle a und b blaues und rotes Licht. Betacarotin ist in der Lage, grünes Licht zu binden. Um das Licht möglichst effizient aufnehmen und verarbeiten zu können, organisieren sich die Lichtpigmente in Lichtsammel- oder Antennenkomplexen innerhalb der Thylakoidmembranen.

- **Schritt 2:** Nachdem das Sonnenlicht aufgenommen ist, werden Wassermoleküle gespalten und dabei Elektronen freigesetzt, die ermöglichen, dass Lichtenergie in chemische Energie umgewandelt wird. Das Licht hat die Farbstoffe wie das Chlorophyll in einen angeregten Zustand versetzt und gibt nun ein energiereicheres Elektron über eine Transportkette so weiter, dass schließlich der wichtigste Energieträger entsteht – Adenosintriphosphat oder kurz ATP. Der Sauerstoffanteil (O_2) der Wassermoleküle (H_2O) ist ein Abfallprodukt der Reaktion und wird in die Umwelt ausgestoßen.
  Das ATP-Molekül speichert Energie. Es repräsentiert im Übrigen auch im menschlichen Organismus die Energiewährung. Unsere Zellen bezahlen mit ATP und bekommen dafür Energie zurück. Ohne ATP könnten wir schlichtweg nicht existieren. Wir könnten dieses Buch nicht lesen. Und wir würden es auch nicht verstehen. Wir könnten die Seiten nicht umblättern. Unsere Augen würden sich nicht Zeile für Zeile von links nach rechts bewegen. Unser Herz würde nicht schlagen. Kurz: Ohne ATP läuft in unserem Körper rein gar nichts. Tag für Tag setzen wir unser gesamtes Körpergewicht einmal an ATP um.

Dunkelreaktion

- **Schritt 3:** Ebenso bedeutsam ist ATP auch in den Pflanzen, Algen und Cyanobakterien. Im letzten Schritt der Fotosynthese nämlich ist es maßgeblich daran beteiligt, energiereiche organische Verbindungen wie Glukose, Stärke, Aminosäuren und Fette herzustellen, die Pflanzen im Stoffwechsel und für ihr Wachstum braucht. Kohlenstoffdioxid wird dazu wieder aus der Luft aufgenommen und dann mit dem ATP sowie den abgespaltenen Elektronen aus dem Wasser zu Glukose (Zucker) umgewandelt. Diese lichtunabhängige Reaktion bildet einen Stoffwechselzyklus, den man auch den Calvin-Benson-Zyklus nennt. Wie der Name Dunkelreaktion bereits verrät, ist dieser Schritt zwar unabhängig von Licht, doch ohne Licht stehen die Produkte aus den Schritten 1 und 2 ja nicht zur Verfügung, und so könnte auch Schritt 3 nicht ablaufen.

Grundsätzlich hängt die Fotosynthese von vier Faktoren ab:

1. Licht,
2. Kohlenstoffdioxidkonzentration aus der Luft,
3. Wasser aus den Wurzeln,
4. der richtigen Temperatur, also von Wärme, die wiederum durch die Sonneneinstrahlung gewährleistet ist.

Die Lichtmenge ist entscheidend für die Geschwindigkeit der Fotosynthese. Die frei werdende Sauerstoffmenge gibt das Maß für die Gesamtfotosynthesestärke an. Die Sonne badet die Erde an einem Mittag im Hochsommer beispielsweise mit ca. 130.000 Lux, so wird die Beleuchtungsstärke angegeben. Trotzdem ist der Kampf um Licht unter den Pflanzen groß, der hohe Lux-Wert kommt nicht bei allen gleichmäßig an. Der Wald ist z. B. in Stockwerken organisiert. Von 100 Prozent der Lichtmenge, die auf die oberen Blattschichten auftreffen, erreichen nur etwa 2 Prozent den Erdboden. Deshalb hat sich die Fotosynthese im Laufe der Evolution immer weiter optimiert und mit Licht- und Schattenpflanzen angepasst.

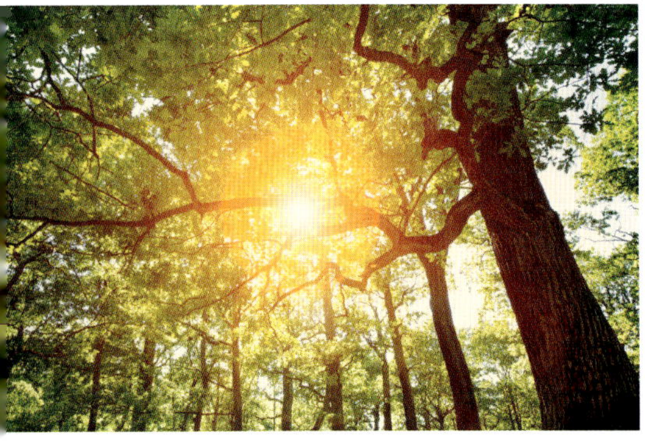

Schattenpflanzen können bei geringer, Lichtpflanzen hingegen nur bei einer hohen Beleuchtungsstärke wachsen.

Bäume mit ihren Blättern im Kronendach des Waldes sind Lichtpflanzen, Sträucher, Farne und Moose am Waldgrund Schattenpflanzen. Zum Vergleich: Moose können noch bei 0,05 bis 0,01 Prozent Licht überleben. Aus ökonomischen Gründen arbeitet die Natur dabei mit unterschiedlichem Blattaufbau. Um mit weniger Licht auszukommen, sind die Blätter von Schattenpflanzen dünner und großflächiger, die von Lichtpflanzen hingegen deutlich kleiner, dicker und oft lederartig ausgebildet.

Bäume – Freunde des Menschen

Wenn man sich diese Zusammenhänge fundamentaler Lebensprinzipien klarmacht, wird auch verständlich, wie unersetzlich Bäume sind. Die Yale University hat dazu 2015 die weltweit größte Studie vorgelegt, die die möglichst genaue Anzahl schätzt, wie viele Bäume es auf der Erde wirklich noch gibt. Das ist deshalb wichtig, weil man davon ausgehen kann, dass jedes Jahr ca. 15 Milliarden Bäume gefällt werden, seit Beginn der menschlichen Zivilisation sind so etwa 46 Prozent der Waldflächen verschwunden.
Die Wissenschaftler kamen auf folgende Zahl: Es gibt 3.040.000.000.000 Bäume weltweit, also ca. 3 Billionen. Die gute Nachricht ist: Das sind achtmal so viele, wie man bis zu diesem Zeitpunkt (September 2015) annahm.
Zusammengesetzt haben die Forscher die imposante Zahl durch die Kombination aus Datenerhebung via Satellitenbilder und Angaben über die Dichte der Wälder, d. h. die Anzahl von Bäumen pro Quadratkilometer. Hunderttausende Förster und Waldspezialisten zählten dafür Bäume in ihrem direkten Wirkungsbereich. Rechnet man das auf die Weltbevölkerung von 7,2 Milliarden Menschen hoch, gibt es etwa 422 Bäume pro Person auf der Erde.
Um dieses Verhältnis weiter zu verbessern, gründete der damals neunjährige Felix Finkbeiner 2007 die Kinderinitiative „Plant-for-the-Planet". Mittlerweile hat sich diese Bewegung weltweit ausgebreitet. Über 100.000 Kinder haben sich ihr bereits angeschlossen. Felix sprach bereits vor der UNO-Vollversammlung und erhielt das Bundesverdienstkreuz. 2018 formulierte seine Initiative ihr Ziel, zusätzlich zu den über 3000 Milliarden Bäumen noch weitere 1000 Milliarden zu pflanzen. Damit könnte man ein Viertel des vom Menschen erzeugten CO_2-Ausstoßes binden. Ein eindrucksvolles Signal, wie Kinder eine große Verantwortung für diesen Planeten und seine Zukunft empfinden und übernehmen.
Fassen wir zusammen: Allein durch die Fotosynthese konnte sich überhaupt höheres Leben auf der Erde entwickeln. Mit ihrer Hilfe wird aus Licht Sauerstoff und verwandelt sich in andere Energieformen, sie lässt sozusagen aus sich selbst heraus Pflanzen wachsen und erzeugt damit unsere Nahrungsmittel und die der Tiere. Licht ist die Basis menschlichen Daseins. Ohne Licht und Fotosynthese hätten wir also nichts zu essen. Darum nehmen wir mit unserer Nahrung letztlich nur umgewandeltes Licht zu uns. Ein gemäßigtes Sonnenbad gibt uns Energie und wenn wir etwas essen, beißen wir eigentlich in die Sonne.

Unsere Ernährung: Der Mensch ist, was er isst

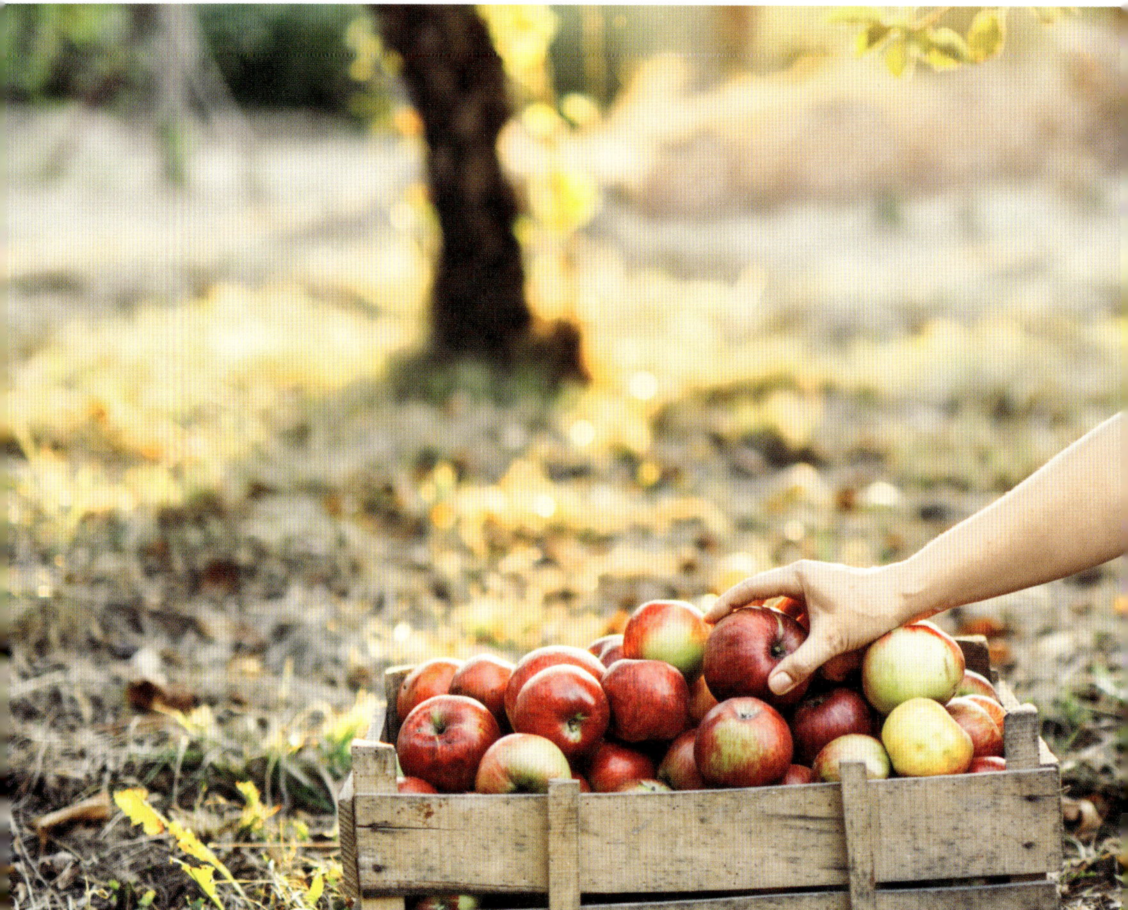

„Der Mensch ist, was er isst“ hat sich als Aus- und Anspruch im deutschen Sprachraum etabliert. Doch der Ursprung dieses kleinen inhaltsstarken Satzes, der beinahe inflationär verwendet wird, ist fast unbekannt. Geschrieben hat ihn Ludwig Feuerbach (1804–1872). Er gilt als Wegbereiter der modernen Humanwissenschaften und als unnachgiebiger Kritiker des Christentums. Er übte durch seine Schrif-

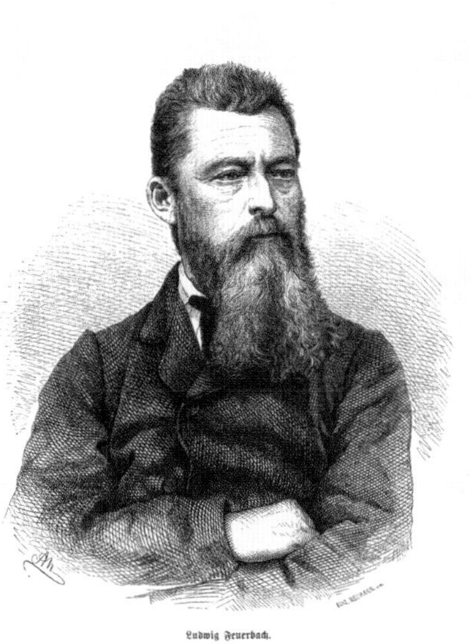

Ludwig Feuerbach

ten großen Einfluss auf Karl Marx aus und leistete einen wesentlichen Beitrag zu Freuds Psychoanalyse, weil er das Streben nach Glückseligkeit als Urtrieb des Menschen darstellte.
Deutlich weniger bekannt ist, wie intensiv sich Ludwig Feuerbach mit den alltäglichsten Belangen des menschlichen Lebens, z. B. mit dem Essen, beschäftigt hat. So intensiv, dass man ihn als Vorreiter moderner Gastrosophie bezeichnen kann. Gastrosophie („*gaster*“ = griechisch für „Magen“ und „*sophia*“ = griechisch für „Weisheit“) steht für die Erforschung des Zusammenhangs von Ernährung und gesellschaftlichen Entwicklungen.
Die Aussage, dass der Mensch ist, was er isst, wurde einem umfassenden philosophischen Ansatz Feuerbachs entnommen, den man als Rundumschlag gegen die Überhöhung alles Seelisch-Geistigen gegenüber dem Körperlichen bezeichnen kann. Feuerbach geht sogar hart mit der Platonischen Schule, aber auch mit dem Christentum ins Gericht. Damit rief er viele Kritiker auf den Plan. Seine Kernthese aber, dass Speise zu Blut und Blut zu Herz und Hirn werden, ist heute zweifelsfrei nachgewiesen.

Machen Sie sich einmal bewusst, dass Sie aus dem, was Sie essen, Ihren Körper prägen. Ihr Verdauungssystem zerlegt die Nahrungsmittel mithilfe der Enzyme zunächst in ihre kleinsten Bestandteile, nimmt sie dann über die Schleimhäute auf, transportiert sie im Blut zu den Geweben und Organen, um sie in den Zellen zu verwerten. Dieser Prozess des Stoffwechsels ist ein Verbrennungsvorgang und dafür benötigen wir Sauerstoff, den wir über die Luft einatmen. Wie wir ausführlich besprochen haben, stammt der Sauerstoff, ebenso wie die Nahrungsmittel selbst, aus der Fotosynthese und ist substanziell für die Energiegewinnung. Darum können wir ohne Sauerstoff nur ganz kurz überleben.
Darüber hinaus scheint es eine weitere Funktion des Lichts zu geben: Es dient als Kommunikationsmittel, als Sprache in unserem Körper. Vielleicht so etwas wie

ein Morsecode. In Form von sogenannten Biophotonen kann Licht Informationen und Botschaften zwischen unseren Zellen austauschen und deren Funktionen koordinieren. Das hat der Physiker Fritz-Albert Popp bereits in den 1970er-Jahren herausgefunden. Er forschte mit einem Team von Wissenschaftlern intensiv an der Bedeutung dieser Lichtquanten.

Anders formuliert macht es einen Unterschied, ob unser Gemüse in einem Gewächshaus bei künstlichem Licht und gesteuerten Temperaturen heranreift oder wir es ohne Pestizide mit natürlicher Düngung in unserem Garten züchten. Wie stark Lebensmittel Biophotonen aussenden, sagt etwas über ihre Qualität und Lebendigkeit aus. Mit längerer Lagerung, durch zu intensives Kochen, Zubereitung in der Mikrowelle oder Konservierung in Dosen nimmt die Konzentration der Biophotonen deutlich ab. Eier von Freilandhühnern strahlen wesentlich mehr Licht ab als Eier von Hühnern in Legebatterien. Auch natürlich gewachsene Lebensmittel erzeugen mehr Biophotonen als Treibhausware.

Die Güte unserer Nahrung bestimmt ganz entscheidend unsere Gesundheit, denn das, was wir zu uns nehmen, liefert den Baustoff für unseren Körper. Was nützt der beste und eleganteste Entwurf für ein Haus, wenn die Baumaterialien von minderer Qualität sind und das Gebäude einstürzt? Der griechische Philosoph Heraklit fasste das ganze Leben in einem Satz zusammen: „Panta rhei – alles fließt.“ So ist auch der menschliche Organismus keine feste Struktur, sondern ein fortwährender Prozess. Jede Sekunde produziert er etwa 7 Millionen neue Zellen, 600 Milliarden am Tag. Darum schaut Sie am Morgen im Spiegel nicht dieselbe Person an, der Sie am Abend zuvor die Zähne geputzt haben. Unser Körper erschafft sich immer wieder neu. Und zwar aus dem, was wir essen.

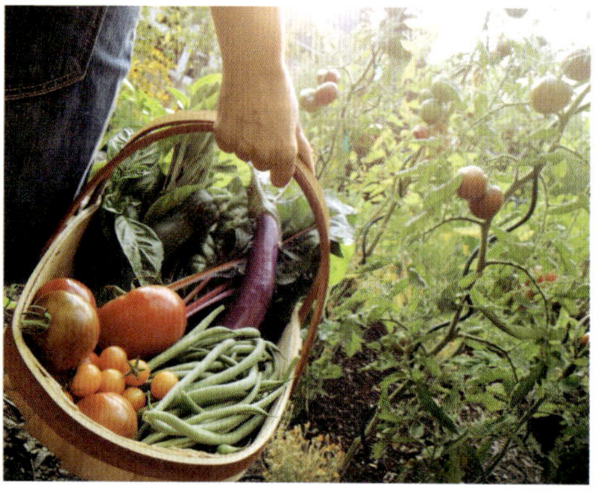

Deshalb stimmt der Satz von Ludwig Feuerbach: Der Mensch ist, was er isst. Doch halt! Um ganz genau zu sein, müssen wir ihn noch etwas modifizieren und um einen kleinen Zusatz ergänzen. Es ist nämlich nicht nur wichtig, was Sie essen, sondern auch wann Sie es zu sich nehmen und wie Sie in der Lage sind, es zu verarbeiten. Um das zu erklären, ist es nötig, etwas auszuholen und uns mit der Verdauungskraft zu befassen. Sie ändert sich nämlich, abhängig von der Tages- und Jahreszeit und auch von der Konstitution eines Menschen. Der eine kann viel essen, ohne anzusetzen, der andere bedient sich nur spärlich an einem Kuchenbuffet und hat schon ein Kilo mehr auf den Hüften. Aber selbst wenn Sie ein guter Nahrungsverwerter sind, mit zu schwerer Kost überfordern Sie Ihren Magen-Darm-Trakt und Ihren Stoffwechsel. Ihre Verdauungsenzyme und Ihre Stoffwechselprozesse wandeln die Nahrung nur schlecht oder unzureichend in die Körpergewebe und Organe um. Wie bei einem Ofen ist das Feuer einfach zu schwach, um all die Kohlen oder das Holz zu verbrennen. Übrig bleiben Schlacken, die das Feuer weiter schwächen und seine Brennleistung vermindern. Falsche Ernährung schädigt auch das Milieu in Ihrem Verdauungstrakt und damit Ihr Bauchhirn.

Das hochintelligente Bauchhirn

Ja, Ihr Magen-Darm-System hat sein eigenes Gehirn – es wird enterisches Nervensystem genannt. Die medizinische Wissenschaft beginnt gerade erst, seine enorme Bedeutung zu verstehen. Unser Darm produziert mindestens 20 verschiedene Hormone, eine Fülle von Neurotransmittern – darunter 95 Prozent des Glücksboten Serotonin – und beherbergt etwa 1000 unterschiedliche Bakterienstämme. 70 Prozent Ihrer Immunzellen arbeiten dort, eingebettet in ein dichtes Netz von Nervenzellen. Ist es da nicht verwunderlich, wie stark die Befindlichkeit Ihres Verdauungssystems Ihre Stimmung und geistige Leistungsfähigkeit beeinflusst? Deshalb hat der alte Witz „Wenn ich keinen Bauch habe, kann ich auch nicht aus dem Bauch heraus entscheiden“ einen wahren Kern.

Doch im Ernst: Gefühlsmäßig an die Dinge heranzugehen, ist in unserer effektiven Leistungsgesellschaft nicht sehr angesehen. Man muss fast sagen: noch nicht, denn je mehr Geheimnisse die Wissenschaftler über das Bauchhirn lüften, desto klarer wird die Verbindung zwischen Psyche und Darm. Das enterische Nervensystem sendet unentwegt Informationen über die Vorgänge in Ihrem Magen-Darm-Trakt an Ihr Kopfhirn. Man nennt das auch die Darm-Hirn-Achse. In dieser Reihenfolge, denn 90 Prozent des Informationsaustausches fließt von unten nach oben und nicht umgekehrt!

Zum Vergleich: Der Mensch hat schätzungsweise 100 Milliarden Gehirnzellen, ein Hund ca. 160 Millionen, und zählt damit zu den intelligenten Lebewesen. Allein unser Bauchhirn hat 100 bis 200 Millionen Nervenzellen. Ist unser Bauch damit ein eigenständiges, denkendes und fühlendes Organ? Über den Vagusnerv besteht vom Magen-Darm-Trakt aus sogar eine Art Standleitung zum limbischen System, das für unsere Emotionen zuständig ist. Obwohl noch nicht ganz aufgeklärt wurde, was es mit dem Bauchhirn in allen Einzelheiten auf sich hat, gibt es bereits Wissenschaftler, die einen Denkschritt weitergehen und an dem Zusammenhang zwischen Bauchgefühl und Entscheidungen forschen. Fest steht aber bereits, wie groß der Einfluss unserer Nahrung auf dieses sensible Gefüge ist. Lassen Sie uns deshalb noch einmal ein wenig näher auf unsere Ernährung eingehen.

Die Komposition unserer Nahrung

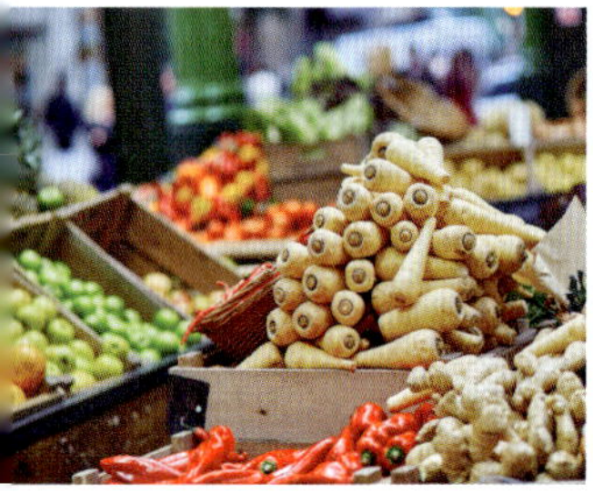

Grundsätzlich unterscheidet man zwischen Nahrungsmitteln und Nahrungsstoffen. Unsere Nahrungsmittel kaufen wir im Laden und bereiten sie erst einmal zu, bevor wir sie zu uns nehmen: Gemüse, Obst, Getreide, Kartoffeln, Milchprodukte u. v. a. m. Nahrungsstoffe dagegen sind chemisch definierte Substanzen, aus denen sich unsere Nahrungsmittel zusammensetzen. Diese für unseren Körper lebensnotwendigen Bausteine bestehen aus Eiweißen, Kohlenhydraten, Fetten, Vitaminen, Mineralstoffen und Spurenelementen.
Sehen wir uns diese Stoffklassen etwas genauer an.

Eiweiße

Sie sind aus Aminosäuren aufgebaut, über die wir ja schon hinlänglich gesprochen haben. Unter den Eiweißen unterscheidet man je nach Funktion verschiedene Gruppen:

- Strukturproteine dienen dem Aufbau von Knochen, Knorpel, Stützgewebe und Organen. Dazu gehören beispielsweise das Kollagen oder das Elastin.
- Transportproteine sind für den Transport von Nährstoffen zuständig. Hämoglobin z. B. befördert den Sauerstoff zu den Geweben und Körperzellen, Transferrin das Eisen oder Caeruloplasmin das Kupfer.

- Zu Signalproteinen gehören die Hormone und Botenstoffe wie Neurotransmitter. Sie steuern u. a. die vierte Gruppe von Eiweißen – die Enzyme, ohne die kein Stoffwechsel funktionieren würde.
- Weitere wichtige Proteine sind die Faktoren, die für die Blutgerinnung verantwortlich sind, und die Immunglobuline, die unser körpereigenes Abwehrsystem benötigt.

Und welche Nahrungsmittel enthalten besonders viel Eiweiß? Es sind vor allem Milchprodukte, Hülsenfrüchte, Getreide und Kartoffeln, Fleisch, Fisch und Eier.

Kohlenhydrate

Die zweite Stoffklasse sind die Kohlenhydrate, unsere vorwiegenden Energielieferanten. Sie dienen aber auch als Bestandteile von Körperstrukturen. In der Nahrung kommen sie als Zucker oder komplexe Kohlenhydrate vor, wie z. B. Stärke und Ballaststoffe. Die Glukose ist im Organismus die zentrale und stets verfügbare Energiequelle. Ballaststoffe kann der Körper nicht aufnehmen, doch sind sie – reichlich vorhanden in Obst und Gemüse – sehr wichtige Sattmacher und bedeutend für die Darmfunktion. Der Zuckerstoffwechsel wird durch das Hormon Insulin reguliert. Insulin fördert die Aufnahme und Verarbeitung von Glukose in den Organen und senkt dadurch den Pegel des Zuckers im Blut. Glukose wird hauptsächlich in der Leber in Form eines verzweigten Kettenmoleküls gespeichert, dem Glykogen.

Kohlenhydrate sind vor allem enthalten in Getreide wie Weizen, Roggen, Hirse, Hafer, Reis sowie in Getreideprodukten wie Brot, Müsli oder Nudeln, aber auch in Kartoffeln, Gemüse und Obst.

Fette und Öle

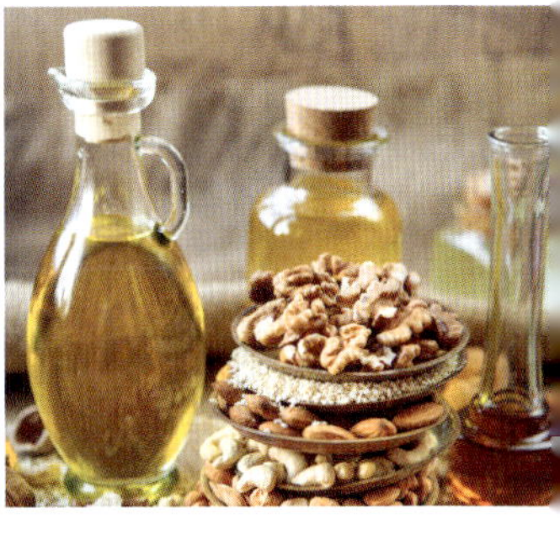

In der dritten Klasse finden wir Fette und Öle. Sie stellen die stärksten Energieträger dar und dienen außerdem als Strukturbausteine, beispielsweise für Membransysteme der Körperzellen. Bis auf die sogenannten essenziellen Fettsäuren, die wir unserem Körper über die Nahrung zuführen müssen, können wir die verschiedenen Fette selbst herstellen. Diese Funktion übernimmt die Leber, die Nahrungsfette aufnimmt, umbaut und wieder an den Blutstrom abgibt, über den sie dann zu den Geweben und Organen geliefert werden. Im Blut sind die Fette an Eiweiße gebunden, die sogenannten Lipoproteine. Wenn Ihr Arzt die Blutfette bestimmt, hat er Ihnen sicher schon vom LDL und HDL erzählt – beides sehr cholesterinreiche Lipoproteine. Das LDL befördert die Fette von der Leber zu den Organen, das HDL von den Organen zur Leber zurück.

Wenn LDL erhöht ist und oxidiert, also zum freien Radikal mutiert, kann das nach gängigem Verständnis zur Gefäßverkalkung führen. Ein hohes HDL dagegen schützt vor Arteriosklerose. Dann gibt es noch das VLDL, das die Neutralfette oder die Triglyzeride im Blutstrom transportiert. Die Triglyzeride bilden etwa 90 Prozent des Nahrungsfetts und enthalten mehr als doppelt so viel Energie pro Gramm wie Kohlenhydrate und Eiweiße. Sie werden im Fettgewebe gespeichert und dienen als Energiereserve, auf die der Körper bei Bedarf zurückgreifen kann.

In der Nahrung sind Fette beispielsweise in Butter, Ölen und Nüssen enthalten.

Vitamine

Vitamine sind für die Stoffwechselprozesse unverzichtbar. Sie selbst liefern keine Energie, doch ohne sie ist die Energiebildung gestört. Wie wir schon im Kapitel über Vitamin D besprochen haben, fungieren viele Vitamine als sogenannte Co-Enzyme oder Co-Faktoren, d. h., sie helfen den Enzymen bei ihrer Arbeit. Der menschliche Körper kann nur Vitamin D und Vitamin K herstellen, alle anderen Vitamine müssen wir über die Nahrung zuführen.

Mineralien

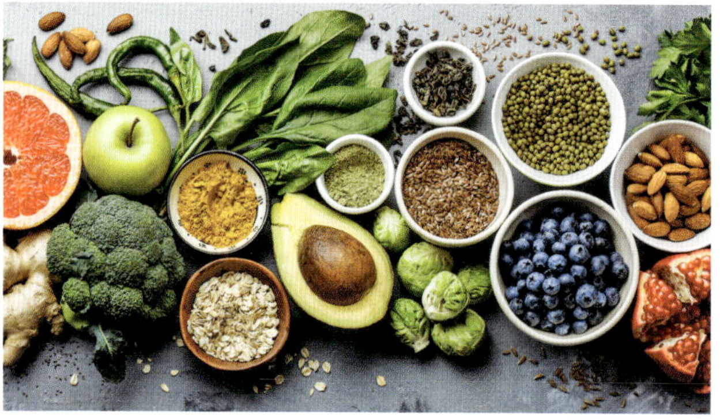

Mineralien unterteilt man in Mengen- und Spurenelemente, je nachdem, in welcher Konzentration sie im Körper vorliegen.

Zu den Mengenelementen (über 50 Milligramm pro Kilogramm Körpergewicht) gehören Kalzium, Kalium, Natrium, Magnesium, Phosphor, Schwefel und Chlor. Zu den Spurenelementen (unter 50 Milligramm pro Kilogramm – eine Ausnahme bildet Eisen) gehören Chrom, Jod, Kobalt, Eisen, Kupfer, Mangan, Molybdän, Selen, Zink, Fluor, Silicium, Arsen, Nickel, Rubidium, Zinn und Vanadium. Mineralien stellen keine unmittelbaren Energieträger dar, sie sind vor allem bei der Bildung von Knochen, Knorpel und Zähnen beteiligt. Spurenelemente fungieren u. a. ebenso wie Vitamine als wichtige Co-Faktoren für Enzyme oder sind im Falle des Eisens essenziell für den Aufbau des roten Blutfarbstoffs Hämoglobin und den Transport von Sauerstoff. Chrom ist Bestandteil des Glukosetoleranzfaktors (GTF), der wichtig für die Steuerung des Blutzuckerspiegels ist.

Mineralien kommen vor in Obst, Gemüse, Vollkornprodukten, Fisch und Fleisch.

Diese zahllosen einzelnen Bausteine der Nahrung setzt unser Organismus in hochkomplexen Abläufen zusammen, meisterhaft dirigiert von – wie wir ja schon im Kapitel „Chronobiologie - die Symphonie der Körperrhythmen" gelernt haben – der inneren Uhr. Ihr intelligentes Zeitmanagement schlüsseln die Wissenschaftler immer mehr auf. Auch wann wir etwas essen, hat enorme Auswirkungen. Abends beispielsweise verdaut man schlechter als mittags. Warum?

Das mächtige Mikrobiom

Diese Frage bringt uns auf eines der gegenwärtig spannendsten Themen der Medizinforschung. Es befasst sich mit der sogenannten Mikrobiota, der Gesamtheit aller Mikroorganismen in unserem Körper. Dazu zählen vor allem Bakterien, Pilze und Viren. Sie besiedeln vornehmlich unseren Darm, aber auch unsere Haut, unsere Mund- und Nasenhöhle sowie die Genitalorgane. Die Anzahl der Mikroorganismen übersteigt mindestens 10-mal, vielleicht sogar 100-mal die unserer Körperzellen und ihr Genpool umfasst 3,5 Millionen Gene. Diese Genmasse der Mikroorganismen in unserem Körper nennt man Mikrobiom. Häufig werden Mikrobiota und Mikrobiom als Synonyme benutzt, was nicht ganz richtig ist. Denn die Bakterienzelle in ihrer Ganzheit gehört zur Mikrobiota, ihre Gene allein dagegen zum Mikrobiom. Im Vergleich zum Mikrobiom besitzt die menschliche DNA nur etwa 25.000 bis 30.000 Gene, also über 100-mal weniger. So betrachtet setzen wir uns mehr aus Bakterien als aus Körperzellen zusammen. Allein unsere Darmbakterien, die Darmflora oder die sogenannte intestinale Mikrobiota, wiegen 2 Kilogramm.

Noch vor zehn Jahren wusste man nur sehr wenig über die Funktionen des Mikrobioms. Heutige Forschungsergebnisse zeigen, dass es nicht nur ganz entscheidend an der Verdauung beteiligt ist, sondern auch an der Entwicklung des Immunsystems, an der Abwehr von Krankheitserregern, der Bildung von Vitaminen des B-Komplexes sowie von Vitamin K, sogar an kognitiven Prozessen und der Aktivierung unserer körpereigenen Gene. Außerdem wurde zwischenzeitlich klar, dass die Entstehung vieler Erkrankungen mit einer Dysbiose, also einem Ungleichgewicht der bakteriellen Flora, zusammenhängt. Dazu gehören das Reizdarmsyndrom, Colitis ulcerosa, Morbus Crohn, Darmkrebs, Diabetes mellitus, Übergewicht, Asthma, Allergien, aber auch multiple Sklerose, Parkinson, Depressionen und Autismus.

Die Mikrobiota der Erde macht etwa 70 Prozent der Biomasse unseres Planeten aus. Und natürlich sind die Mikroorganismen als die Keimzellen des Lebens nicht nur mithilfe des Lichts entstanden, sondern auch in ihren biologischen Rhythmen vom Licht geprägt. Der Immunologe Christoph Thaiss vom Weizmann Institute in Rehovot, Israel, hat 2014 herausgefunden, dass auch die tief in unserem Darm lebenden Bakterien, Viren und Pilze einen Tag-Nacht-Rhythmus besitzen. Dieser Zyklus wird neben dem Taktgeber Tageslicht hauptsächlich durch den Zeitpunkt der Nahrungsaufnahme bestimmt, d. h. unregelmäßige Essenszeiten – wie etwa bei Schichtarbeitern oder im Jetlag – bringen den Mikrobiomrhythmus durcheinander. Sogar was wir essen kann diesen Mechanismus offenbar behindern. Zu fettreiche Nahrung, wie in Mitteleuropa üblich, könnte ein zusätzlicher Störfaktor sein. Diese Beeinträchtigungen wirken sich nicht nur nachteilig auf unseren Stoffwechsel aus, sondern bringen auch unsere Master Clock aus dem Takt. Umgekehrt durchkreuzt eine Störung unserer inneren Uhr das einwandfreie Funktionieren der Darmflora. Die Bedeutung dieser wechselseitigen Zusammenhänge wird immer noch völlig unterschätzt. Experimente mit Mäusen geben Hinweise darauf, dass die Immunabwehr durch die Tageszeit beeinflusst wird. Bakterielle Entzündungen im Darm, z. B. durch Salmonellen, verschlimmerten sich bei einem gestörten Biorhythmus. Kippt das subtile Gleichgewicht, nutzen die Bakterien die Gunst der Stunde und verstärken ihre Besiedlung. Eine gesunde Darmflora könnte man also als Firewall gegen Eindringlinge bezeichnen.

Warum nachts zu essen wirklich dick macht

Essen zu nachtschlafender Zeit macht dick – das haben uns schon unsere Großmütter beigebracht. Die Begründung, dass es an einer gestörten zirkadianen Rhythmik liegt, kannten sie allerdings noch nicht.

Die innere Uhr steuert nämlich u. a. die sogenannte hormonsensitive Lipase, ein Enzym in unseren Fettzellen, das für die Aufspaltung von Fetten zuständig ist. Nachts aktiviert die innere Uhr dieses Enzym, das gespeicherte Fette abbaut und damit dem Organismus die notwendige Energie liefert, um die Ruhephase ohne Nahrung problemlos zu überbrücken. Ein Traum wird wahr: Sie nehmen im Schlaf ab.

Im Falle einer Schlafstörung reduziert sich dieser Prozess jedoch merklich, d. h., man verbrennt weniger oder gar kein Fett. Der Blutzuckerspiegel fällt und der Organismus signalisiert Notstand. Ein Hungergefühl breitet sich aus, man wandert zum Kühlschrank, beginnt zu essen, stört den Schlaf und die innere Uhr noch mehr. Es entsteht ein Teufelskreis, der damit endet, dass man Gewicht zulegt.

Im gegenseitigen Zusammenleben haben sich also Trillionen Mikroorganismen und der Mensch aufeinander eingestellt und ihre Rhythmen angeglichen. Geregelte Mahlzeiten spielen bei dieser Symbiose eine herausragende Rolle für unsere Gesundheit.

Tagsüber sitzen die Darmbakterien an der Schleimhaut und helfen bei der Zersetzung der Nahrung in ihre kleinsten Bestandteile, die der Körper aufnehmen kann. Man hat herausgefunden, dass das Mikrobiom bei Helligkeit ganz andere Funktionen ausführt als in der Nacht. So ziehen sich beispielsweise die Bakterien des Verdauungstrakts mit Einsetzen der Dunkelheit in die Darmhöhle zurück und beteiligen sich nicht mehr an der Verarbeitung einer späten Mahlzeit.

Doch nicht nur der Tag-Nacht-Rhythmus des Mikrobioms entfaltet entscheidenden Einfluss auf den Verdauungsvorgang und den Stoffwechsel. Auch die Herstellung der Verdauungsenzyme folgt der zirkadianen Rhythmik. Nachts bleiben die Gene für die Bildung einer Vielzahl von Enzymen einfach abgeschaltet. Rufen Sie sich doch einmal eine Abendeinladung in Erinnerung, bei der sich Ihre Gastgeber viel

Mühe gegeben und ein Fünf-Gänge-Menü gezaubert haben. Es schmeckt so gut, dass Sie bei dem einen oder anderen Gang noch einmal nachfassen. Die angenehme Atmosphäre führt dazu, dass der letzte Gang nicht vor 23 Uhr serviert ist. Bitte machen Sie sich klar: Abends gegen 23 Uhr schwer verdauliche Speisen wie z. B. Fleisch oder den sahnereichen, üppigen Nachtisch zu essen, ist absolut nicht dasselbe wie mittags. Ihre Darmbakterien beteiligen sich nicht mehr an der Verarbeitung. Ihre Verdauungsenzyme werden nicht produziert. Die Nahrung bleibt im System bis zum nächsten Morgen zum größten Teil unverarbeitet liegen. Ruhiger Schlaf wird dadurch massiv gestört.

Kennen Sie das Gefühl, wenn nach solch einem Gelage morgens paradoxerweise ein nagendes Hungerempfinden einsetzt? Vereinfacht ausgedrückt ruft Ihr Verdauungssystem danach, angeworfen zu werden, um die Nahrung von gestern in Angriff zu nehmen. Ganz falsch wäre es, jetzt etwas zu essen. Trinken Sie warmes Zitronenwasser mit Honig und geben Sie Ihrem Organismus die Chance hochzufahren. Essen Sie frühestens mittags wieder etwas Leichtes, trinken Sie aber den ganzen Vormittag viel, am besten heißes Ingwerwasser.

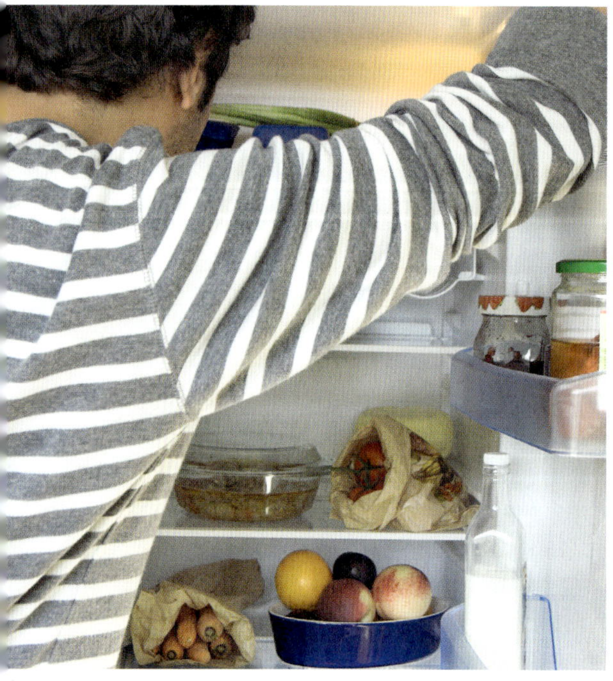

Natürlich wollen wir Ihnen keinesfalls einen schönen Abend mit Freunden ausreden. Die Frage ist vielmehr: Wie oft essen Sie zu spät? Das Night-Eating-Syndrom (NES), wenn bis zu 25 Prozent des täglichen Nahrungsbedarfs nach dem Abendessen aufgenommen wird, gilt mittlerweile als Essstörung. Die Dunkelziffern sind hoch. Wie viele Menschen regelmäßig nächtlichen Fressattacken erliegen, ist noch nicht wirklich erhoben. Um es ganz deutlich auszudrücken: Vor dem Schlafengehen noch einmal den Umweg über den Kühlschrank zu nehmen, ist eine gesundheitsschädigende Gewohnheit, die man sich wieder abgewöhnen sollte.

Wann Sie essen, ist also ein überaus wichtiges Thema. Die Chronobiologie arbeitet mit vielen unterschiedlichen Rhythmuslängen, eine davon ist der Hungerrhythmus. Durchschnittlich bekommen Sie alle vier bis fünf Stunden Hunger. Zwischenmahlzeiten torpedieren dieses wichtige Signal. Sie liefern nicht nur zusätzliche und oft unnötige Kalorien. Viel schlimmer ist, dass sie das Absinken des Insulinspiegels verhindern und damit den zu diesem Zeitpunkt planmäßig vorgesehenen Prozess durchkreuzen, Fett abzubauen. Lassen Sie sich zwischen den Mahlzeiten, mindestens vier bis fünf Stunden Zeit. Das reicht, damit Ihr Insulinspiegel sinken kann. Fettdepots werden so zugänglich und verbrannt.

Intermittierendes Fasten

Eine Ernährungsweise mit diesen Pausen nennt man intermittierendes Fasten (lateinisch *intermittere* für „unterbrechen"). Das Hauptaugenmerk liegt auf den zeitlich festgelegten Essensintervallen, die garantieren, dass zwischen den Mahlzeiten eine Periode des Fastens stattfindet. Die 16:8-Methode ist dabei am leichtesten in einen normalen Alltag zu integrieren. Viele Studien zeigten, dass Intermittierendes Fasten zu höherer Lebenserwartung führt und altersbedingte Erkrankungen reduziert. In der ayurvedischen Medizin gibt es Texte, die über 3000 Jahre alt sind und diese Art der Nahrungsaufnahme anraten. Die wichtigste Fastenperiode ist die Zeit zwischen dem Abendessen und der ersten Mahlzeit des darauffolgenden Tages. Essen Sie beispielsweise um 19 Uhr und dann erst wieder am Mittag des nächsten Tages. In diesem Fall hat Ihr System 16 Stunden Zeit zu verdauen und zu verstoffwechseln. Zwischen den Mahlzeiten am Tag sollten mindestens wie bereits erwähnt vier bis fünf Stunden liegen.

> Die Faustregel heißt also: Regelmäßige Essenszeiten und eine letzte Mahlzeit noch vor Sonnenuntergang wirken sich sowohl positiv auf das Mikrobiom wie auch auf die Synchronisation unserer Master Clock aus.

Denn Mahlzeiten zum falschen Zeitpunkt können auch die innere Uhr deutlich verstellen. Neben dem Licht ist die Nahrungsaufnahme ein entscheidender Zeitgeber. So wird verständlich, warum Schichtarbeiter überdurchschnittlich häufig an Stoffwechselstörungen und Herz-Kreislauf-Erkrankungen leiden.

Wenn Stress toxisch wird

Doch nicht nur Zusammensetzung und Zeitpunkt Ihrer Mahlzeiten, auch chronischer Stress kann Ihr Mikrobiom empfindlich durcheinanderbringen. Eine Verschiebung im subtilen Gleichgewicht der Bakterienstämme – häufig ausgelöst durch Antibiotika – wird mittlerweile sogar als eine Ursache für psychische Leiden diskutiert. Fest steht: Wir sind erst am Anfang, die weitreichende Bedeutung des Verdauungssystems, seiner zahllosen Bewohner und möglicher Störeinflüsse auf unseren Energiehaushalt wissenschaftlich zu begreifen.

Der Jo-Jo-Effekt und das Gedächtnis des Mikrobioms

Die Erforschung des Mikrobioms hat eine weitere faszinierende Entdeckung hervorgebracht: sein Gedächtnis. Bei übergewichtigen Menschen verändert sich im Laufe der Zeit die Zusammensetzung der Darmflora. Je länger sie sich überessen, d. h. das Verdauungssystem überlasten, desto mehr passt sich die Darmflora dieser Ausnahmesituation „zu viel Nahrung" an. Will man nun abnehmen, ist das Mikrobiom anschaulich ausgedrückt nicht nur überrascht, sondern regelrecht stur. Auch nach erfolgreicher Diät nämlich bleibt die Komposition des Mikrobioms aus der Phase „zu viel Nahrung" erhalten. Es erinnert sich sozusagen an den Zustand vor der Diät. Das ist auch der Grund für den Jo-Jo Effekt. Denn die durch das Übergewicht veränderte Darmflora begünstigt wiederum die erneute Gewichtszunahme. Man nimmt heute an, dass es etwa sieben Monate dauert, bis sich das Mikrobiom auf die Gewohnheit „weniger Nahrung" einstellt. Erst dann setzt eine nachhaltige Gewichtsreduktion ein. Gerade darum ist es nicht entscheidend, so schnell wie möglich so viel wie möglich Gewicht zu verlieren. Die Strategie sollte vielmehr sein: langsam, aber dauerhaft abzunehmen. Nur so versteht das Gedächtnis des Mikrobioms, dass es langfristig eine Planänderung gibt, und Sie können Ihre Figur halten.

Nun kommen wir noch einmal auf Ludwig Feuerbach zurück. Wenn wir all diese neuen Erkenntnisse auf seine Aussage „Der Mensch ist, was er isst“ übertragen, müssen wir sie leicht ergänzen. Zwar nicht so plakativ, doch exakt müsste es heißen: „Der Mensch ist, was er verdaut und verstoffwechselt – von dem, was er isst.“ Denn nur wenn er zum richtigen Zeitpunkt die für ihn angemessene Menge und eine gute Qualität an Nahrung zu sich nimmt, verdaut und funktioniert der Stoffwechsel optimal. Das bedeutet: Eine ausgewogene, mit Liebe zubereitete Mahlzeit von bester Qualität kann mittags, wenn unsere Verdauungskraft am besten ist, ein vorzüglicher und sehr schmackhafter Energiespender und Förderer unserer Gesundheit sein – genau dasselbe Essen jedoch spätabends eine große Belastung für unseren Organismus darstellen.
Wenn wir nämlich unsere persönliche Verdauungs- und Stoffwechselkraft überlasten und uns nicht an den Tag-Nacht-Rhythmus unserer Verdauungs- und Stoffwechselenzyme und unseres Mikrobioms halten, mutiert eine köstliche Mahlzeit von einem Energiespender zu einem Energieräuber.

Vitalstoffe und Nahrungsergänzungen

Wenn wir über Nahrung sprechen, also über das, was uns nährt und was die Natur uns schenkt, müssen wir noch auf eine Frage eingehen, die Patienten sehr häufig ihrem Arzt stellen: Ist es sinnvoll, Vitamine oder Mineralien zu nehmen? In Bezug auf Vitamin D haben wir diese Frage bereits beantwortet. Doch wie verhält es sich bei den anderen Nährstoffen? Grundsätzlich gibt es nichts Besseres, als die lebensnotwendigen Vitalstoffe über gesunde, hochwertige und frische Nahrungsmittel aufzunehmen. Leider haben Studien jedoch gezeigt, dass das Obst und das Gemüse von heute nicht mehr das ist, was es noch vor 50 Jahren war. Ausgelaugte Böden, verfrühte Ernten, lange Transportwege oder fehlerhafte Lagerung führen dazu, dass sie deutlich weniger Vitamine, Mineralien und Spurenelemente enthalten. Gerade bei Stressbelastung kann eine zumindest vorübergehende Ergänzung mit naturnahen Vitalstoffen eine durchaus sinnvolle Maßnahme sein.
Wenn man Vitamine und Mineralien zuführt, sollte man auf die Qualität der Produkte achten, denn das Angebot ist riesig. Fast alle Vitaminpräparate beinhalten jedoch isolierte Substanzen, wie sie in der Natur nicht vorkommen. Denn die Natur arbeitet immer ganzheitlich. Ein Lebensmittel enthält eine komplexe Nährstoffma-

trix, die dem Organismus die notwendigen Vitalstoffe im Verbund liefert. Isolierte Substanzen sind dem Körper entwicklungsgeschichtlich fremd – und darum werden sie nur zu 5 bis 20 Prozent aufgenommen.

Der Chemiker Andrew Szalay – Schüler des ungarischen Wissenschaftlers Albert Szent-Györgyi, der für die Entdeckung von Vitamin C 1937 den Nobelpreis erhielt – hat in jahrzehntelanger Forschungsarbeit eine neue Generation von Nahrungsergänzungen geschaffen. Er renaturierte isolierte Vitalstoffe, d. h., er band die konzentrierte Form von Vitaminen, Mineralien und Spurenelementen in einem natürlichen Lebensmittel ein, das diese Mikronährstoffe biologisch bereits enthält. Er führte die isolierten Nährstoffe in den „food state" zurück, also in den Zustand, den Sie in einem Lebensmittel natürlicherweise einnehmen. So kann der Körper sie wie Nahrung aufnehmen und verwerten.

Sieben goldene Regeln für eine gesunde Ernährung

1. Vermeiden Sie zu essen, bevor die letzte Mahlzeit verdaut ist (vier bis sechs Stunden).
2. Das Mittagessen sollte die Hauptmahlzeit des Tages bilden.
3. Frühstück und Abendessen sollten leicht verdaulich sein.
4. Wenn Sie abends schwer gespeist haben, verzichten Sie am nächsten Morgen auf das Frühstück.
5. Essen Sie nie so viel und so schwer, dass Sie sich nach der Mahlzeit müde fühlen.
6. Die Nahrung sollte immer frisch und von bestmöglicher Qualität sein – denn der Mensch ist, was er (verdaut und verstoffwechselt von dem, was er) isst.
7. Meiden Sie grundsätzlich – und besonders bei den Mahlzeiten – kalte Getränke.

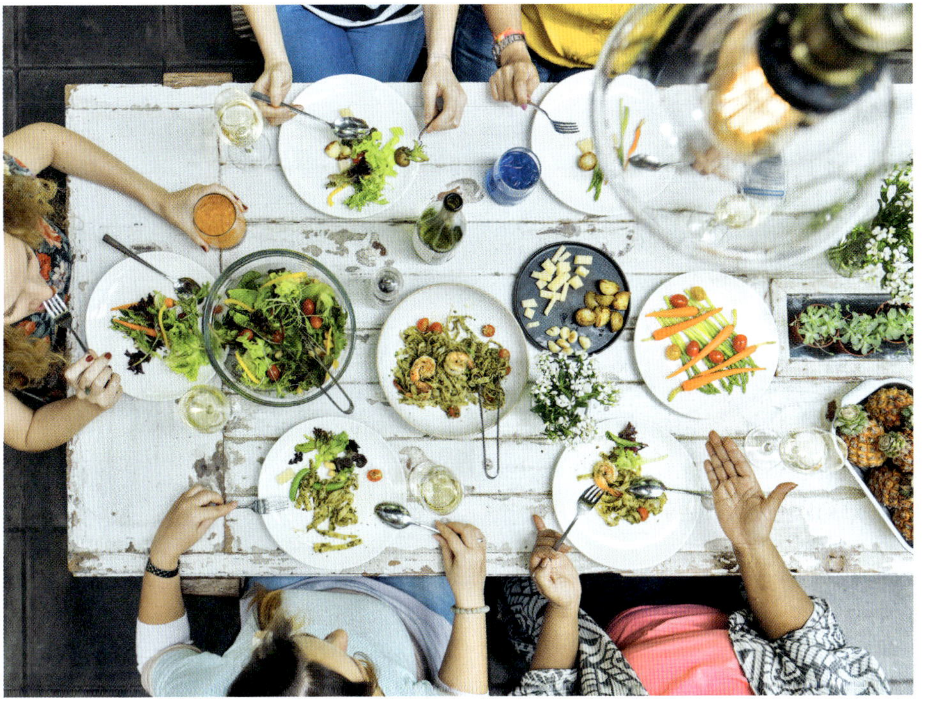

„Lass die Nahrung deine Medizin sein und Medizin deine Nahrung.“ Diese Aufforderung stammt von Hippokrates von Kos, der wie viele andere heilkundliche Lehrer und Lehren die große Bedeutung richtiger Ernährung erkannt hat. Bereits in den traditionellen Texten der ältesten aller medizinischen Systeme, im Ayurveda, heißt es: „Wer richtig isst, der braucht keine Medizin, wer falsch isst, dem nützt keine Medizin.“

In der Tat müssen wir heute feststellen, dass sich die meisten Menschen mit ihren Essgewohnheiten keinen Gefallen tun. Essen sollte nicht nur unter dem Aspekt der Energiezufuhr betrachtet werden, es hat seit jeher in hohem Maße eine soziale und sinnliche Komponente. Essen verbindet uns Menschen und soll schmecken, soll uns nähren und dabei unsere Lebensfreude steigern. Doch kann man Glück wirklich essen? Gerade dann, wenn die dunkle Zeit beginnt und so viele Menschen in ein Stimmungsloch fallen. Wenn einfach zu wenig Sonne und Licht nicht ausreichen, unsere Glücksbotenstoffe zu aktivieren. Was können wir dann tun?

Ihr Licht-Tagebuch

Aufgabe 8: Wir haben Ihnen nun viel über frische, hochwertige Nahrung und, genauso wichtig, über den richtigen Zeitpunkt erzählt, sie zu essen. Machen Sie sich noch einmal ganz klar: Auch **regelmäßige Mahlzeiten** beeinflussen die zirkadiane Rhythmik und Ihren inneren Taktgeber.

Schreiben Sie sich sieben Tage lang ehrlich und ungeschminkt auf, ob Sie a) wirklich regelmäßig essen, b) genug Platz zwischen den Mahlzeiten lassen und c) abends nach Sonnenuntergang nichts mehr zu sich nehmen. Vergessen Sie nicht: Ihre Darmbakterien ziehen sich abends in die Darmhöhle zurück und verdauen die Chips vor dem Fernseher um 22 Uhr nicht mehr.

Montag: ______________________________

____

Dienstag: ______________________________

____

Mittwoch: ______________________________

____

Donnerstag: ______________________________

____

Freitag: ______________________________

____

Samstag: ______________________________

____

Sonntag: ______________________________

____

Wenn alles grau wird: Winterdepression

Aus der ärztlichen Praxis

Iris Arnsberg ist eine hochgewachsene, attraktive Frau, 43 Jahre alt, verheiratet und hat zwei Töchter. Sie arbeitet frei als Unternehmensberaterin, was viele Reisen mit sich bringt. Iris hatte sich selbst immer als leistungsstark, positiv und kontaktfreudig eingeschätzt, doch nach der Geburt ihrer beiden Mädchen, sie war damals Ende 30, fühlte sie sich abgeschlagen, energielos und dauermüde. Zunächst schob sie diese Befindlichkeitsstörungen auf die anstrengende Schwangerschaft mit anschließender Stillzeit und ihre zusätzliche Belastung im Job. Deshalb änderte sie ihr Vorgehen bei der zweiten Schwangerschaft und nahm ein Jahr Mutterschutz. In einem langen, glücklichen Urlaub mit ihrer Familie nach ihrem zweiten Mutterschaftsjahr ruhte sie sich konsequent aus und schaffte danach problemlos den Wiedereinstieg in ihren Job. Doch im hektischen Berufsalltag kehrten ihre Symptome nicht nur zurück, im Gegenteil, sie verstärkten sich dramatisch. Nach bleischwerem Schlaf wachte sie morgens bereits müde auf, es kam eine permanente Gereiztheit hinzu, sie hatte Stimmungsschwankungen und fühlte sich zunehmend desinteressiert an sozialen Kontakten und damit isoliert. Heißhungerattacken stufte sie als Strategie ein, um die Müdigkeit zu vertreiben und Energie zu gewinnen. Als sie ihre Gewichtszunahme nicht mehr wegdiskutieren konnte, stellte sie sich bei mir in der Praxis vor.
Entgegen ihren eigenen Erwartungen war ihre körperliche Verfassung gut. Umfassende Untersuchungen ließen keine Schlüsse auf dramatische Störungen zu. Allein ihr Vitamin- und Serotoninspiegel waren niedrig. Diffuse, nicht enden wollende Beschwerden dieser Art verunsichern Patienten sehr, insbesondere wenn diagnostische Verfahren keine Ergebnisse bringen. An einem trüben Tag Anfang Februar, den die fahle Wintersonne kaum aufhellen konnte, kam sie zu mir und sagte: „Herr Doktor, ich glaube, ich habe eine Depression.“

Hoch mit der Stimmung

Iris ist es gewohnt, Probleme strategisch durchzudenken, genauso ging sie jetzt an ihr Unwohlsein heran und begann, sich so immer mehr im Kreis zu drehen. Zunächst konnte ich sie beruhigen, denn die Symptome, die sie beschrieb, ließen den vorsichtigen Schluss auf eine Winterdepression zu. Ich sage bewusst „den vorsichtigen Schluss", denn die Abstufungen zwischen Depressionsformen können fließend sein. Zwischen einer Winterdepression, SAD (Seasonal Affective Disorder), dem leichteren Winterblues, einer depressiven Verstimmung, einer Erschöpfungsdepression (Burn-out) oder einer richtigen Depression zu unterscheiden ist oft nicht einfach.

Einer der wichtigsten Unterschiede zwischen einer klassischen Depression und einer Winterdepression ist das Schlafverhalten. Menschen, die an einer Winterdepression leiden, sind permanent müde und haben ganz besonders morgens Schwierigkeiten, aus dem Bett zu kommen. Das liegt daran, dass eine Winterdepression durch eklatanten Lichtmangel hervorgerufen wird und deshalb das Schlafhormon Melatonin (vgl. Seite 19) von der Zirbeldrüse morgens nicht stark genug gedrosselt wird. Im Gegensatz dazu leiden Patienten mit einer klassischen Depression in der Regel eher an Schlafstörungen, finden entweder schwer in den Schlaf oder er ist oft durch längere Wachphasen unterbrochen.

Jeder vierte Deutsche soll an Winterdepression leiden.

Über den Winterblues liegen keine konkreten Zahlen vor. Experten sprechen dann nicht von SAD, sondern von subsyndromaler SAD (s-SAD), einer abgeschwächten, milderen Form von SAD. Die klassische Depression, auf die wir im Rahmen dieses Buchs nicht näher eingehen können, wird laut WHO (Weltgesundheitsorganisation) 2020 nach Herz- und Kreislauferkrankungen die am meisten verbreitete Volkskrankheit sein.

Bei Iris konnten wir aber eindeutige Anzeichen der Winterdepression ausmachen. Im zweiten Winter nach den Schwangerschaften waren die Symptome stärker geworden, im Sommer abgeklungen, was sie selbst nur dem Urlaub zugeschrieben hatte. Als wir systematisch ihren Alltag durchcheckten – sie führte eine Weile sogar ein Befindlichkeitstagebuch –, stellten wir Folgendes fest: Ihr Arbeitsalltag, der sie sehr beanspruchte, machte ihr aber auch viel Spaß. Sie begann zu differenzieren und nicht mehr alle Symptome in einen Topf zu werfen. Das war ein wichtiger Schritt, der den Teufelskreis durchbrach.

Ihr Protokoll förderte dann auch den von mir vermuteten Umstand zutage, den sie sich überhaupt nicht bewusst gemacht hatte: Sie arbeitete den ganzen Tag in geschlossenen Räumen. Auch mittags hatte sie praktisch nie Zeit, an die Luft und in ihrem Fall noch wichtiger ans Licht zu gehen.
Wenn wir uns vergegenwärtigen, dass uns die Sonne im Sommer an einem hellen, wolkenlosen Tag mit etwa 130.000 Lux Licht badet, wir in geschlossenen Büros aber normalerweise nur ca. 500 Lux und am Schreibtisch punktuell bestenfalls 1000 Lux erreichen, begreifen wir schnell, wie sehr unser System unter Dauerlichtmangel leiden muss. Iris war selbst entsetzt, als ihr diese Zusammenhänge klar wurden, und beschloss, sofort daran etwas zu ändern. Darüber hinaus füllten wir ihren Vitamin-D-Speicher auf, der sich mit einem Wert von 16 Nanogramm pro Milliliter (ng/ml) in einem bedenklichen Bereich befand.

Wie viel Licht erreicht uns wirklich?

Lux (lx) ist eine lichttechnische Einheit für die Beleuchtungsstärke, die mit einem Luxmeter gemessen werden kann. Während Lumen den Lichtstrom angibt, also die Gesamtmenge des abgestrahlten Lichts einer Leuchtquelle, misst Lux, wie viel Licht auf einem Punkt tatsächlich ankommt. Watt bezeichnet nicht die Helligkeit einer Lampe, sondern den Energieverbrauch. Eine Glühbirne mit 100 Watt verbraucht also 100 Watt in einer Stunde. Deshalb verbraucht eine 11-Watt-Energiesparlampe so viel wie die alte 60-Watt-Glühbirne. In privaten Räumlichkeiten richten wir uns sehr selten nach solchen technischen Werten. Es ist uns viel wichtiger, dass die Lichtquellen die Sehaufgaben erfüllen, die an unterschiedlichen Orten unserer Wohnung anfallen. An einem Arbeitsplatz, an dem z. B. geschrieben, genäht oder gekocht wird, muss der Lux-Wert höher sein, etwa zwischen 500 und 1000 Lux. Um uns gut in den Räumlichkeiten orientieren zu können, reichen je nach persönlichem Geschmack 200 bis 300 Lux. Räume, die nicht künstlich beleuchtet sind und keine bodentiefen Fensterfronten haben, liegen bei ca. 50 Lux. Auch abends wünschen wir es uns meistens gemütlicher, da reicht die Beleuchtung einer Stehlampe bei ebenfalls ca. 50 Lux aus. Nachts hingegen kommen wir mit einem Orientierungslicht aus, damit wir uns nicht an der Türkante stoßen, das ca. bei 10 Lux oder weniger liegen kann (am besten mit einer niedrigen Kelvin-Zahl, also warmem Licht, vgl. auch das Kapitel über die Farbtemperatur ab Seite 70).

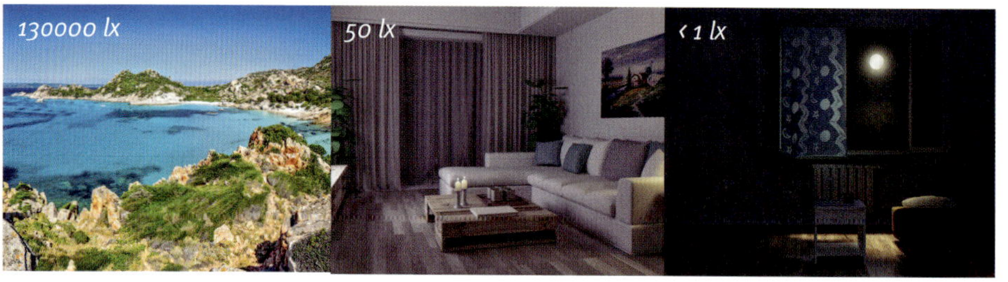

Verschiedene Umgebungen und Räume und ihr Lux-Wert

In öffentlichen Gebäuden oder Büroräumen muss sich die Berechnung der Beleuchtungsstärke je nach Sehaufgaben an der europäischen Norm DIN EN 12464-1 „Beleuchtung von Arbeitsstätten – Arbeitsstätten in Innenräumen" orientieren. Die Raumbeleuchtung wird dann bei ca. 500 Lux liegen, an Arbeitsplätzen bis zu 1000 Lux. Für Berufe, die sehr präzise Sehaufgaben verlangen, wie etwa in Operationssälen oder auf dem Zahnarztstuhl, liegen Mindestbeleuchtungsvorschriften vor.
Ohne zu tief in diese technischen Werte einsteigen zu wollen, kann man an ihnen aber gut ablesen, wie viel Licht in unserem Organismus tatsächlich ankommt. Wenn wir uns nun noch einmal an die Zusammenarbeit von Augen, Master Clock und Zirbeldrüse erinnern, erkennen wir sehr leicht, dass die Natur mit einem starken 130.000-Lux-Bad die physiologische Feinabstimmung in unserem Körper anders regeln kann als mit einem tröpfelnden Duschstrahl von 500 Lux.

Wenn man sich die Lux-Werte im Vergleich ansieht, bemerkt man, wie drastisch die Natur ihre Werte drosselt, sobald es dunkel wird. Unser Organismus geht demnach abends naturgemäß von einer sehr geringen Lux-Zahl aus, zumindest war das entwicklungsgeschichtlich bis vor ca. 140 Jahren so. Seit dem Edison-Effekt, den wir ja bereits ausführlich kennengelernt haben, hat der Mensch in diese Vorgänge künstlich eingegriffen.

Meine Patientin reagierte folgendermaßen: Iris stellte ihr Leben um. Sie achtete streng darauf, jeden Tag mittags nach dem Essen an die Luft zu gehen, selbst im Winter. Ich erklärte ihr, dass der Körper auch Sauerstoff benötige, um Energie aus der Nahrung zu ziehen. Sie ging nach draußen, wenn sie nachdenken musste oder sich nach anstrengenden Konferenzen erholen wollte, und verlegte Zweier-Ge-

Lux-Zahlen – eine Übersicht

Kunstlicht:	Im Vergleich dazu: Tageslicht Sommer	Winter
Büroräume: ______bis 500 Lux Schreibtisch: ___ 500–1000 Lux Operationssaal: __160.000 Lux Zahnarztstuhl: ____ 15.000 Lux Fußballstadion: _____1400 Lux TV-Studio: _________1000 Lux Straßenbeleuchtung: ___ 10 Lux Privaträume: ____ 200–600 Lux unbeleuchtetes Zimmer: _____________50 Lux Abend-beleuchtung: ______100–50 Lux Nachtlicht: _________ 1–10 Lux Kerze: ________________ 1 Lux	wolkenlos, Sonne im Zenit mittags: ________ 130.000 Lux wolkenlos, Sonnenhöhe 60° mittags: __90.000–100.000 Lux bedeckt, Sonnenhöhe 60° mittags: ________ 20.000 Lux Schatten, Sonnenhöhe 60° mittags: _________ 10.000 Lux Dämmerung, Sonne knapp unter Horizont: ______750 Lux Dämmerung, Sonnenhöhe 6°: _______3 Lux Vollmondnacht: ____ 0,36 Lux Sternenlicht: ____ 0,00022 Lux bewölkter Nachthimmel ohne Beleuchtung: ____ 0,00013 Lux	wolkenlos, Sonnenhöhe 16° mittags: ________ 20.000 Lux bedeckt, Sonnenhöhe 16° mittags: __________ 6000 Lux bedeckt: Sonnenhöhe 16° vormittags/ nachmittags: _______3500 Lux **Die Sonne steht im Zenit (= senkrecht) am ...** ... 21. Juni über dem nördlichen Wendekreis (Sommer bei uns). ... 23. September über dem Äquator (Herbst bei uns). ... 21. Dezember über dem südlichen Wendekreis (Winter bei uns). ... 21. März über dem Äquator (Frühling bei uns).

spräche mit Mitarbeitern in den Park. „Walk & talk“ schlägt für Iris vier Fliegen mit einer Klappe: Sie führt ihr Gespräch, sie kommt ans Licht, sie tankt Sauerstoff und sie bewegt sich, wodurch sich nachweislich die kognitiven Leistungen verbessern. Iris rät mittlerweile Kollegen und Kunden, es ihr gleichzutun, und weist sie darauf hin, dass im Geschäftsleben niemand und kein Arbeitsvertrag vorschreiben, ein Meeting in geschlossenen Räumen abzuhalten. Sogar am Wochenende und immer, wenn sie es einrichten konnte, ging sie schon morgens spazieren, um ihre volle Lichtportion abzuholen. Ein Ritual, das sie immer mehr zu lieben begann, weil sie dabei im Geiste schon ihren Tag strukturieren konnte. „Ich habe alle in meinem Umfeld lichterloh angesteckt“, erzählte sie mir begeistert. Regnete oder schneite es, setzte sie sich wenigstens an ein großes Fenster oder eine Balkontür, wenn möglich länger als eine halbe Stunde. Da sie die Woche über immer unterwegs war, machte sie es sich zur Gewohnheit, stets Arbeitsplätze herauszusuchen, die viel Tageslichteinfall hatten. Zu Hause, auch das ergab ihr Tagebuch, hatte sie sich ein Homeoffice in einer dunkelgrau gestrichenen Gangnische eingerichtet, das sie sofort direkt ans Fenster verlegte. Darüber hinaus veränderten ihr Mann und sie die Farben in ihren Wohnräumen. Das vorhandene zwar elegante, doch etwas drückende dunkle Grau-Beige an den Wohnzimmer- und Gangwänden überstrichen sie mit einem hellen, warmen Grauton. Außerdem checkten sie ihre Beleuchtung durch, sie entschieden sich zwar für warmes Licht, doch fügten sie ein paar Beleuchtungsquellen hinzu, die sie besonders im Winter tagsüber mit hellerem Licht versorgen konnten, besonders in den Arbeitsbereichen. Im Schlafzimmer und am Bett hingegen bauten sie ihre neu installierte LED-Lichtanlage aus und ersetzten sie durch wenige warme Lichtquellen, besonders direkt am Bett. Abends ab 20 Uhr achtete Iris streng darauf, keine – wie sie sich ausdrückte – taghelle Flutlichtbeleuchtung mehr anzuknipsen.

Kann man Glück essen?

Der griechische Arzt und Philosoph Hippokrates von Kos ahnte schon etwa 400 v. Chr., dass das, was wir essen, die Gemütslage bestimmt. Auch in der ayurvedischen Medizin gilt, dass man Wohlbefinden mit Nahrung beeinflussen kann. Und der Volksmund kennt Floskeln, die jeder schon einmal gehört hat: „Sauer macht lustig“ oder „Schokolade hebt die Laune“.

Nach einer ausführlichen Ernährungsanalyse, bei der uns übrigens wieder ihr Tagebuch wertvolle Hinweise geliefert hatte, stellten wir gemeinsam Iris Arnsbergs Kost um. Nach einer zehntägigen Entgiftungsphase, in der sie auf tierische Eiweiße verzichtete und bestimmte ayurvedische Detoxmaßnahmen durchführte, schlief sie besser, wachte morgens ohne Wecker auf, fühlte sich sowohl leichter als auch geistig frischer und begann eine ganz neue Ernährungsweise zu etablieren.

Sie reduzierte schnelle Kohlenhydrate wie Nudeln, Pizza, Weißbrot und Süßigkeiten zugunsten von langsamen Kohlenhydraten wie viel frischem Gemüse, Salat, Getreide und Vollkornprodukten. Sie entdeckte ungesüßten Joghurt mit Obst für sich und verzichtete immer häufiger auf rotes Fleisch.

Außerdem bat ich sie, auf Lebensmittel zu achten, die reich an L-Tryptophan sind.

Tryptophan in der L-Form, kurz Trp, ist eine der acht proteinogenen essenziellen Aminosäuren. Wird von Tryptophan gesprochen, meint man meistens die L-Form. Darüber hinaus verschrieb ich Iris ein ayurvedisches Heilkräuterpräparat, das ihre Stimmung aufhellte. Für die Einnahme von pflanzlichen Heilmitteln gibt es eine wichtige Regel: In den meisten Fällen müssen Sie die Präparate über einen längeren Zeitraum konsequent einnehmen, um die positiven Auswirkungen zu stabilisieren. Oft greifen sie schnell, doch manche Patienten verspüren nach kurzer Einnahme noch nicht die gewünschte Wirkung, die sich mit der Zeit jedoch im Zusammenspiel mit diätetischen und anderen Maßnahmen einstellt. Die tryptophanhaltigen Nahrungsmittel (siehe Kasten auf den Seiten 158f.) kombinierten wir für Iris mit einem Vitamin-B-Komplex, Zink und Folsäure. Besonders Vitamin B_6 ist hilfreich bei Depression. Und wie schon zuvor erwähnt achteten wir auf einen gesunden Vitamin-D-Spiegel.
Kann man Glück essen? Ja, das ist möglich, allerdings muss man dazu das komplexe serotonerge System verstehen.

Die Licht-Glück-Verbindung

Warum helfen tryptophanhaltige Lebensmittel gegen depressive Verstimmungen? Diese essenzielle Aminosäure ist der Grundbaustein für Serotonin, eines unserer Glückshormone. Erinnern Sie sich an die Gewürzmilch im Hause Bauhofer, die wir am Anfang des Buches erwähnten? Unser Körper muss Serotonin selbst herstellen, indem er Tryptophan umwandelt. Meistens wird der Tryptophan-Tagesbedarf für einen normalgewichtigen Erwachsenen von 3,5 bis 6 Milligramm pro Kilogramm Körpergewicht angegeben. Bei 70 Kilo Körpergewicht wären das beispielsweise eine Tagesmenge von etwa 350 Mil-

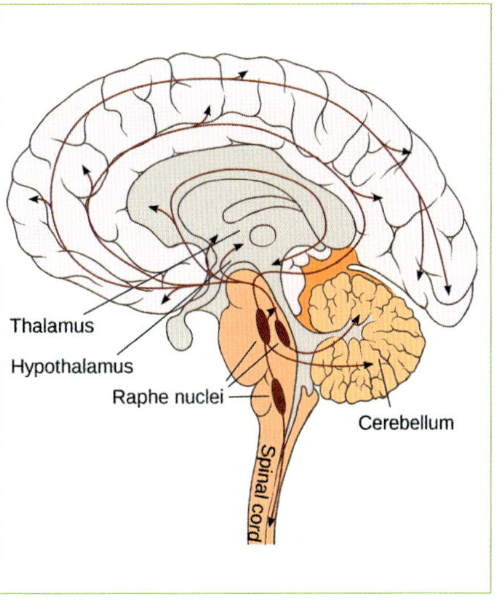

Unser Gehirn mit den Raphe-Kernen, wo gute Laune entsteht

ligramm Tryptophan. Der Bedarf kann jedoch individuell sehr stark variieren. Neurotransmitter wie Serotonin fungieren als unverzichtbare Botenstoffe von Nervenzelle zu Nervenzelle. Tatsächlich ist Serotonin aber nicht nur für unsere gute Stimmung zuständig, sondern hat vielfältige Aufgaben im Körper. Es kontrahiert z. B. die Gefäße, reguliert unser Schmerzempfinden, wacht über Körpertemperatur und Energiehaushalt, ist in die Peristaltik des Darms involviert, steuert unseren Appetit, regt den Sexualtrieb an und fördert unseren Schlaf. Der größte Anteil der Serotoninsynthese findet im Darm statt, wo auch etwa 10 Milligramm gespeichert bleiben. Im Gehirn wird der Neurotransmitter in den Raphe-Kernen auf der Mittelnaht zwischen den beiden Stammhirnhälften produziert. Hier wird also die gute Laune geboren!

Aus der Aminosäure Tryptophan, Magnesium und den Vitaminen B_3 und B_6 wird zunächst 5-Hydroxytryptophan (5-HTP) und dann Serotonin gebildet, das von seiner Produktionsstätte in alle Teile des zentralen Nervensystems ausgeschüttet wird. Vom Hirnstamm aus durchziehen riesige Nervenstränge das gesamte Gehirn, über die drei- bis fünfmal pro Sekunde Millionen Serotoninmoleküle gefeuert werden. Ein hoher Serotoninspiegel produziert ein Gefühl der Harmonie, aber auch Gelassenheit und einen gewissen inneren Abstand zu Alltagsproblemen, also hohe Souveränität. Serotonin werden beruhigende, stimmungsaufhellende und sogar gewichtsreduzierende Eigenschaften zugeschrieben.

Im Gegensatz dazu führt Serotoninmangel zu emotionaler Überempfindlichkeit, Nervosität und Unkonzentriertheit bis hin zu aggressivem Verhalten. Wir fühlen uns ängstlich, unzufrieden, grundlos gestresst und schlecht gelaunt. Die Anfälligkeit für Migräne steigt, für Schlaflosigkeit, Heißhungerattacken und Depressionen. Menschen, die an Depressionen leiden, haben durchschnittlich einen um 50 Prozent erniedrigten Serotoninspiegel.
Deshalb sind die meisten Antidepressiva darauf ausgelegt, den Serotoninabbau zu blockieren. Es handelt sich um sogenannte Serotonin-Wiederaufnahmehemmer, die dafür sorgen, dass das einmal ausgeschüttete Glückshormon länger im System bleibt.
Besonders im Sommer spüren wir die positiven Auswirkungen des neuronalen Botenstoffes Serotonin, wenn wir viel Licht ausgesetzt sind und uns mehr draußen an der frischen Luft bewegen, denn Sport steigert diesen Effekt noch. Wie

wir in den vorangegangenen Kapiteln schon ausführlich geklärt haben, wird der Tag-Nacht-Rhythmus von den ca. 50.000 gebündelten Nervenzellen des suprachiasmatischen Kerns, wo unsere Master Clock sitzt, reguliert. Während in den Raphe-Kernen Serotonin entsteht, wird in der Zirbeldrüse (und zwar in den Pinealozyten) aus Serotonin unter Mitwirkung von Alpha-Liponsäure, den Vitaminen B_6, B12, Pantothensäure (Vitamin B5) und Folsäure Melatonin gebildet.
Vereinfacht ausgedrückt folgen Raphe-Kerne und Zirbeldrüse den Befehlen der Master Clock in direkter Wechselwirkung, da der filigrane Nucleus suprachiasmaticus im Nest des Hypothalamus neuronale Verbindungen zu beiden hat. Das heißt also: Sowohl das melatonerge als auch das serotonerge System werden durch den Hell-dunkel-Zyklus beeinflusst.
Steigt unser Melatoninspiegel abends an, empfinden wir Müdigkeit, gleichzeitig fährt unser Körper Serotonin herunter, wie auch unseren Stoffwechsel und die Körperkerntemperatur. Funktioniert dieser Vorgang ungestört, dreht er sich morgens um: Während der Aufwachphase wird Melatonin gedrosselt und der Serotoninspiegel angehoben. Zu diesem Zeitpunkt haben die Nebennieren außerdem bereits begonnen, das lebenswichtige Hormon Cortisol auszustoßen. Zur Erinnerung: Die Cortisolausschüttung ist einer klaren Tagesrhythmik (der zirkadianen Rhythmik) unterworfen. Zwischen 5 und 8 Uhr früh ist der Cortisolspiegel am höchsten. Danach fällt er kontinuierlich ab und erreicht zwischen Mitternacht und 4 Uhr morgens den niedrigsten Wert. Dieses Hormon ist u. a. für Stoffwechselvorgänge verantwortlich, morgens sorgt es dafür, unseren Stoffwechsel in Gang zu bringen. Gesteuert werden diese vielschichtigen, direkt miteinander verflochtenen Vorgänge von der Master Clock. Ist tagsüber nicht genug Serotonin im Blut, fehlt der Zirbeldrüse bei einsetzender Dunkelheit der Rohstoff, um Melatonin zu bilden. Geeicht wird die Master Clock, darüber haben wir viel berichtet, durch Tageslicht über die Rezeptoren in den Augen. Verbringen wir also genug Zeit draußen im hellen Sonnenschein, justiert sich unser System so, dass diese voneinander abhängigen Prozesse gut funktionieren.
Stören wir den von der Natur eingefahrenen und vorgegebenen Ablauf, verstellen wir dadurch die innere Uhr und beide Hormone Serotonin und Melatonin können ihre Aufgaben nicht mehr richtig erfüllen. Im Extremfall kann das zu ernsthaften gesundheitlichen Problemen führen. Nur wenn wir tagsüber unsere volle Leistungsfähigkeit ausschöpfen, regeneriert sich unser Körper nachts in tiefer Entspannung.

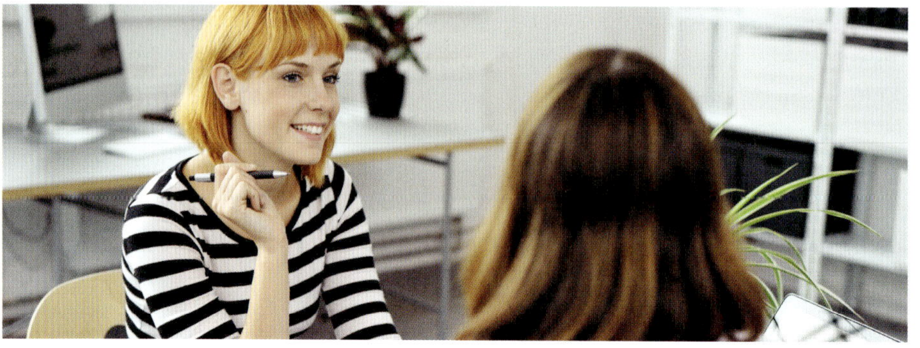

Das Chefhormon

Serotonin hat viele Gesichter – vielleicht sogar mehr, als wir bisher verstehen. Neben dem Adelstitel „Glückshormon" wird dem neuronalen Boten auch gerne der Ehrentitel „Chefhormon" verliehen. Wohingegen Melatonin als der Dracula unter den Hormonen gilt, der abends erscheint und morgens verschwindet. Wissenschaftler wie der Gehirn- und Stressforscher Prof. Gerald Hüther wiesen nach, dass Personen mit hohem Serotoninspiegel von ihren Mitmenschen mehr oder weniger bewusst als souverän und entscheidungsstark, man kann auch sagen als Führungspersönlichkeit wahrgenommen werden.

Wenn wir also dringend den „inneren Chef" einsetzen müssen, weil wir ein wichtiges Meeting vor uns haben, im Büro Souveränität und den großen Überblick demonstrieren oder stressige Führungsaufgaben ruhig und gelassen bewältigen wollen, dann kann uns unsere Biochemie entweder unterstützen oder blockieren. Die Regel ist scheinbar ganz einfach, aber eben nur scheinbar: Ohne Tryptophan und Licht kann der Organismus kein Serotonin bilden, mit allen oben genannten Nachteilen. Jetzt wissen wir auch, weshalb Vampire immer schlecht gelaunt sind. Scherz beiseite: Da wir keine nennenswerten Tryptophanspeicher im Körper besitzen, müssen wir es täglich über die Nahrung aufnehmen. Auf diesem Weg gibt es aber ein paar Falltüren: Die Aminosäure ist hitzeempfindlich, das bedeutet: Wer Speisen zu viel gart, nie Rohkost isst, Eier hart kocht und hocherhitzte Milchprodukte bevorzugt, beseitigt Tryptophan, bevor es überhaupt in unseren Organismus gelangen kann. Aber auch wenn Sie brav roh belassene, knackig frische Lebensmittel mit hohen Tryptophanwerten essen, macht es uns der wichtige Baustein für Eiweiß nicht leicht.

Chemiker nennen Tryptophan eine große Aminosäure, also eine essenzielle Aminosäure, wovon es acht gibt: Isoleucin, Leucin, Lysin, Methionin, Phenylalanin, Threonin, Tryptophan und Valin.

Doch unsere Nahrungsmittel sind komplexe Gebilde, die aus vielen verschiedenen Vitalstoffen bestehen. Da sie im Blut durch den Körper reisen, müssen sie im Gehirn die sogenannte Blut-Hirn-Schranke überwinden, die man sich wie eine Drehtür vorstellen kann. Diese Barriere schützt das Gehirn vor im Blut zirkulierenden Krankheitserregern und Toxinen, filtert wichtige Nährstoffe heraus und überwacht den Abtransport von Stoffwechselprodukten. Das hochselektive Sicherheitssystem ist längst noch nicht vollständig enthüllt und im Moment Gegenstand wissenschaftlicher Forschung.

Durch diese Schranke muss sich das Tryptophan nun mit einer Chance von 7 zu 1 zwängen, denn die anderen sieben Aminosäuren konkurrieren mit ihm um den Eintritt. Neurowissenschaftler bezweifeln deshalb, dass genug von der wichtigen Aminosäure im Gehirn ankommt, auch wenn wir noch so tryptophanhaltig essen. Offenbar gibt es aber trotzdem einen biochemischen Trick: Man kann die sieben Konkurrenten umleiten, indem der Insulinspiegel angehoben wird. Insulin schickt sie direkt in die Muskeln, die mit Tryptophan nichts anfangen können. Deshalb bleibt es allein in der Blutbahn übrig und kann ungehindert die Blut Hirn Schran ke passieren.

Wie sieht das in der Praxis aus? Man isst ein einziges Nahrungsmittel mit hohem Tryptophangehalt, z. B. Nüsse, die Aminosäuren gehen über Magen und Darm direkt in die Blutbahn, was rund eine Stunde Zeit braucht. Da man nichts anderes gegessen hat, konkurrieren keine weiteren Vitalstoffe miteinander. Isst man danach etwas Süßes wie z. B. Rosinen, steigt der Insulinspiegel und schafft so die biochemischen Voraussetzungen, dass das Tryptophan aus den Nüssen die Blut-Hirn-Schranke passieren kann.

Wer sich mehr Eiweiß zuführen möchte, beispielsweise weil er viel Sport treibt, sollte hochwertige Proteine nach längeren Nahrungspausen zu sich nehmen. Die konkurrierenden Aminosäuren werden dann vermehrt in die Muskeln geschleust und Tryptophan kann ins Gehirn gelangen.

Im Gegenzug sollten Menschen, die wenig oder gar keinen Sport treiben, kleinere Eiweißmengen essen. Je weniger Proteine die Muskulatur benötigt, desto intensiver wird der Kampf der Aminosäuren an der Blut-Hirn-Schranke, wenn man zuviel Eiweiß isst.

Tryptophanhaltige Nahrungsmittel

Samen und Nüsse	
Kürbiskerne:	559 mg Tryptophan/100 g
Mandeln:	559 mg Tryptophan/100 g
Cashewnüsse:	314 mg Tryptophan/100 g
Sesam (roh):	290 mg Tryptophan/100 g
Walnüsse:	205 mg Tryptophan/100 g
Haselnüsse:	210 mg Tryptophan/100 g
Pistazien:	179 mg Tryptophan/100 g
Getreide	
Kleie:	250 mg Tryptophan/100 g
Haferflocken:	190 mg Tryptophan/100 g
Hirse:	180 mg Tryptophan/100 g
Amaranth (glutenfrei):	181 mg Tryptophan/100 g
Buchweizen (glutenfrei):	77 mg Tryptophan/100 g
Ei	182 mg Tryptophan/100 g
Milchprodukte	
Parmesan (roh):	490 mg Tryptophan/100 g
Emmentaler (roh):	430 mg Tryptophan/100 g
Edamer:	400 mg Tryptophan/100 g
Speisequark mager:	170 mg Tryptophan/100 g
Vollmilch:	49 mg Tryptophan/100 g
Kakao (pur)	293 mg Tryptophan/100 g
Hülsenfrüchte	
Sojabohne (getrocknet):	450 mg Tryptophan/100 g
Limabohnen:	300 mg Tryptophan/100 g
Erbsen (getrocknet):	275 mg Tryptophan/100 g
Linsen:	250 mg Tryptophan/100 g
Kichererbsen:	160 mg Tryptophan/100 g
Algen	
Spirulina:	789 mg Tryptophan/100 g
Bierhefe	150 mg Tryptophan/100 g
Fisch	
Rotbarsch:	200 mg Tryptophan/100 g
Karpfen:	210 mg Tryptophan/100 g
Sardinen in Öl:	210 mg Tryptophan/100 g
Forelle:	240 mg Tryptophan/100 g
Kabeljau:	240 mg Tryptophan/100 g
Heilbutt:	260 mg Tryptophan/100 g

Fleisch

Gans:	200 mg Tryptophan/100 g
Wild:	240 mg Tryptophan/100 g
Kasseler:	270 mg Tryptophan/100 g
Rindfleisch, Filet:	270 mg Tryptophan/100 g
Huhn:	280 mg Tryptophan/100 g
Schinken, gekocht:	294 mg Tryptophan/100 g

Obst

Äpfel:	2 mg Tryptophan/100 g
Grapefruit:	4 mg Tryptophan/100 g
Mandarinen:	4 mg Tryptophan/100 g
Weintrauben:	4 mg Tryptophan/100 g
Zitronen:	4 mg Tryptophan/100 g
Pfirsiche:	5 mg Tryptophan/100 g
Orangen:	7 mg Tryptophan/100 g
Kirschen:	8 mg Tryptophan/100 g
Erdbeeren:	15 mg Tryptophan/100 g
Bananen:	18 mg Tryptophan/100 g
Feigen:	4 mg Tryptophan/100 g

Gemüse/Salat

Gurken:	4 mg Tryptophan/100 g
Tomaten:	6 mg Tryptophan/100 g
Paprika:	9 mg Tryptophan/100 g
Möhren:	10 mg Tryptophan/100 g
Aubergine:	11 mg Tryptophan/100 g
Sellerie:	12 mg Tryptophan/100 g
Rote Bete:	13 mg Tryptophan/100 g
Kürbis:	15 mg Tryptophan/100 g
Meerrettich:	16 mg Tryptophan/100 g
Chinakohl:	20 mg Tryptophan/100 g
Feldsalat:	20 mg Tryptophan/100 g
Porree/Lauch:	22 mg Tryptophan/100 g
Spargel:	23 mg Tryptophan/100 g
Kartoffeln:	30 mg Tryptophan/100 g
Wirsingkohl:	32 mg Tryptophan/100 g
Blumenkohl:	34 mg Tryptophan/100 g
Spinat:	41 mg Tryptophan/100 g
Grünkohl:	64 mg Tryptophan/100 g

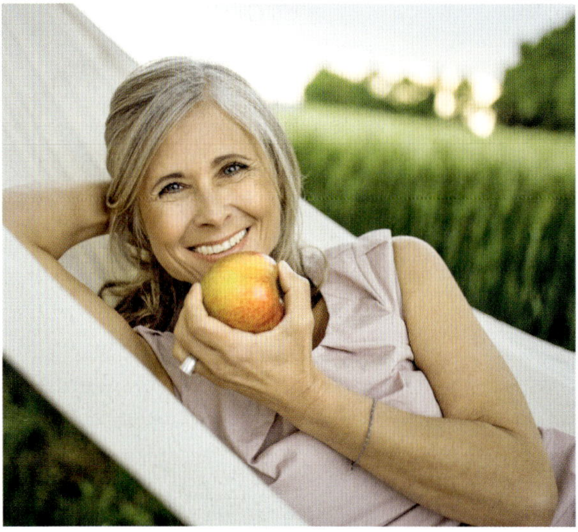

Natürlich können wir nicht täglich so einseitig und gezielt essen. Wo also liegt eine praktikable, alltagstaugliche Lösung? Dazu müssen wir mit einem Megatrend ins Gericht gehen – mit Low Carb, dem Ernährungs-Hype der letzten Jahre. Low-Carb-Ernährung kann nämlich nervös machen und auf die Stimmung schlagen. Eine Kost aus langsamen Kohlenhydraten (z. B. Gemüse, Obst, Vollkorngetreide, Nüsse), bei Vegetariern kombiniert mit Eiweißen aus Hülsenfrüchten oder sonst mit Fisch und Geflügel kann hingegen die Gemütslage positiv beeinflussen. Warum?

Der niederländische Psychologe Rob Markus von der Universität Maastricht führte eine Studienreihe durch, die sich mit der Ausgangsfrage beschäftigte, ob Ernährung stressresistenter machen kann. Er wählte dafür Probanden aus, die sich selbst als extrem nervös und stressanfällig einschätzten, und in einer Kontrollgruppe Menschen, die sich als stressrobust klassifizierten. Da die Halbwertszeit von Serotonin bei 21 Stunden liegt, erhielten beide Gruppen an zwei darauffolgenden Tagen spezielle Kost, die zu 66 Prozent aus Kohlenhydraten und zu 4 Prozent aus Eiweißen bestand. Danach mussten sie komplizierte Mathematikaufgaben, zum Teil auch unter Lärmbelastung, ausführen. Als Kontrolle aßen die Gruppen an zwei weiteren Tagen Mahlzeiten in der Verteilung von 41 Prozent Kohlenhydraten und immerhin 27 Prozent Eiweiß. Es folgte erneut der Mathematik-Stresstest. Die Ergebnisse waren sehr aufschlussreich. Stressempfindlichere Probanden lösten ihre Aufgaben unter der kohlenhydratreichen Kost deutlich besser, ihr Puls war niedriger, die Serotoninkonzentration im Blut höher, das Stresshormon Cortisol sank signifikant ab und sie gaben ihre Stimmung als gehobener an.

Die Wissenschaftler gehen davon aus, dass die kohlenhydratreiche Kost bei reduzierten Proteinen das Glückshormon Serotonin beeinflusst hat. Begründung: Kohlenhydratreiche Nahrung wird im Organismus vermehrt in Glukose umgewandelt, wodurch die Bauchspeicheldrüse mehr Insulin produziert. Das wissen wir ja schon, Insulin hilft Tryptophan, die Blut-Hirn-Schranke zu durchbrechen. Darüber hinaus führt eiweißarme Kost dazu, dass Tryptophan nicht von den anderen großen Aminosäuren ausgebremst werden kann. Ab einem Anteil von 20 Prozent Protein muss sich Tryptophan nach jetzigem Kenntnisstand offenbar weit hintanstellen.

Das ist auch der Grund, weshalb ich die Kost von Iris Arnsberg umgestellt habe. Ihre Stimmung hob sich unter unserer Behandlung deutlich, sie wurde ausgeglichener, stressresistenter und zufriedener. In Phasen, in denen sie mehr Sport trieb, wozu sie im Alltag nicht regelmäßig kam, nahm sie ihre puren Eiweißdrinks aus Hanf nach längeren Nahrungspausen zu sich und aß ein wenig später süße Rosinen und Datteln, um zwei Fliegen mit einer Klappe zu schlagen: Sie fütterte ihre Muskeln und beschützte ihr Tryptophan.

Tryptophan als Medikament

Tryptophanhaltige Nahrungsergänzungsmittel wurden bereits in den 1970er-Jahren in Amerika als Wundermittel gegen Depressionen und Schlafstörungen gehandelt. Der Hype endete abrupt 1989, denn die amerikanische Gesundheitsbehörde entdeckte einen deutlichen Anstieg des sogenannten Eosinophilie-Myalgie-Syndroms (EMS), eine Erkrankung, die ein bis zwölf Monate nach der ersten Einnahme mit Muskelschmerzen, hohem Fieber, Juckreiz und Schwächeanfällen einherging. Weltweit sind 1500 Krankheitsfälle und 38 Tote registriert. In den Vereinigten Staaten wurden daraufhin Tryptophanpräparate verboten. Allerdings gilt es mittlerweile als gesichert, dass die Nebenwirkungen nur bei dem nicht veganen Präparat des japanischen Herstellers Shōwa Denkō auftraten und wahrscheinlich auf Verunreinigungen beim Produktionsprozess zurückzuführen waren. Es gibt allerdings Wissenschaftler, die als Auslöser auf eine individuelle genetische Bereitschaft zu Störungen im Tryptophanstoffwechsel verweisen. Auch in Tierversuchen wurde EMS durch Produkte anderer Hersteller ausgelöst. In Deutschland darf Tryptophan seit 1996 als mildes Schlafmittel ohne Rezept in Apotheken abgegeben werden. Es gibt mittlerweile vegane Varianten. Selbstverständlich sollte man es nicht ohne ärztliche Beratung einnehmen, da auch der Einnahmezeitpunkt von entscheidender Bedeutung ist.

TEIL 4
VOM HELL-DUNKEL-SPIEL DES LEBENS UND DER ELEGANZ DES ALTERS

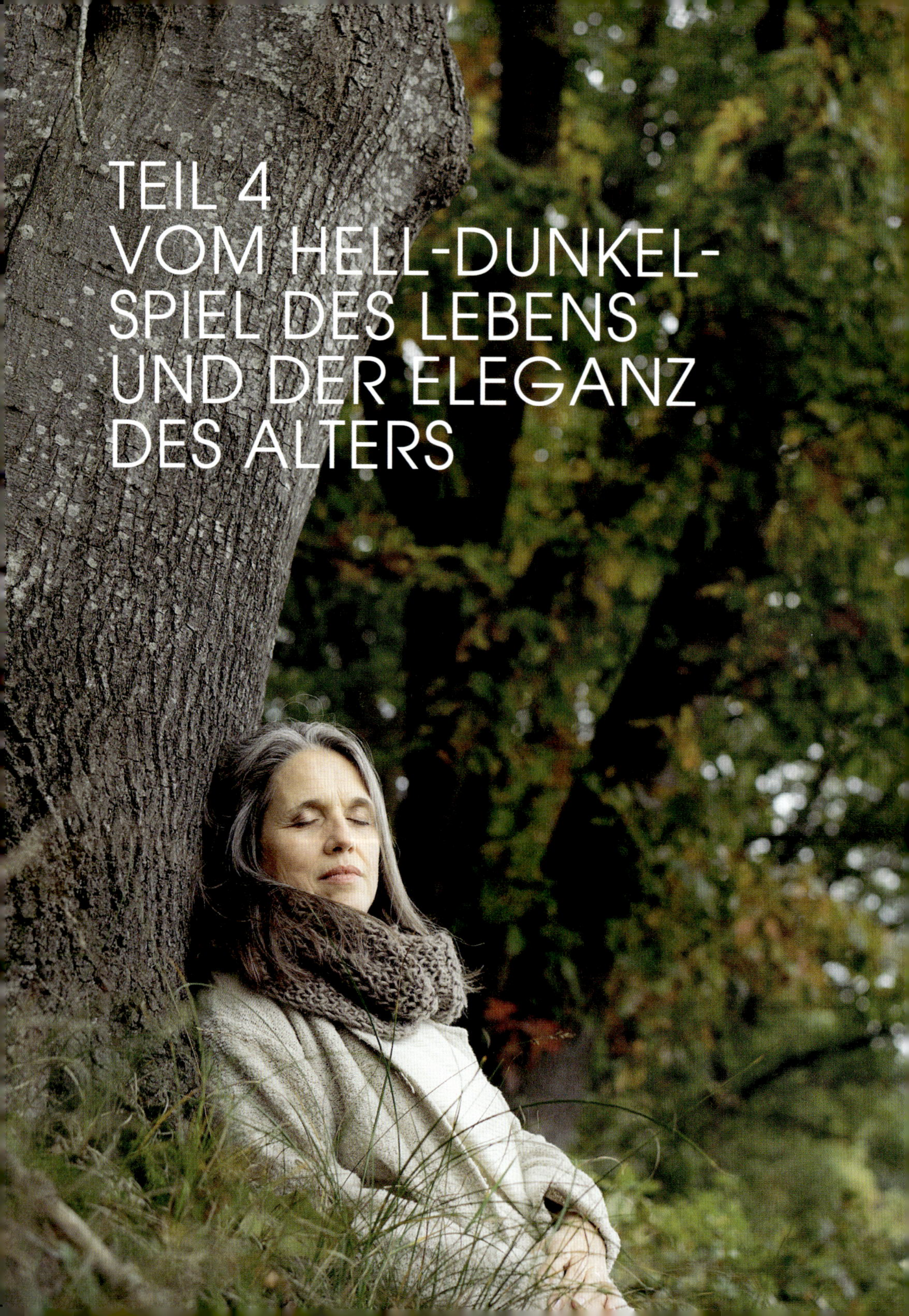

Die Sonne aus der Steckdose

Im Sommer fällt es leicht, Licht und Bewegung im Freien in den Alltag zu integrieren, was aufhellt und zufrieden macht. Im Winter leider nicht. Jeder kennt bis zu einem gewissen Grad den November-Blues. Wenn die grauen Monate nicht enden wollen, die durch den abgeschwächten Winkel der Sonne tagsüber so dunkel sind, dass man das Gefühl hat, es wird gar nicht richtig hell. Wenn Regen und Nebel die lichtlose Stimmung noch verstärken. Wenn der trübe Tag bis in die Seele vordringt. Doch das Hell-dunkel-Spiel der Natur hat nicht auf alle Menschen dieselbe Auswirkung. Es gibt durchaus Nord- und Mitteleuropäer, die sich im Winter genauso gut fühlen wie im Sommer. Die Gründe dafür sind bisher nicht zufriedenstellend aufgeklärt. Die Annahme, dass der Tryptophanstoffwechsel bei manchen Menschen genetisch bedingt gestört sein könnte, muss noch weiter erforscht werden. Fest steht, dass die Anzahl der Menschen, die an Winterdepression leiden, weiterhin steigt. Es sind vor allem Frauen betroffen, doch Wissenschaftler gehen davon aus, dass Männer weniger bereit sind, über diese eher diffusen Symptome zu sprechen oder sich an einen Arzt zu wenden. Jeder vierte Deutsche soll unter Winterdepression leiden.

Vergegenwärtigen wir uns noch einmal die Lux-Zahlen von Tageslicht. Wie schon häufig erwähnt, erreichen wir im Sommer Spitzenwerte bis zu 130.000 Lux, während die Werte im Winter mittags bei wolkenlosem Himmel maximal auf 20.000 Lux ansteigen, an bedeckten Wintertagen sinken sie auf 3000 Lux ab. Je nördlicher wir uns auf der Erdkugel befinden, desto kürzer sind die Tage. Im Norden Norwegens, z. B. in Tromsø, wird es im Winter zwei Monate überhaupt nicht hell. Deshalb stehen Lichttherapien bei unseren skandinavischen Nachbarn bereits seit vielen Jahren hoch im Kurs.

Was genau ist eine Lichttherapie? Für diese Behandlungsform ohne Medikamente werden Menschen, die unter einer saisonalen Depression leiden, hellem Kunstlicht ausgesetzt, das Lux-Werte von 2500 bis 10.000 erreicht. Man nennt diese Geräte auch Lichtduschen. Mit großflächigen Speziallampen wird künstlich Tageslicht simuliert. Zertifizierte Geräte haben einen 100-prozentigen UV-Schutz. Je höher der Lux-Wert, desto kürzer müssen die Sitzungen sein. Bei 2500 Lux werden ca. zwei Stunden empfohlen, bei 10.000 Lux genügt eine halbe Stunde. Anwender berichten bereits nach einer Woche von spürbaren Ergebnissen, eine deutliche

Verbesserung tritt nach vier Wochen konsequenter Nutzung ein. Die Hersteller weisen darauf hin, dass es wichtig ist, sich während der Sitzungen nah genug an der Lichtquelle aufzuhalten, ideal sind 50 bis 80 Zentimeter Abstand. Das Licht soll auf die Netzhaut treffen und damit auf die retinalen Ganglienzellen. Sie erinnern sich, diese lichtempfindlichen Rezeptoren beherbergen das Sehpigment Melanopsin, registrieren die Umgebungshelligkeit und informieren die Zirbeldrüse, das Schlafhormon Melantonin zu drosseln. Deshalb sollen die Augen weit geöffnet sein, ohne aber direkt in die Lichtquelle zu blicken. Nutzer können lesen, arbeiten oder sich entspannen.
Wichtig ist auch der Anwendungszeitpunkt. Die Lichtdosis, die morgens positive Auswirkungen hat, kann abends schädlich sein. Ähnlich wie Tageslicht, das die Helligkeitsintensität von Sonnenaufgang bis zum Zenit der Sonne mittags stetig steigert und dann wieder reduziert, soll das Licht aus der Steckdose am besten morgens oder vormittags genutzt werden.

Lichtduschen wirken, weil der Blaulichtanteil in diesen Speziallampen sehr hoch ist. Wie bereits erwähnt nennt man sichtbares Licht mit den Wellenlängen um 479 Nanometer High Energy Visible (HEV) Light. Nur kälteres Licht zwischen 380 und 500 Nanometer im blauvioletten Spektralanteil mit einer höheren Kelvin-Zahl (ab 6000 Kelvin) entfaltet diesen das Melatonin unterdrückenden Effekt, der am effektivsten bei ca. 479 Nanometer ist. Sind wir diesen Wellenlängen ausgesetzt, steigert das unsere Wachheit und Konzentration, aber auch unser Wohlgefühl, weil Serotonin angekurbelt wird.
Man kann unterschiedliche Geräte kaufen. Wichtig ist, dass sie als zertifizierte Medizinprodukte ausgewiesen sind. Die Richtlinie 93/42/EWG des Europäischen Rates ist die wichtigste Norm zum Nachweis der Sicherheit und der medizinisch-technischen Leistungsfähigkeit von Medizinprodukten im europäischen Wirtschaftsraum.
Nicht zertifizierte Therapiegeräte werden als Wohlfühllampen bezeichnet, in der Regel haben sie eine geringere Beleuchtungsstärke. Laut EU-Richtlinie darf ein Gerät, das diese Zertifizierung trägt, zur Erkennung, Verhütung, Überwachung, Behandlung oder Linderung von Krankheiten am Menschen angewendet werden. Die Lampen können leichte depressive Phasen, eine Winterdepression, Antriebslosigkeit oder Energiemangel abschwächen, sie können sowohl vorbeugen als auch helfen, diese Beschwerden zu bewältigen. Im unteren Preissegment kosten diese

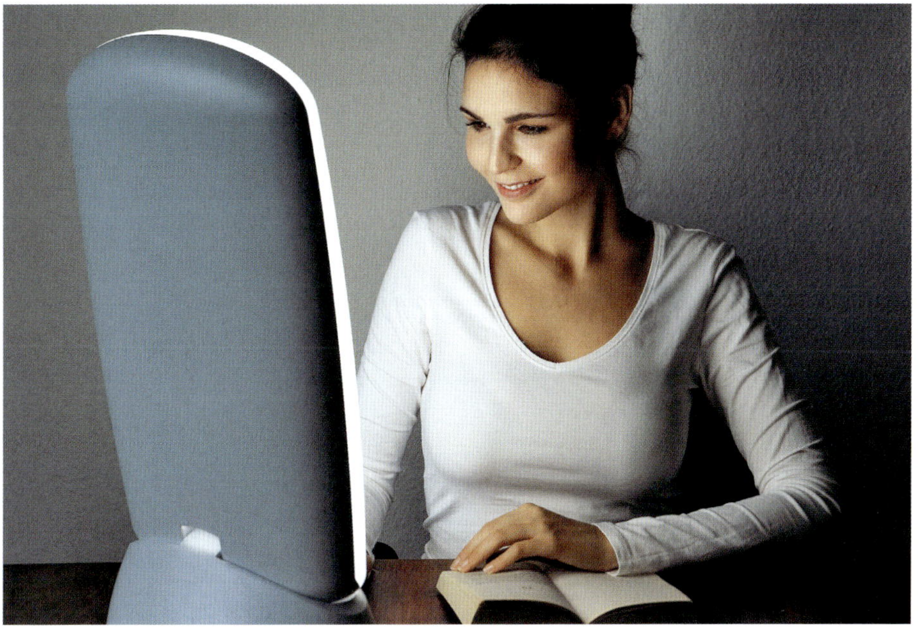

Lichtduschen um die 40 Euro, sie sind dann meistens nicht dimmbar, also extrem hell, haben keine Zeitanzeige, automatische Zeitschaltuhr oder kein Display. Mit einem Dimmer kann man die Helligkeit so regeln, dass sich das Auge langsam an die Intensität des Lichts gewöhnen kann, was ganz besonders dann wichtig ist, wenn man noch nie eine Lichtdusche benutzt hat. Im oberen Preisbereich gibt es diese Zusatzfunktionen, allerdings liegen die Lampen dann bei 150 bis 300 Euro. Bei solchen Modellen kann man unterschiedliche Farbtemperaturen einstellen, also die Kelvin-Zahl verändern, und sich so kälteres oder wärmeres Licht einstellen. Es gibt auch sogenannte Vollspektrumlampen mit sieben Regenbogenfarben und Infrarot, die als gesundes Licht oder Naturlicht ausgewiesen sind, allerdings haben sie einen UV-Anteil.

Lichtwecker sind Nachttischlampen, die neben einer Weckfunktion durch einstellbare Geräusche wie z. B. Vogelgezwitscher, sanfte Musik, Trommeln oder einzelne Tonfolgen das Schlafzimmer durch konstant heller werdendes Licht beleuchten, um den Augen noch im Bett eine Dosis High Energy Light zu servieren. Es gibt auch kombinierte Lampen, die abends das Licht am Bett so reduzieren, dass die Melatoninproduktion nach Sonnenuntergang gesteigert wird.

Morgenritual

Gehen Sie es langsam an!

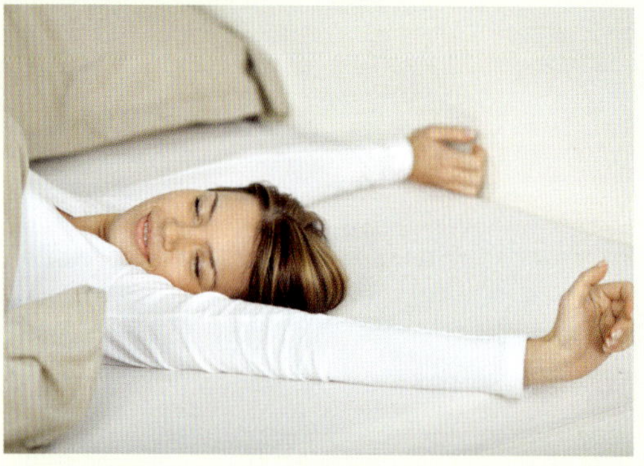

Die Vorgänge im Übergang von Nacht auf Tag sind äußerst komplex, deshalb ist es wichtig, den Tag langsam zu starten – am besten mit einem Morgenritual

Der Wecker schrillt, Sie werden aus tiefstem Schlaf gerissen. Die Zeit drängt, Sie stehen schnell auf, springen unter die Dusche und danach in die Kleider, nehmen im Vorübergehen ein kurzes Frühstück ein und verlassen dann zügig das Haus. Ein Szenario, das Ihren Körper gleich zu Tagesanfang unter enormen Stress setzt. Warum? Weil die komplexen physiologischen Vorgänge, die unser System morgens leistet, davon gestört werden. Außerdem würde dieser Ablauf beweisen, dass Ihre innere Uhr nicht im Lot ist. Wäre sie es, würden Sie von selbst aufwachen. Sie hätten dann am frühen Abend zuvor leicht und bekömmlich gegessen und wären zeitig zu Bett gegangen.

Ideal ist es, dem Organismus morgens die Ruhe zu geben, sich an das Tageslicht zu gewöhnen und den vielschichtigen biochemischen und hormonellen Vorgängen etwas Raum zu geben.

Wenn möglich, gehen Sie es darum besser langsam an. Wirklich tiefer, erholsamer Schlaf ist wie eine Schleuse zwischen hektischen Tagen, in denen man sich allzu schnell verlieren kann. Jedem Morgen wohnt für eine kurze Weile ein magischer Neubeginn inne. Auch wenn Sie im Groben absehen, wie Ihr Tag strukturiert ist, wissen Sie doch nie ganz genau, was er tatsächlich bringen wird. Lernen Sie, sich an ein Morgenritual zu gewöhnen, das Sie wirklich jeden Tag wiederholen. Die Natur macht es nicht anders, sie vollzieht Abläufe immer und immer wieder auf ein und dieselbe Art und Weise.

Tipps für ein Morgenritual

- Bleiben Sie direkt nach dem Aufwachen noch ein paar Minuten im Bett liegen, damit geben Sie den Augen Zeit, sich an das Morgenlicht zu gewöhnen.
- Ein Morgenritual könnte sein, sich an einem Platz, den Sie mögen, in Ruhe auf den Tag vorzubereiten. Trinken Sie eine Tasse Kräutertee oder warmes Zitronenwasser und überlegen Sie, was Sie von den vor Ihnen liegenden zwölf Stunden erwarten, statt sich sofort auf Smartphone, TV oder Radio einzulassen.
- Meditieren Sie für 20 Minuten und tun Sie es einem gewandten Bogenschützen gleich. Er zieht den Pfeil zuerst zurück, um ihn dann umso weiter schießen zu können. Je tiefer die Ruhe, aus der heraus Sie Ihre Aktivität starten, umso überlegter und erfolgreicher wird sie sein. Ganz nach der Empfehlung von Laotse, der uns riet: „Erreiche den Gipfel der Leere, bewahre die Fülle der Ruhe, und alle Dinge werden gedeihen." Eine besonders einfache Meditationstechnik ist die Transzendentale Meditation (TM), die sich leicht in einem Vier-Tages-Kurs erlernen und in den Alltag integrieren lässt.
- Hören Sie ruhige oder Ihre Lieblingsmusik. Die Wissenschaftlerin Yuna Ferguson von der Universität Missouri hat nachgewiesen, dass Musik die Stimmung positiv beeinflussen kann, wenn man sich bewusst darauf einstellt.
- Ein wunderbarer Ort für das Morgenritual kann auch die Küche sein, wo Sie sich, falls Sie hungrig sind, ohne Zeitdruck – und ohne viel nachzudenken – ein leichtes und am besten ein warmes Frühstück zubereiten. Die mechanischen, immer gleichen Handgriffe kann man genießen. Es ist schön, den Duft von frischen Früchten, gekochtem Porridge, Kaffee oder aromatischem Tee wirklich wahrzunehmen. Lassen Sie es einfach laufen, oft kommen gerade dann die besten Inspirationen.
- Gehen Sie morgens eine Runde in den Park oder in Ihren Garten, womit Sie sich besonders im Sommer eine Dosis herrlich unverbrauchter Energie, frische Luft und eine Extraportion Licht zum Frühstück servieren. Auf dem Balkon kann man ebenfalls ein schnelles Lichtbad nehmen.

Auch wenn es anfänglich gar nicht so leicht ist, sich an ein Morgenritual zu gewöhnen, werden Sie die Vorteile sehr bald zu schätzen wissen. Sie lassen Ruhe statt Hektik in Ihren Tag fließen. Ihr Körper darf währenddessen nach und nach hellwach werden.

Bright Light – künstlicher Lichtblick

In Skandinavien gehört die Lichttherapie im Winter zu gängigen Behandlungsmethoden von saisonalen depressiven Verstimmungen. In Schweden z. B. sollen mehr als 70 Prozent der Bevölkerung unter den Symptomen einer klassischen Winterdepression leiden – etwa an Antriebslosigkeit, Niedergeschlagenheit, Heißhunger und Dauermüdigkeit.

In der 500 Kilometer nördlich von Stockholm gelegenen Stadt Umeå wurden an Bushaltestellen Hochleistungslichtpaneele installiert, damit die Pendler ihre Wartezeit mit einer kostenlosen Lichttherapie nutzen können. Die Hersteller solcher Paneele werben mit einem merkbaren Energieschub und raten den Menschen, früher an die Bushaltestelle zu kommen und mindestens eine halbe Stunde mit weit geöffneten Augen im Licht zu duschen.

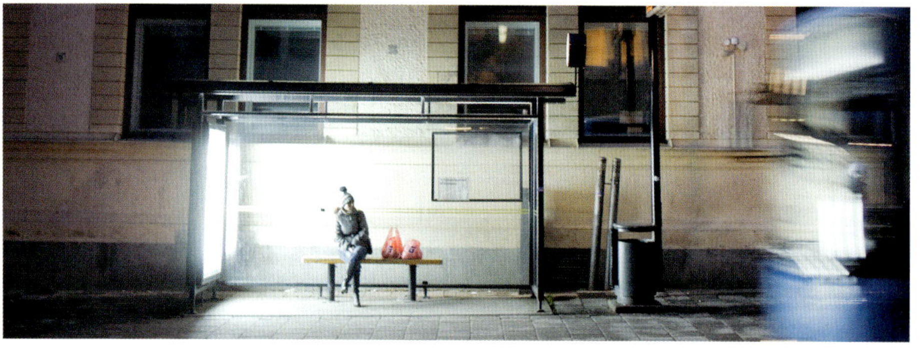

Lichtdusche an einer Bushaltestelle – Wartezeit mit Wohlfühleffekt

Im Stockholmer Stadtteil Södermalm eröffnete 2008 das erste Licht-Café. Die Gäste müssen sich weiße Hemden anziehen, sich in weiße Sessel setzen und in den vollkommen weißen, hell erleuchteten Raum blicken. Die indirekte Beleuchtung aus den kalten Tageslichtröhren reflektiert an den weißen Möbeln, Wänden und Gewändern. So wird ein Sommertag simuliert. Das Café ist ein Modellprojekt des St.-Görans-Krankenhauses in Stockholm. Auch in anderen schwedischen Städten eröffneten nach diesem Vorbild Licht-Bars wie etwa in Malmö, Göteborg oder Luleå.

In der drittgrößten finnischen Stadt Tampere feiern die Menschen in den drei dunkelsten Monaten ein „Lichterfest“. Die ganze Stadt wird dann von einer gigantischen bunten Lichtinstallation illuminiert, als wäre man auf dem Times Square in New York. In ganz Finnland haben die Menschen übrigens ein Patentrezept gegen den Winterblues, das wir auf den nächsten Seiten verraten.

Lichttherapie ist darüber hinaus bei der Behandlung klassischer, also nicht saisonal bedingter Depressionen, untersucht worden. Der niederländische Psychiater Ritsaert Lieverse von der Universität Maastricht testete die Sonne aus der Steckdose in Altersheimen. Er führte eine große klinische, Placebo-kontrollierte Doppelblindstudie durch. Die Probanden im Alter von 60 oder mehr Jahren litten unter klassischen Depressionssymptomen. Speise- und Aufenthaltsräume der Senioren wurden für diese Experimente mit Leuchtstoffröhren bis zu 10.000 Lux ausgestattet.

Seine Ergebnisse, die er 2011 unter dem Titel „Bright Light Treatment in Elderly Patients With Nonseasonal Major Depressive Disorder" im Rahmen seiner Promotion veröffentlichte, erfuhren weltweite Beachtung. Er kam zu dem Schluss, dass richtig durchgeführte Lichttherapie eine ähnliche Wirkung wie die Einnahme von Antidepressiva entfalten kann. Die Ergebnisse zeigen: Es hellte sich nicht nur die Stimmung der Senioren auf, sondern auch die geistige Leistungsfähigkeit wurde gesteigert.

Auch in Schulen fanden Experimente statt. So zeigte es sich, dass sich die Kinder bei Beleuchtung aus dem High-Energy-Light-Bereich, dem Blaulichtspektrum, in Mathematik besser konzentrieren oder in Deutsch fehlerfreier lesen konnten. Die Lehrerin hatte die Möglichkeit, sowohl die Beleuchtungsstärke als auch die Lichttemperatur zu variieren. Nach dem intensiven Unterricht konnte sie eine niedrigere Kelvin-Zahl einstellen, das Licht wurde dann im Infrarotbereich wärmer. Dabei entspannten sich die Schüler besser und gingen ruhiger in die Pause. Die Industrie wirbt auch mit Beleuchtungssystemen für Büros, die dieselben Effekte erzielen. Mit speziell angefertigten Leuchtpaneelen, die auch den Abstrahlungswinkel berücksichtigen, kann ein ganzer Raum oder nur ein Arbeitsplatz lichttechnisch so ausgestattet werden, dass die Wirkung aus dem blauen Spektrum voll zur Geltung kommt. Probanden in den Werbefilmen auf den Portalen zum Thema Licht im Internet äußern sich begeistert über die deutlich verbesserte und verlängerte Konzentrationsfähigkeit.

Das klingt alles sinnvoll und immer wieder wird hervorgehoben, dass die Lichttherapie nicht medikamentös und einfach zu handhaben ist. Doch wo viel Licht ist, sind leider auch große Schatten. Die Hell-dunkel-Grenze beim Einsatz der viel beworbenen neuen Lichtquellen verläuft genau an jener Pforte, an der die Hauptwirkung erzielt werden soll: in den Augen. Deshalb raten die Hersteller auch, sich möglichst nah an dem Beleuchtungskörper mit offenen Augen aufzuhalten. Leider kann man nicht verschweigen, dass die zahlreichen Studien größtenteils von der Lichtindustrie durchgeführt oder aber gesponsert sind und Fragen offenbleiben.
So warnen Augenärzte vor Dauerbestrahlung durch blaues Licht und dem Blue-Hazard-Phänomen (siehe ab Seite 78). Personen, die bereits Augenvorerkrankungen wie grauen Star haben oder unter Makuladegeneration leiden, sollten künstliches weißes Licht mit hohem Blauanteil auf jeden Fall meiden oder sich diesem nur sehr dosiert und unter Aufsicht des Arztes aussetzen. Auch Kinder gehören eigentlich zur Risikogruppe, da ihr Glaskörper noch wenig bis gar nicht eingetrübt ist und die blauen Strahlen direkt auf die Netzhaut durchdringen können. Langzeitstudien der Wirkung weißer Leuchtdioden auf die Zapfen des S-Typs, die Blau-Rezeptoren, fehlen.
Es lässt sich nicht wegdiskutieren, dass die Zahlen der altersbedingten Makuladegeneration (AMD) in den westlichen Industrieländern deutlich ansteigen. AMD bewirkt irreparable, stark beeinträchtigende Sehstörungen oder Erblindung des Netzhautzentrums. Die UN legte 2015 Statistiken vor, dass weltweit 20 bis 25 Millionen Menschen an Makuladegeneration erkrankt sind. Nicht zu ignorieren ist die Hochrechnung der Experten, dass die Zahl der AMD-Erkrankungen in den nächsten 30 Jahren auf etwa 70 Millionen weltweit anwachsen wird. Und das vornehmlich in den Industrienationen.
Auch das Phänomen der jugendlichen Makuladegeneration, bei der das Erkrankungsalter wesentlich niedriger ist, wird von den Fachverbänden wie etwa von dem Berufsverband der Augenärzte Deutschlands e. V. (BVA) hervorgehoben. Die Gründe für die sich in den letzten zehn Jahren deutlich veränderten Zahlen sind nicht hinreichend erforscht. Das Argument, dass unsere Gesellschaft überaltert ist, kann für die Fälle bei Jugendlichen nicht greifen. Es gilt also Vorteile und Nachteile gegeneinander abzuwägen. Sind die Symptome einer Winterdepression belastender als das Risiko einer Augenerkrankung? Regelmäßige Kontrolle beim Augenarzt ist angeraten, wenn man Lichtduschen täglich einsetzt. Doch was könnten weitere hilfreiche Maßnahmen gegen den Blues sein?

Tipps gegen den Winterblues

- Gehen Sie auch im Winter an die frische Luft. An einem wolkenlosen Tag holt sich Ihr System mittags immer noch 20.000 Lux ab.
- Selbst wenn es bedeckt ist, strahlt die Sonne noch mit 3000 Lux – das sind 2500 Lux mehr als in Ihrem Büro. Die richtige Zeit dafür ist vormittags bis mittags. Ab 17 Uhr bringt der Spaziergang nicht mehr genügend Licht für die Augen.
- Die Sonnenecke: Suchen Sie sich eine windgeschützte Ecke und verbringen Sie gezielt mindestens eine halbe Stunde am Tag draußen. Trinken Sie eine Tasse Tee dabei. Ein Tipp: Es gibt Wärmeeinlagen für die Schuhe, die mit der Zeit sogar richtig heiß werden.
- Wichtig: Es macht nichts, wenn die 25 Prozent Körperoberfläche, die für die Vitamin-D-Produktion nötig sind, im Winter bedeckt bleiben. Der Einfallwinkel der Sonne ist in den Wintermonaten ohnehin zu gering, um die unteren Epidermisschichten anzuregen. Aber Ihre Augen und damit Ihre innere Uhr danken Ihnen das kleine Sonnenbad.
- Verlegen Sie auch im Winter Meetings in den Park und gehen Sie zusammen eine Runde, statt im stickigen Büro oder in der überfüllten Cafeteria zu sitzen.
- Versuchen Sie, wenn Sie zum Winterblues neigen, sich in geschlossenen Räumen möglichst oft am Fenster aufzuhalten.
- Knipsen Sie Ihr inneres Licht an! Meditation ist grundsätzlich ein hervorragender Stimmungsaufheller, z. B. die Transzendentale Meditation. Sie ist eine einfache, natürliche Technik aus der Yogatradition, die man zweimal täglich für 15 bis 20 Minuten bequem sitzend ausübt. Sie ist wissenschaftlich hervorragend dokumentiert, verschafft tiefe Ruhe und stimuliert die Ausschüttung von Glückshormonen in unserem Körper.
- Nehmen Sie Vitamin-D-Nahrungsergänzungsmittel, aber bitte nur nach vorherigem Test und in Absprache mit Ihrem Hausarzt.
- Streichen Sie Räume, in denen Sie sich viel aufhalten, hell und freundlich.
- Achten Sie streng darauf, abends vor dem Schlafengehen weiße, kalte Lichtquellen zu meiden – sei es das Handy, der PC oder Lampen, die eine Lichttemperatur über 3000 Kelvin haben.

- Besonders Ihre Nachttischlampe sollte sehr warmes Licht mit einer geringen Lux-Zahl abstrahlen. Die Kerze bringt gerade im Winter abends zusätzlich zu ihrer geringen Kelvin-Zahl von 1500 auch noch gemütliche Stimmung.
- Nur wenn Sie tagsüber genug Licht bekommen, um wach zu werden, und abends die Beleuchtung dämpfen, um schläfrig zu werden, kann der Tag-Nacht-Rhythmus voll greifen und Ihre innere Uhr tickt richtig.
- Nehmen Sie pflanzliche, schlaffördernde Kräuterpräparate, wenn Sie zu nervösen Schlafstörungen neigen. Beispielsweise in der ayurvedischen Medizin gibt es eine Fülle hilfreicher Heilkräuter, aber auch Baldrian oder Hopfen können helfen. Checken Sie dazu die Schlaftipps auf Seite 189.
- Meiden Sie nachts helle Lichtquellen.
- Stellen Sie sicher, dass Sie Ihren Augen morgens dann wieder genug Licht zum „Hochfahren" zur Verfügung stellen.
- Gestalten Sie die Übergänge von Tag auf Nacht und umgekehrt ruhig und entspannt, damit die komplexe hormonelle Umstellung in Ihrem Körper in Ruhe verlaufen kann.
- Natürlich hilft auch ein Urlaub in einer sonnigen Gegend über die tristen Wintermonate hinweg. Ihr Vitamin-D-Speicher wird dann aufgefüllt. Für Ihre innere Uhr ist allerdings ein extremer Jetlag eine Belastung. Geben Sie sich in diesem Fall unbedingt genug Zeit, sich zu Hause wieder einzugewöhnen, und gehen Sie nicht aus dem Flieger ins Büro.
- Nehmen Sie pflanzliche Stimmungsaufheller wie Johanniskraut, Rhodiola oder tryptophanhaltige Getreidesubstanzen (z. B. Inka-Gold).
- Essen Sie gezielt tryptophanhaltige Nahrungsmittel, um tagsüber Ihren Serotoninspiegel zu pushen (siehe Seite 158).
- Besprechen Sie diese Strategien mit einem ganzheitlich arbeitenden Arzt oder einem Heilpraktiker.
- Vergessen Sie einen wichtigen Grundsatz nicht: Die Depression sucht sich ihre Themen. Das heißt: Überprüfen Sie, welche Themen Sie in Ihrem Leben beschäftigen und die traurige Stimmung womöglich verstärken.
- Entscheiden Sie sich für glückliche Gedanken. Es gibt viel Literatur darüber und Studien zeigen, dass die Entscheidung für positive Gedanken eine ca. 20-prozentige Verbesserung der Stimmung bringen kann.

- Machen Sie den Depressions-Selbsttest, z. B. auf der Website der Deutschen Depressionshilfe (www.deutsche-depressionshilfe.de). Schätzen Sie sich realistisch ein und verdrängen Sie das Thema nicht.
- Suchen Sie sich professionelle Hilfe, wenn depressive Verstimmungen zu lange anhalten oder Sie das Gefühl haben, Sie können sie nicht mehr selbst bewältigen.

Warum Winter nicht gleich Sommer ist

Natürlich macht es Sinn, Maßnahmen zu ergreifen, wenn die Stimmung zu sehr leidet. Aber die Winterdepression verbunden mit Antriebsschwäche, Lustlosigkeit und Müdigkeit kann man auch ganz anders betrachten. Die Finnen etwa kennen in den sonnenlosen Monaten ein Rezept gegen die Dunkelheit: Sie verbünden sich bewusst mit ihr, stellen sich auf die langen Abende ein und füllen sie mit ruhiger Geselligkeit. Kultstatus hat ein Saunabesuch mit guten Freunden.

Alle großen Chronobiologen weisen darauf hin, dass Stimmungsschwankungen im Jahresverlauf ganz normal sind. Der ewige Kreislauf von Erwachen im Frühling, Reifen im Sommer, Ernten im Herbst und Ruhen im Winter ist auch im menschlichen Organismus tief verankert. Die Natur fährt Betriebsamkeit im Winter radikal herunter, bei manchen Tieren sogar bis auf null. Viele Insekten haben einen eingebauten Frostschutz. Schmetterlinge etwa überwintern als Ei, Marienkäfer frieren, ohne Schaden zu nehmen, und tauen im Frühling wieder auf. Igel verlangsamen während des Winterschlafs ihren Herzschlag von 200 auf fünf Schläge pro Minute. Frost spielt dabei eine zentrale Rolle. Sind die Temperaturen zu mild, droht den kleinen Stachelhäutern Gefahr, weil sie zu früh erwachen und Nahrung noch Mangelware ist. Bären ziehen sich zu einer siebenmonatigen Winterruhe zurück.

Im Agrarzeitalter richtete auch der Mensch sein Leben am Lauf der Sonne aus. Im Sommer wurde gearbeitet, im Winter ausgeruht. Erinnern wir uns noch einmal, warum es den Winter eigentlich gibt: Die Achse der Erde ist um 23 Grad geneigt, deshalb ist die Nordhalbkugel der Sonne im Sommer mehr und im Winter weniger zugewandt.

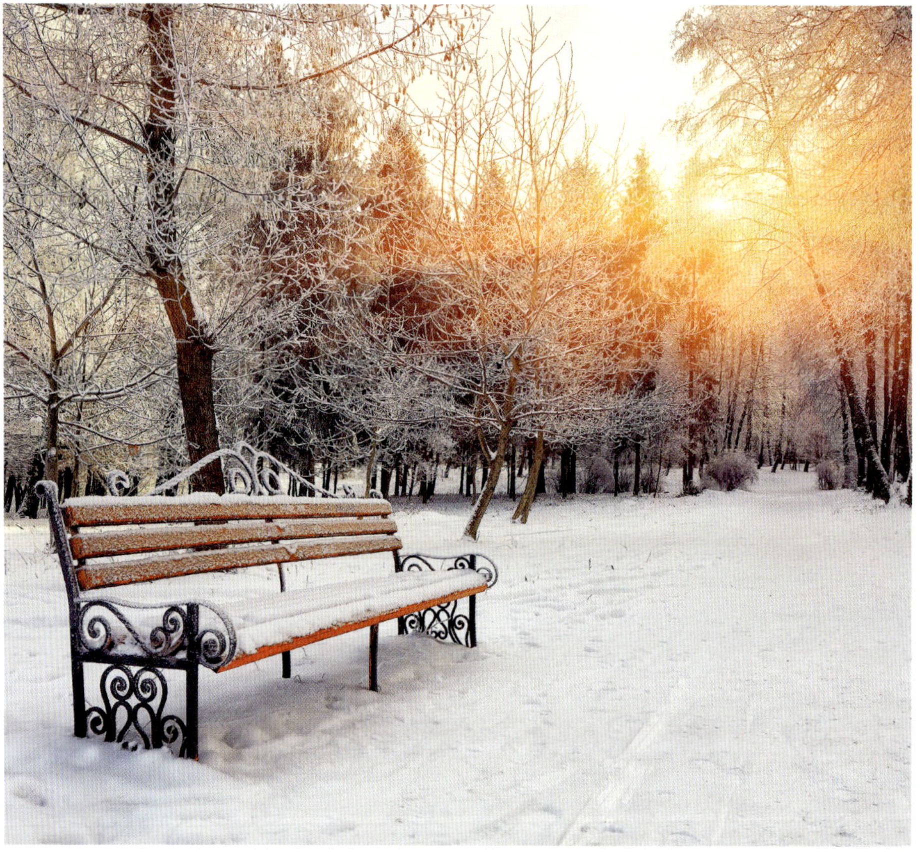

In der Winterphase bevorzugt die Natur Stille. Schnee beispielsweise bezaubert uns gerade deshalb: Wenn Niederschlag feine Eiskristalle bildet und die Welt in weiße Wattebäusche gehüllt ist, herrscht eine nicht vergleichbare Ruhe. Schnee dämpft Geräusche, schluckt Schall und verlangsamt den Gang der Dinge, denn Schneeflocken rieseln mit einer vorsichtigen Geschwindigkeit von 4 Kilometern in der Stunde auf die Erde, während Regen in der Regel eine Geschwindigkeit von 20 Kilometern in der Stunde und Hagel von 70 Kilometern in der Stunde hat. Schnee gilt seit jeher als Metapher für Winter. Wenn es schneit, unterscheidet sich das Leben ganz gravierend von den anderen Jahreszeiten.

Erst seit sich das Leben von uns Menschen wie vom Tag-Nacht-Rhythmus auch von den Jahreszeiten abgekoppelt hat, gerät das Gleichgewicht aus den Fugen.

Wir empfinden Müdigkeit oder Antriebsschwäche im Winter als beeinträchtigend, weil unsere Lebensweise und unser seit 4 Millionen Jahren geprägtes kollektives Gedächtnis auseinanderklaffen. Die Epigenetiker nennen dieses uralte Wissen des Körpers Zellerinnerungen.
Doch die Ansprüche unseres Organismus prallen auf die Ansprüche einer Gesellschaft, die fortwährende Hochleistung propagiert. Jahreszeiten sind für den reibungslosen Ablauf des Lebens in modernen Industriegesellschaften längst bedeutungslos geworden. Im Dezember fahren unsere Flugzeuge durch die Enteisungsmaschine und fliegen uns dann wie gewohnt an alle Orte der Erde. Wir leiden in unseren hell erleuchteten, geheizten Büros im November genauso unter Stress, Zeit- und Termindruck wie im Mai bei warmen Temperaturen. Wir feiern bis tief in die Nacht bei voller Beleuchtung, egal ob es Sommer oder Winter ist.
Unser Körper erinnert sich aber an die grundlegenden Rhythmen der Natur. Wir schädigen ihn, indem wir die jahreszeitliche Verschnaufpause ignorieren.

Denken Sie in den dunklen Monaten doch einmal ganz anders: Geben Sie Ihrem Organismus die Ruhe, die er sich wünscht, und arbeiten Sie nicht gegen ihn. Versuchen Sie, Antriebslosigkeit, melancholische Stimmung, Müdigkeit und das Verlangen nach Rückzug anzunehmen als Ihr angestammtes Erbe. Genießen Sie es geradezu. Der Schnee, wenn er denn fällt, zeigt uns den Rhythmus: leise und langsam. Die Natur ist nicht in Eile.

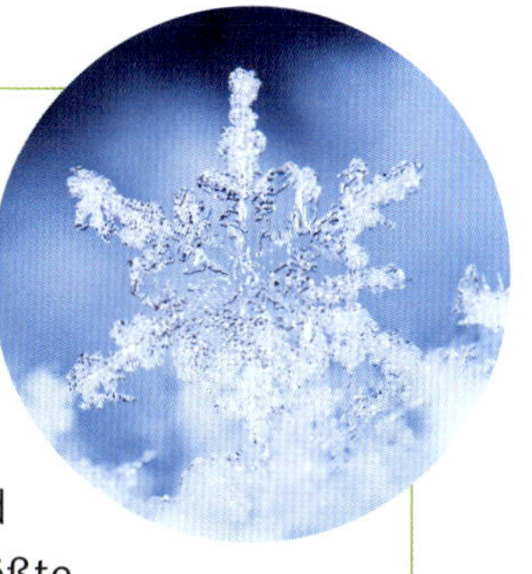

SCHNEE

Warum ist Schnee eigentlich weiß? Eiskristalle sind eigentlich transparent. Schnee erscheint uns nur weiß, weil sich sichtbares Licht aller Wellenlängen an den Grenzflächen zwischen den Eiskristallen und der umgebenden Luft reflektiert und streut. Haben sich genügend Kristalle zu einer Schneeflocke zusammengeballt (die größte war laut Guinnessbuch der Rekorde 38 Zentimeter groß) und schneien viele Flocken gleichzeitig auf einen Platz, entsteht eine diffuse Reflexion, d .h., die in den Flocken eingeschlossene Luft reflektiert das Licht und wirft es vollständig wieder zurück.

Schlaf: Wenn die Sonne ihr Licht ausschaltet

Aus der ärztlichen Praxis

Antonia Grassmann ist 56 Jahre alt. Sie kam als Patientin zu mir und klagte über Lustlosigkeit, Antriebsarmut, Gereiztheit, schlechte Laune, Vergesslichkeit, Konzentrationsstörungen, depressive Phasen und Erschöpfung. Sie arbeitet bei einem großen Telekommunikationsunternehmen in der Revision. Seit etwa drei Jahren bemerkte sie, dass ihr Energieniveau kontinuierlich immer weiter einbrach. Besonders deutlich spürte sie es in den sechs Monaten vor unserem Gespräch. Sie sagte, mittlerweile müsse sie sich zu allem zwingen, selbst zu Kleinigkeiten, und könne sich nur noch sehr schwer zu ihrer Arbeit motivieren. Im Rahmen einer ausführlichen Anamnese über ihre Beschwerden kamen wir auf ihr Schlafverhalten zu sprechen. Sie ging um Mitternacht ins Bett und stand um 6 Uhr auf – natürlich mit Wecker. Ihren Schlaf beschrieb sie als gut und tief, so kam sie auf sechs Stunden pro Nacht. Ich fragte sie, wie viele Stunden Schlaf sie bräuchte, um sich wirklich frisch und ausgeruht zu fühlen. „Acht Stunden“, antwortete sie, darauf käme sie auch öfters am Wochenende. Dann kalkulierten wir und kamen zu dem Ergebnis, dass ihr, auf das ganze Jahr hochgerechnet, etwa 600 Stunden Schlaf fehlten. Es gingen ihr in zwölf Monaten also fast volle vier Wochen an Regeneration ab. Daraufhin wollte ich von ihr wissen, wie lange sie schon in diesem Ausmaß auf das wichtigste regenerative Instrument, über das wir verfügen, verzichten würde. Ihre Antwort erklärte ihr Beschwerdebild: seit 25 Jahren.

Kürzlich hielt ich einen Vortrag vor etwa 300 Menschen. Beim Thema Schlaf fragte ich in ein bunt gemischtes Publikum, wer grundsätzlich so viel schläft, um sich am nächsten Morgen ganz und gar ausgeruht zu fühlen. Also dass er ohne Wecker aufwacht und mit Freude in den Tag geht. Was schätzen Sie, wie viele von den 300 Leuten aufzeigten? 180? 120? Oder sogar nur 50? Falsch. Kein einziger! Während der Industrialisierung und der fortschreitenden Entwicklung künstlicher Lichtquellen hat sich das Image von Schlaf verändert. Überspitzt formuliert könnte man sagen: Wer die Nacht mit einem Schalter so leicht zum Tag machen kann, gilt als fleißig. Tätig und produktiv zu sein ist das Gegenteil von faul.

Der Schlaf wird bei uns Menschen seit Millionen Jahren durch den Wechsel von Licht und Dunkelheit gesteuert, die Master Clock des Menschen im suprachiasmatischen Kern hat sich daran kalibriert. Viele Patienten, die ich zu ihren Schlafgewohnheiten befrage, behaupten von sich, sie wären Nachtmenschen. Doch um es ganz klarzumachen: Nachtmenschen existieren nicht. Wir sind schließlich keine Nagetiere. Es gibt chronobiologisch betrachtet wie erwähnt Lerchen und Eulen, doch unser Organismus ist nicht für nächtliche Tätigkeiten konstruiert.

Wenn Sie sich für einen Nachtmenschen halten, machen Sie doch einmal ein Experiment: Lassen Sie sich bei Neumond und bedecktem Himmel ohne jegliche technische Hilfsmittel mit Anbruch der Dunkelheit in einem dichten Wald aussetzen. Sehr schnell werden Sie erkennen, dass Ihre Sinnesorgane versagen und Sie nichts anderes tun können, als sich niederzulassen und zu warten, bis das Licht zurückkehrt. Um 2 Uhr nachts ins Bett zu gehen ist eine Gewohnheit, die nichts mit unserer Veranlagung oder dem Chronotypus zu tun hat. Sie ist wider die menschliche Natur und nicht gesund. Die Schlafgewohnheiten der Menschen in unserer Gesellschaft haben sich generell in eine falsche Richtung entwickelt, sie ignorieren den Licht-dunkel-Rhythmus des Lebens.

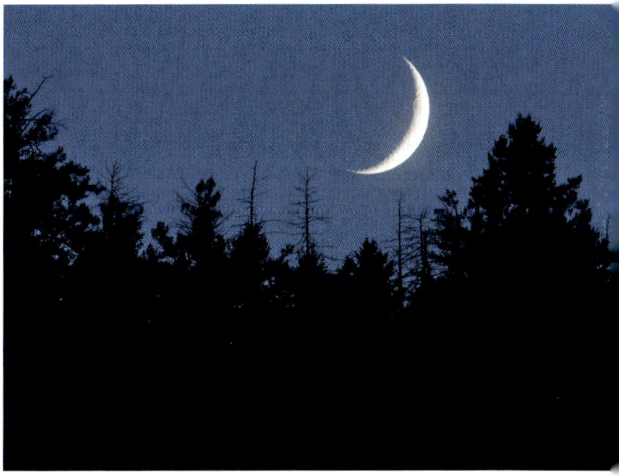

In Deutschland hat sich die durchschnittliche Schlafdauer in den letzten Jahren um eine Stunde auf mittlerweile unter sieben Stunden verkürzt, obgleich die psychischen Belastungen kontinuierlich zunehmen. Denken Sie doch einmal kurz darüber nach, wie viele Stunden Schlaf Sie benötigen, um sich morgens wirklich frisch und leistungsstark zu fühlen. Ausgeruht. Fröhlich und gut gelaunt. Klar im Kopf. Wie viele Stunden? Und wie viele Stunden schlafen Sie tatsächlich? Eine weniger, als Sie bräuchten? Oder sogar zwei? Nun rechnen Sie nach: Wenn Sie nur eine Stunde pro Nacht zu wenig schlafen und die Wochenenden dabei nicht berücksichtigen, fehlen Ihnen etwa 300 Stunden Schlaf im Jahr! Das sind fast volle zwei Wochen à 24 Stunden Schlaf. Das haben Sie ein oder zwei Jahre so gemacht, vielleicht sogar seit einem Jahrzehnt oder noch länger. Wundert Sie Ihr gegenwärtiger Zustand jetzt immer noch?

Von Napoleon soll der Satz stammen: „Männer brauchen vier Stunden Schlaf, Frauen fünf Stunden und Idioten mehr." Wohin das führte, ist bekannt: Waterloo. Einstein – sicher einer der klügsten Köpfe der Menschheitsgeschichte – soll im Übrigen zwölf Stunden geschlafen haben.

Warum ist zu wenig Schlaf so fatal? Was passiert denn überhaupt im Schlaf, dass unser Organismus derart abhängig davon ist? Um es vorwegzunehmen: Die Wissenschaft ist weit davon entfernt, es umfassend zu verstehen. Lassen Sie uns gewisse Annäherungen versuchen.

Nächtliche Gehirnwäsche

Ganz offensichtlich ist Schlaf lebensnotwendig. Denn durch unsere tägliche Aktivität verbrauchen wir Energie und durch die nächtliche Ruhe gewinnen wir sie wieder. Es geht also wie fast immer um Balance, in diesem Fall um die Ausgewogenheit von Ruhe und Aktivität, von Dunkelheit und Licht. Eindrucksvoll hat ein Forscherteam der Universität Freiburg um Prof. Christoph Nissen nachgewiesen, wie sich diese Balance auf die sogenannte synaptische Plastizität in unserem Gehirn auswirkt, die für unsere Lernprozesse und unser Gedächtnis verantwortlich ist.

Wenn wir während des Tages aktiv sind und unablässig mit neuen Informationen bombardiert werden, verknüpft unser Gehirn fortwährend Nervenzellen miteinander, indem es Synapsen aufbaut. Diese neuronalen Verbindungen beanspruchen viel Platz und verbrauchen eine Menge Energie. Während des Tages steigt die synaptische Gesamtstärke im Gehirn an. Wenn wir allerdings zu lange wach bleiben, verlässt die Gesamtstärke der Synapsen ihren optimalen Bereich und das Gehirn ist nicht mehr in der Lage, neue Reize aufzunehmen und zu verarbeiten. Man könnte es auch so ausdrücken: Der Speicher der Festplatte ist voll, eine Sättigung ist erreicht. Im Schlaf findet nun ein Reinigungsvorgang statt: Die Verbindungsstärke der Synapsen lockert sich, wertlose Informationen werden gelöscht, unser Nervensystem löst die dafür produzierten Synapsen auf und die synaptische Gesamtstärke nimmt wieder ab. Auf der Festplatte wird Platz geschaffen und Energie eingespart. Andererseits werden gleichzeitig die Nervenverbindungen für wichtige Informationen gestärkt. Auf diese Weise sind wir also in der Lage, immer aufs Neue Informationen aufzunehmen und zu verarbeiten. Essenziell dafür ist allerdings Schlaf – währenddessen lernen wir und bilden dabei unser Gedächtnis aus. Diese Erkenntnis ist übrigens nicht neu, sondern in Studien bereits vor über 100 Jahren nachgewiesen worden. Im Schlaf werden die wichtigen Tagesinformationen, die der Hippocampus am inneren Rand des Schläfenlappens in unserem Gehirn aufnimmt, auf Teile der Großhirnrinde, den Neokortex, verteilt, demnach die Lerninhalte aus dem Kurzzeit- in das Langzeitgedächtnis verschoben. Hippocampus und Großhirnrinde tauschen sich im Schlaf intensiv aus. Es scheint so, dass insbesondere Eindrücke und Erfahrungen mit einer hohen emotionalen Färbung im Langzeitgedächtnis gespeichert werden.

Das Gehirn leistet tagsüber enorm viel Arbeit, ist unentwegt damit beschäftigt, neue Informationen aufzunehmen und zu verarbeiten. Etwa 600 Milliarden Bits an Informationen strömen pro Sekunde in unser Gehirn. Jeden Tag muss es etwa die Menge an Reizen verstoffwechseln, mit denen Menschen, die noch vor 200 Jahren gelebt haben, in mehreren Jahren konfrontiert waren. Obwohl das Gehirn nur etwa 2 Prozent unseres Körpergewichts ausmacht, verbraucht es 25 Prozent der Gesamtenergie unseres Organismus. Bei diesem enormen Informations- und Energieumsatz fällt unvermeidlich viel Zell- und Stoffwechselmüll an, Eiweißabfall, der entsorgt werden muss. Täglich etwa 7 Gramm, im Jahr 2 ½ Kilo, doppelt so viel, wie unser Gehirn wiegt. Dazu gehören Eiweiße wie die Beta-Amyloide, die ein zentrales Kennzeichen der Alzheimerkrankheit darstellen. In unserem Nervensystem organisiert der Schlaf aber nicht nur unser Gedächtnis und die Lerninhalte des Tages, er sorgt auch für eine nächtliche Gehirnwäsche. Wenn wir schlafen, werden diese Eiweiße über das glymphatische System und über die Gehirnflüssigkeit abtransportiert. Das glymphatische System wurde von einer Forschergruppe um Maiken Nedergaard der University of Rochester Medical Center entdeckt und auch so getauft. Es ist nachts im Schlaf zehnmal aktiver als tagsüber im Wachzustand. Es handelt sich dabei um ein Kanalsystem zwischen den Nervenzellen. Die Wasserkanäle, die die Gehirnflüssigkeit, den Liquor, durch das Gehirn transportieren, heißen Aquaporine. Während des Schlafs schrumpfen unsere Gehirnzellen um etwa 60 Prozent, sie treten in eine Ruhephase ein und der Raum zwischen den Zellen kann sich um das Doppelte ausdehnen. Dadurch erhöht sich auch der Durchfluss der Gehirnflüssigkeit annähernd um 100 Prozent. Auf diese Weise können all die Schadstoffe und der Abfall des Gehirnstoffwechsels nachts abtransportiert werden. Das Drainagesystem mündet in die Lymphwege und der Müll unseres Nervensystems wird schließlich über Leber und Niere entsorgt. Wir können den Schlaf und das glymphatische System auch als das Klärwerk unseres Gehirns bezeichnen. Bei Schlafstörungen und Schlafdefizit versagen diese Reinigungsmechanismen und der Zellabfall wird nicht ausreichend beseitigt. Die Beta-Amyloide akkumulieren sowohl in als auch zwischen den Zellen, und zwar ganz besonders in den Gehirnarealen, die für das Gedächtnis zuständig sind. Die Ablagerung dieser Plaques blockieren dadurch die Übertragung von Nervensignalen. Schlafstörungen und chronischer Schlafmangel werden daher heute mit der Entwicklung der Alzheimerkrankheit in Verbindung gebracht.

All diese komplexen Prozesse in unserem Gehirn funktionieren aber nur, wenn Ruhe und Aktivität in einem ausgewogenen Verhältnis stehen, wenn wir also unserem Körper erlauben, seine natürlichen Reparatur- und Regenerationsprozesse zu aktivieren, wenn die Sonne ihr Licht ausschaltet.

Die meisten Menschen leiden nicht an einem Aktivitätsmangel, sondern an fehlender Ruhe, insbesondere in einer Zeit, in der Hektik und Druck konstant zunehmen. Laut dem Gesundheitsbericht der DAK (Deutsche Angestellten Krankenkasse) klagen mittlerweile 80 Prozent der berufstätigen Bevölkerung in Deutschland über Schlafstörungen – das ist seit 2010 ein Zuwachs um unfassbare 66 Prozent.

Die fünf Schlafphasen

Haben Sie Ihre Freunde schon einmal nach ihren Träumen gefragt? Die meisten werden Ihnen entgegnen, dass sie nie träumen. Doch wir träumen immer, auch wenn wir uns am Morgen nicht daran erinnern. Der Schlaf durchläuft nämlich einen etwa 80- bis 110-minütigen Zyklus, der sich in fünf Phasen gliedert, einen Non-REM- und einen REM-Anteil. Dieser Zyklus sollte sich in der Nacht vier- bis fünfmal wiederholen, dann gilt der Schlaf als gesund.

1. Die Einschlafphase (Stadium 1) ist relativ kurz, dauert fünf bis zehn Minuten und stellt den Übergang vom Wach- in den Schlafzustand dar. In dieser Phase sind plötzliche Muskelzuckungen häufig.
2. Die Leichtschlafphase (Stadium 2) zieht sich 30 bis 60 Minuten hin. Herz- und Atemfrequenz, Blutdruck und Körpertemperatur nehmen ab, die Muskulatur entspannt sich. Insgesamt verbringen wir etwa 50 Prozent der Nacht in der Leichtschlafphase.

3. Die Tiefschlafphase (Stadium 3 und Stadium 4) ist die erholsamste Periode und dauert beim ersten Zyklus am längsten – etwa 60 Minuten. Sie beginnt mit tiefem Schlaf, gefolgt von sehr tiefem Schlaf. Der Körper ist völlig entspannt und bewegt sich kaum. Die elektrische Hirnaktivität produziert niederfrequente Wellen. In dieser Periode finden die entscheidenden Reparaturvorgänge statt, vor allem in der sehr tiefen Schlafphase (Stadium 4), und man kann nur schwer aufgeweckt werden. Darum haben wir von unseren Großeltern gelernt: Der Schlaf vor Mitternacht zählt doppelt.
4. Eine weitere Leichtschlafphase schließt sich an die Tiefschlafphase an, bevor der letzte Abschnitt beginnt.
5. Der REM-Schlaf ist die Traumphase. REM steht für Rapid Eye Movement, da sich die Augen bei geschlossenen Lidern schnell bewegen. Herz-, Atemfrequenz, Blutdruck und Körpertemperatur nehmen wieder zu, die Frequenzen der Hirnaktivität sind hoch, die Muskulatur ist allerdings völlig entspannt und regungslos. Im ersten Zyklus dauert die REM-Phase nur etwa zehn Minuten, in den folgenden Zyklen immer länger, zuletzt vor dem Aufwachen bis zu eine Stunde. Insgesamt träumen wir in der Nacht etwa 100 Minuten. In dieser Phase verarbeitet das Gehirn vor allem emotionale Eindrücke. Bei Babys besteht der Schlaf fast ausschließlich aus REM-Phasen.

Schlafphasen: Vom Einschlafen bis zum Aufwachen

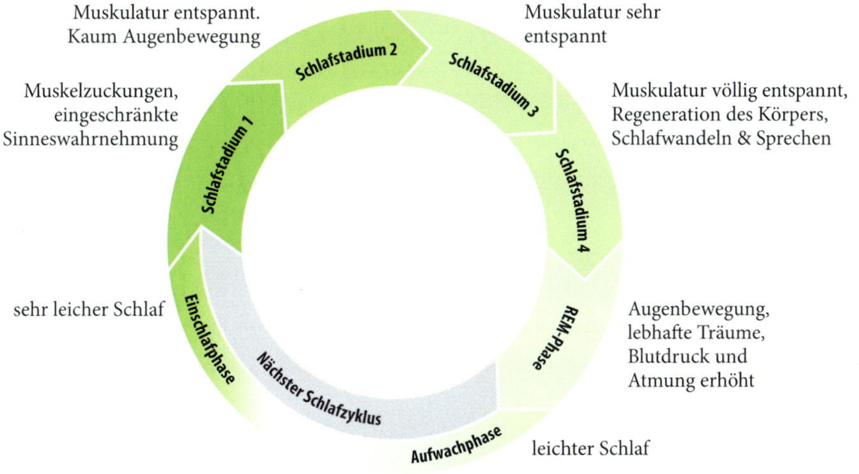

Wenn wir nicht ausreichend schlafen oder unter Schlafstörungen leiden, führt das mit der Zeit zu eklatanten gesundheitlichen Problemen. Dazu zählen u. a.:

- Nervosität,
- Reizbarkeit,
- Konzentrationsstörungen,
- Gedächtnisverlust,
- depressive Verstimmung,
- Übergewicht,
- Diabetes mellitus Typ 2,
- Bluthochdruck,
- Immunschwäche,
- Arbeits- und Verkehrsunfälle durch Sekundenschlaf am Steuer.

Eine Studie in England hat gezeigt, dass sich das Herzinfarktrisiko verdoppelt, wenn man die Schlafdauer von sieben auf fünf Stunden reduziert. Wie ist das zu erklären? Aufschluss gibt eine groß angelegte Untersuchung in Japan. Darin hat sich gezeigt, dass das Risiko für Herzinfarkt und Schlaganfall bei den Probanden deutlich abnahm, die siebeneinhalb Stunden geschlafen hatten. Wie erwähnt fallen im Schlaf Blutdruck und Pulsfrequenz, das Herz-Kreislauf-System wird also massiv entlastet. Diese Erholungsphase für Herz und Gefäße verringert sich mit abnehmender Schlafdauer und als Konsequenz erhöht sich die Häufigkeit von Herz-Kreislauf-Erkankungen.

Mit mangelndem Schlaf nehmen auch unsere mentalen Fähigkeiten ab. Experimente an der Universität Basel zeigten, dass sich Menschen, die über zehn Tage weniger als sechs Stunden schlafen, etwa so verhalten, als hätten sie 1 Promille Alkohol im Blut. Reaktionsgeschwindigkeit, Konzentrations- und Entscheidungsfähigkeit, Gedächtnis sowie andere kognitive Leistungen verringern sich deutlich. So ist es auch erklärbar, warum die Sicherheit am Steuer ernsthaft gefährdet ist. Sekundenschlaf gilt mittlerweile als häufige Unfallursache.

Ganz und gar nicht überraschend ist, dass die Funktionen des Immunsystems bei Schlafmangel leiden. Das zeigte z. B. eine Gruppe um den Schlafforscher Aric Prather an der Universität von Kalifornien in San Francisco. An dem Versuch nahmen 167 Erwachsene teil, die mit Erkältungsviren infiziert und dann in einem Hotel isoliert wurden. Die Probanden, die nur sechs Stunden oder weniger schliefen, erkälteten sich viermal häufiger als die Teilnehmer, deren Schlafdauer mindestens sieben Stunden betrug. Der Schlaf hatte deutlich mehr Einfluss auf die Erkältungshäufigkeit als Alter, Ernährung, Stress, Rauchen oder ethnische Zugehörigkeit. Schlafmangel führt also zu einer Unterdrückung des Immunsystems.

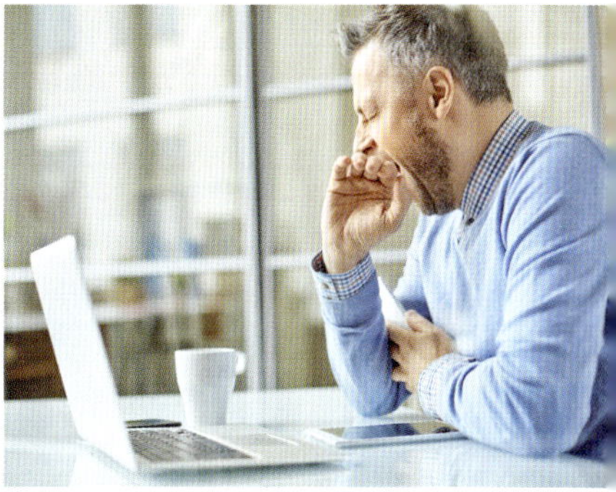

Warum das so ist? Rufen Sie sich einfach ins Gedächtnis, wie Ihnen zumute ist, wenn Sie unausgeschlafen sind. Sie sind müde, langsam und fühlen sich gerädert. Wie es Ihnen geht, beschreibt aber letztlich nur die Summe der Befindlichkeit Ihrer Körperzellen. Wenn wir schlapp und kraftlos sind, fühlen sich unsere Körperzellen genauso. In Bezug auf unser Abwehrsystem kann man sich das etwa so vorstellen, als wankten die schläfrigen Immunzellen durch unseren Körper und kriegten nicht mit, was um sie herum passiert, ob wir von Krankheitserregern attackiert werden oder ob irgendwo in einem Organ entartete Zellen entstehen: Hunderte Milliarden Schlafmützen, darunter unsere Monozyten, Makrophagen, Granulozyten, natürlichen Killerzellen und all die anderen Mitstreiter unseres Immunsystems, die alle in ihrer Leistungsfähigkeit deutlich eingeschränkt sind. So kann man sich besser ein Bild davon machen, warum wir bei Schlafmangel deutlich krankheitsanfälliger werden.

Abwehrzellen und Antikörper vermehren sich im Schlaf und nicht nur das Gedächtnis des Gehirns, sondern auch das Erinnerungsvermögen des Immunsystems verbessern sich. Kurzlebige Immunzellen geben Informationen von Krankheitserregern an die T-Zellen weiter, die das Langzeitgedächtnis unseres Abwehrsystems repräsentieren. Der Tübinger Schlafforscher Prof. Jan Born hat herausgefunden, dass nach einer Impfung gegen Hepatitis A ausgeschlafene Probanden doppelt so viele Antikörper bilden wie Versuchspersonen, denen man auch nur kurzzeitig den Schlaf entzieht. Das Immunsystem wird besonders in der ersten Hälfte der Nacht gestärkt. Schlafstörungen wecken das Stresshormon Cortisol, das wiederum die Abwehrfunktionen unterdrückt. Können Sie jetzt nachvollziehen, weshalb es sinnvoll ist, die Nacht wirklich Nacht sein zu lassen?

Der Stoffwechsel funktioniert im Schlaf anders als im Wachzustand. Schlafmangel erhöht den Appetit und das Hungergefühl. Man nimmt an, dass es mit einer verstärkten Bildung des Hungerhormons Ghrelin und einer verminderten Bildung des Sättigungshormons Leptin zu tun hat. Mit dem Dickmacher des nächtlichen Essens haben wir uns ja schon ausführlich beschäftigt. Schlafstörungen vermindern außerdem die Ausschüttung des blutzuckersenkenden Hormons Insulin und steigern die Insulinresistenz, drosseln also die Reaktion der Körperzellen auf das Insulinsignal, senken zudem die Bildung des Insulingegenspielers Glukagon in der Bauchspeicheldrüse und erhöhen das Stresshormon Cortisol. Dadurch wird der Spiegel des Blutzuckers sowie der ungesättigten Fettsäuren angehoben, beides Marker der Zuckerkrankheit. Diese Störungen des fein aufeinander abgestimmten Wechselspiels der Stoffwechselhormone gelten als ein Grund für Übergewicht und ein erhöhtes Risiko für Typ-2-Diabetes.

Auch das Schlüsselhormon des Schlafs, Melatonin, spielt in dem ausgeklügelten Regenerationsprogramm auf verschiedensten Ebenen des Organismus eine Hauptrolle. Es dringt bis zu den Mitochondrien vor, den Kraftwerken der Zellen, und beseitigt die Spuren von oxidativem Stress. Doch in diesen nächtlichen Prozess mischt sich noch ein weiteres Hormon ein: Somatotropin. Es ist für alle Wachstumsprozesse im Organismus verantwortlich und wird daher in der ersten Lebensphase verstärkt produziert. Im Laufe der Jahre nimmt es kontinuierlich ab. Somatotropin wird in der Hirnanhangsdrüse vornehmlich nachts während der Traum- und der Tiefschlafphase gebildet. Auch dieses Hormon ist an den Reparaturvorgängen, die im Schlaf ablaufen, entscheidend beteiligt. Außerdem baut es Muskelmasse auf, gewinnt die dafür notwendige Energie aus dem Fettgewebe, reduziert also Fett. Ausreichend Schlaf reguliert darum auch das Gewicht. Neben Melatonin und dem Wachstumshormon beteiligen sich natürlich noch eine Reihe anderer körpereigener Signalstoffe an einem gesunden Schlaf-wach-Rhythmus wie z. B. Cortisol oder die Geschlechtshormone.

Melatoninpräparate – ja oder nein?

Aus der ärztlichen Praxis

Vorweg möchte ich betonen, dass ich persönlich mit der Gabe von Hormonen grundsätzlich sehr vorsichtig und zurückhaltend bin. Sie beeinflussen die unfassbar verschlungenen Regelkreise des endokrinen Wechselspiels, die wir in ihren vielschichtigen Verzweigungen nicht überschauen. Natürlich ist eine Hormongabe manchmal lebensnotwendig wie etwa bei verschiedenen Erkrankungen wie z. B. Typ-1-Diabetes, doch gehört die Verabreichung in die Hände eines Arztes.

In einer Zeit, in der immer mehr Menschen immer schlechter schlafen, wird der Ruf nach einer Melatonin-Pille wieder lauter. Doch das Hormon ist kein Schlafmittel. Es greift in die komplexen physiologischen Vorgänge der zirkadianen Rhythmik ein, die wir in diesem Buch ausführlich behandeln. Die Karriere des Hormons haben wir uns ja schon näher angesehen. Allein in Deutschland gibt es über 300 Schlaflabors, die sich dem Thema Schlaflosigkeit professionell widmen. Im Rahmen einer von Ärzten überwachten Therapie kann das Hormon eingesetzt werden, von dem Eigenversuch mit Produkten aus dem Internet ist abzuraten.
Warum? Erstens kennen wir die Nebenwirkungen nicht. Es kann bei unterschiedlichen Patienten völlig verschiedene Resultate bewirken. Es gibt Patienten, die dadurch fitter werden, Jetlag besser wegstecken und sich insgesamt ausgeruhter fühlen. Es gibt aber auch Patienten, die unter Melatonin nervöser werden.
Ein wesentliches Kriterium ist der Einnahmezeitpunkt. Da der Körper den Neurotransmitter nicht über den ganzen Tag hinweg ausschüttet, raten Physiologen dazu, das Präparat nur zu ganz bestimmten Uhrzeiten einzunehmen. Tut man dies nicht, kann die Wirkung genau in das Gegenteil umschlagen, weil man damit den Zyklus der zirkadianen Rhythmik verschiebt. Die sicherste Methode, diesen Zeitpunkt zu ermitteln, ist es, die Körpertemperatur zu messen. Doch es ist sehr schwierig, alleine zu Hause festzustellen, wann und wo im Körper welcher Zyklus abläuft. Die verschiedenen Körperzyklen agieren nämlich asynchron zueinander.
Darüber hinaus ist Melatonin auf dem Markt nicht immer eindeutig in einer definierten Dosierung und auch nicht unbedingt in der entsprechenden Reinheit verfügbar.
Unter der Anleitung von Spezialisten können diese Probleme bewältigt werden. Es gibt Erkrankungen, insbesondere in der Schlafmedizin und der Psychiatrie, die erfahrungsgemäß durch gezielte Gaben des Hormons positiv beeinflusst werden können.

Der Löffeltest: Haben Sie ein Schlafdefizit?

Wie lange soll man denn nun eigentlich schlafen? Grundsätzlich gibt es keine generell für jeden Menschen angemessene Schlafdauer. Sie variiert je nach Konstitution, Belastung, Lebensumständen und Alter. Häufig wird behauptet, ein Mensch soll-

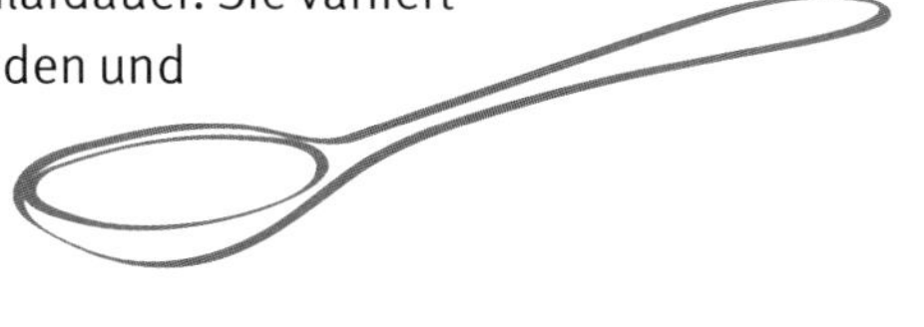

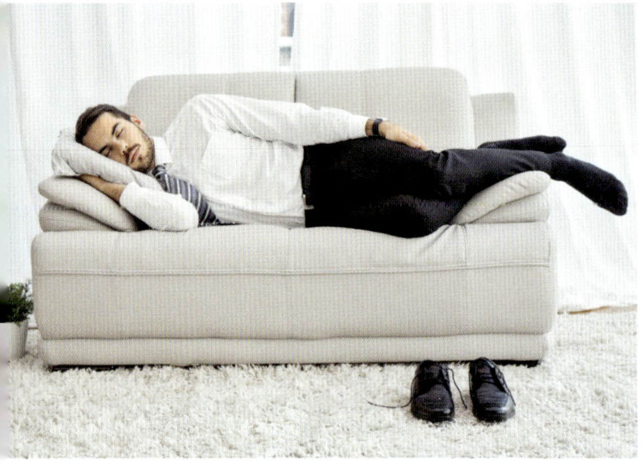

te sieben bis acht Stunden schlafen. Doch Studien zeigen, dass das Schlafbedürfnis zwischen vier und elf Stunden variiert. Am einen Rand des Spektrums gibt es Kurzschläfer (vier Stunden) und am anderen die Langschläfer (zehn bis elf Stunden). Diese beiden Gruppen sind jedoch Ausnahmeerscheinungen. Aufgrund ihrer besonderen Veranlagung weichen bei ihnen die Schlafzyklen von der Norm ab. Der Kurzschläfer spart sich die Einschlaf-, Leichtschlaf- und REM-Phasen, sein Schlaf konzentriert sich auf ausgedehnte Tiefschlafphasen, wogegen bei Langschläfern die REM-Phasen besonders stark ausgeprägt sind. Wissenschaftler der Universität von British Columbia haben bei einem Experiment am Polarkreis herausgefunden, dass die Probanden am Ende der Studie im Schnitt 10,3 Stunden schliefen, wenn ihre Schlafdauer nicht beschnitten wurde. Demnach scheinen die meisten Menschen im Laufe der Zeit zu mehr Schlaf zu tendieren, wenn die Schlafdauer durch äußere Zwänge nicht eingeschränkt wird.

Um herauszufinden, ob Sie an einem Schlafdefizit leiden, gibt es einen einfachen Test, den der amerikanische Wissenschaftler und Begründer der Schlafforschung Nathaniel Kleitman entwickelt hat. Der Test läuft folgendermaßen ab:

Legen Sie sich in einem ruhigen, abgedunkelten Zimmer ins Bett oder auf eine Couch, idealerweise am späteren Vormittag oder am frühen Nachmittag, aber auf jeden Fall tagsüber. Halten Sie einen Löffel in der Hand, die Sie über der Bettkante ablegen. Direkt unter den Löffel stellen Sie ein Metalltablett oder ein Backblech. Schauen Sie dann auf die Uhr oder schalten eine Stoppuhr an und schließen Sie die Augen. Wenn Sie einschlafen, lockert sich die Muskulatur und der Löffel fällt auf das Tablett. Durch das blecherne Geräusch wachen Sie wieder auf. Nun überprüfen Sie die Zeit. Sind Sie in weniger als fünf Minuten eingeschlafen, leiden Sie unter ernstem Schlafmangel. Dauert es zwischen fünf und zehn Minuten, haben Sie einen deutlichen Schlafmangel. Schlafen Sie nach zehn bis 15 Minuten ein, ist der Schlafmangel moderat. Halten Sie den Löffel länger als 15 Minuten, besteht kein Schlafmangel.

Braucht Schlaf einen Image-Schub?

Aus der ärztlichen Praxis

Trotz der alarmierenden Statistiken, dass 80 Prozent der Berufstätigen an Schlafstörungen leiden, fällt mir in meiner täglichen Praxis irritierenderweise ein Phänomen auf. Viele Patienten schämen sich geradezu, wenn sie viel Schlaf benötigen. Befrage ich sie zu ihrem Schlafverhalten, spüre ich oft ihr insgeheim schlechtes Gewissen, wenn sie antworten: „Ich brauche viel Schlaf – schon sieben bis acht Stunden." In unserer Hochleistungsgesellschaft sind die meisten stolz darauf und brüsten sich sogar damit, wenn sie glauben, mit wenig Schlaf auszukommen. Doch wie die Schlafforschung nachweist, hat das seinen Preis. Unser Wohlbefinden, unsere Lebensfreude und unsere Gesundheit leiden darunter.
Trotzdem scheint mir das schlechte Image von Schlaf sehr deutsch zu sein. Die bei uns gesellschaftlich weitverbreitete Ansicht, den ganzen Tag Leistung bringen zu müssen, ist in anderen Ländern keinesfalls die Normalität. Die Siesta der Südeuropäer schieben wir natürlich immer auf die Hitze, das Mittagsschläfchen allerdings regeneriert die Energien ganz besonders dann, wenn es zum Ritual geworden ist. In Indien trennt man nicht zwischen Schlaf- und Wachzeiten. Während in Deutschland bei einer Arbeitszeit von acht Stunden eine 30-minütige Pause normal ist, muss so eine Pause in Indien schon bei einer Arbeitszeit von mehr als fünf Stunden gegeben werden (Factories Act, 1948).
In Japan gilt der "Inemuri" als gesellschaftlich anerkannte Form des Nickerchens – i[ru]居[る bedeutet „anwesend sein" und nemuri 眠り „Schlaf", im Schlaf anwesend sein. Man darf also öffentlich schlafen, weil der Schlaf nicht so tief ist, dass man nichts mehr wahrnimmt. Es wird in der U-Bahn, in der Mittagspause und sogar während Konferenzen kurz geschlafen, die Haltestelle verpassen Japaner deshalb nicht. Im Gegenteil, der Inemuri hat das Image, verdienter Schlaf zu sein. In China nennt man dies "*xiuxi*". Das bedeutet „Pause machen". Das Wort gehört zu den 500 im chinesischen Sprachraum am häufigsten verwendeten zusammengesetzten Begriffen (Platz 221) und ist sogar in der Verfassung verankert. Mittags von 12 bis 14 Uhr steht im Reich der Mitte alles still, man geht nach Hause zum Essen und ruht sich aus. Hat man keine Zeit, heim zu gehen, weil die Wohnung viel zu weit vom Arbeitsplatz entfernt ist, genießen die Chinesen nach einem ausgedehn-

ten Mittagessen das Schläfchen auf dem Schreibtisch. Ja, Sie lesen richtig. Kleine Kissen sind dort in den Großraumbüros kein seltener Anblick. Auf der Tastatur platziert polstern sie das Nickerchen wunderbar ab. Das chinesische Zeichen für "Ausruhen" (xi ū 休) symbolisiert dieses Ritual sehr schön: Es zeigt einen Menschen (人), der sich an einen Baum (木) lehnt.

Sogar in Amerika breitet sich ein Trend aus, das sogenannte Power Napping. Zwischendurch ein Schläfchen einzubauen wird immer gesellschaftsfähiger, immer mehr Firmen richten „EnergyPods" ein – Ruhezonen, wo Mitarbeiter einen Mittagsschlaf nicht nur machen dürfen, sondern sogar sollen. Die gesundheitlichen Vorteile decken sich mit den ökonomischen, denn Leistungs- und Konzentrationsfähigkeit, Kreativität und Belastbarkeit steigen deutlich an. Sogar die Immunfunktionen verbessern sich durch eine Mittagsruhe.

Tipps für ein Mittagsschläfchen

- Essen Sie nur so viel, dass Sie sich nach dem Essen nicht schwer und müde fühlen.
- Die chronobiologisch richtige Zeit für den Power Nap liegt zwischen 12:30 Uhr und 15 Uhr.
- Achten Sie darauf, nicht in die Tiefschlafphase zu gleiten, also nicht länger als 20 Minuten zu schlafen, vor allem nach einer Mahlzeit. Andernfalls fühlen Sie sich nach dem Essen meist dumpf und erschlagen, da der Schlaf Ihr „Verdauungsfeuer" schwächt.
- Im Übrigen erhöht auch schon ein Mittagsschlaf die Ausschüttung von Melatonin und wirkt sich positiv auf die Funktionen des Immunsystems aus.

Ähnlich wie beim Löffeltest des Schlafforschers Nathaniel Kleitman soll Albert Einstein die Dosierung des regelmäßigen Mittagsschläfchens seinem Schlüsselbund überlassen haben. Gleitet der Körper in die Tiefschlafphase, lockern sich die Muskeln, die Schlüssel fallen klappernd aus der Hand und man wacht auf.
Solche kleinen Pausen im Tagesablauf sind kleine Inseln des Wohlbefindens. Genauso wie wir Ihnen eine immer wiederkehrende Morgenroutine ans Herz gelegt haben, wollen wir Sie auch zu einem Abendritual inspirieren. Bei Kindern führen wir die stille Stunde vor dem Zubettgehen meistens ein, damit sie sich von den

Aufregungen des Tages beruhigen und entspannt in die Schlafphase übergehen können. Warum tun wir das nicht auch für uns selbst? Den anstrengenden Tag bewusst hinter sich zu lassen, kann unseren Schlaf positiv beeinflussen. Wir haben ein paar Tipps zusammengetragen, die sich für ein wohltuend entspannendes Abendritual eignen. Stellen Sie sich daraus Ihre ganz persönliche Abfolge zusammen, die Ihnen hilft, ruhig und gelassen in die erholsamen und regenerierenden Schlafphasen zu gleiten.

Tipps für ein Abendritual

- Machen Sie sich eine To-do-Liste für den nächsten Tag, damit merken Sie sich wichtige Projekte, ohne sie mit in die Schlafphase zu nehmen.
- Trinken Sie ein Glas warme Gewürzmilch mit Honig. Nicht homogenisierte Biomilch mit Kurkuma, Safran, Kardamom, Vanille und Zimt erhitzen, abkühlen lassen, bis Sie sie trinken können, und dann einen Teelöffel Honig hinzufügen.
- Lüften Sie Ihr Schlafzimmer ausgiebig mindestens eine Stunde vor dem Schlafengehen.
- Gönnen Sie sich guten Duft im Schlafzimmer. Jasmin, Lavendel, Rose beruhigen. Zünden Sie die Aromalampe an, gleich nachdem Sie das Fenster geöffnet haben, sodass der Raum duftgeschwängert ist, wenn Sie zu Bett gehen.Unser Riechhirn verfügt über einen direkten Zugang zum limbischen System, zum vegetativen Nervensystem und damit zum Schlaf-wach-Zentrum, ohne die Großhirnrinde, also unser bewusstes Denken, daran zu beteiligen. Darum können Aromen auch direkt eine sehr positive und harmonisierende Wirkung auf unseren Schlaf entfalten.
- Dämpfen Sie das Licht in der ganzen Wohnung, aber besonders am Bett.
- Nehmen Sie ein warmes Fußbad und massieren Sie Ihre Fußsohlen danach mit erwärmtem Mandelöl.
- Meiden Sie PC, Smartphone oder den Fernseher vor dem Schlafen. Außerdem regen die Inhalte oft auf.
- Lesen Sie etwas Beruhigendes, hören Sie sanfte Musik, am besten bei Kerzenlicht, oder erinnern Sie sich ganz bewusst an die schönsten Erlebnis des vergangenen Tages.

Aus unserer alltäglichen Erfahrung kennen wir die enorme Bedeutung von gesundem Schlaf. Wie oft haben wir schon gesagt: Darüber muss ich erst mal schlafen. Das heißt nicht nur: Ich muss noch einmal darüber nachdenken. Es heißt vor allem: Ich muss meinem Gehirn die Möglichkeit geben, sich zu reinigen, damit es in einem geklärten Zustand tiefer Ruhe und Entspannung die Eindrücke einordnen und sortieren kann. Immer wieder wachen wir morgens auf und sehen alles aus einer anderen Perspektive als noch am Abend zuvor, wenn wir uns müde, erschöpft und ausgelaugt fühlten. Die Nacht hat mit Anbeginn des Tages unsere Sicht der Dinge ohne unser bewusstes Zutun in ein neues Licht gerückt. Auch wenn die wissenschaftliche Forschung noch nicht all die vielfältigen und unvorstellbar komplexen Einflüsse des Schlafs aufgedeckt hat, so wissen wir, dass er wichtig für unseren Körper ist: für unser Gehirn, den Stoffwechsel, das Immunsystem, die Hormone, den Verdauungsapparat, das Mikrobiom, die gesamten zellulären Reparaturprozesse sowie die Master Clock und alle Post Clocks in den Organen. Nichts bleibt unbeeinflusst. Doch was wir bei all diesen Erkenntnissen bislang noch unerwähnt ließen: Gesunder Schlaf sorgt nicht nur für unser körperliches und geistiges Wohlgefühl, er hat auch großen Einfluss auf den Alterungsprozess.

Telomere – die Zündschnur der Vergänglichkeit

Die sogenannten Telomere sind die Enden unserer Chromosomen, also unseres Erbguts. Sie können sie sich als Chromosomenkappen vorstellen. In alten Märchen lesen wir häufig vom Lebensfaden – nichts anderes sind die Telomere. Sie sind sozusagen die Zündschnur der Vergänglichkeit. Denn mit jeder Zellteilung verkürzen sie sich, bis die Zelle sich nicht mehr zu teilen vermag und abstirbt. Unsere Lebensweise trägt entscheidend dazu bei, ob Ihre Telomere lang oder kurz sind. Schlafstörungen, Schlafmangel und schlechte Schlafqualität verkürzen allesamt die Telomere. Sie können in einem Genlabor die Länge Ihrer Telomere bestimmen lassen und erfahren dadurch etwas über Ihre gesunde Lebenserwartung. Doch was immer das Resultat auch wäre – wir müssen uns nicht darin ergeben. Denn der Körper verfügt über Mechanismen, die Telomere zu verlängern. Man weiß mittlerweile, dass gesunder ausreichender Schlaf zu einer Verlängerung der Telomere führt. Ihre Lebensweise, auch Ihre Schlafgewohnheiten, entscheiden also über die Art, wie Sie älter werden: gesund und vital oder gebrechlich und krank.

Ihr Licht-Tagebuch

Aufgabe 9: Sie ahnen es, nun wollen wir konkret werden. Hand aufs Herz: **Schlafen Sie genug?** Schlafen Sie genug vor Mitternacht? Geben Sie ehrlich Auskunft darüber, wie viele Stunden Sie diese Woche geschlafen haben und wie wohl Sie sich tagsüber fühlen.

	Schlaf-dauer	Schlafunterbre-chungen	Ich fühle mich
Montag			
Dienstag			
Mittwoch			
Donnerstag			
Freitag			
Samstag			
Sonntag			

Souverän älter werden

In einem philosophischen Dialog von Cicero (*Cato maior de senectute*, lateinisch für „Cato der Ältere über das Alter") unterhält sich der 84-jährige Cato mit den deutlich jüngeren Männern Laelius und Scipio. Gleich zu Anfang drücken die beiden Cato ihre große Bewunderung darüber aus, wie klaglos und hoheitsvoll er sich im Gegensatz zu vielen Altersgenossen in seinem fortgeschrittenen Alter verhält.
Cicero macht in dieser Schrift klar, dass die Tugenden der Jugend wie Kraft, körperliches Wohlbefinden und die damit einhergehenden Begierden im Alter durch etwas viel Wertvolleres ersetzt werden. Klugheit, Weisheit und Erfahrung haben für ihn einen deutlich höheren Stellenwert als jugendliche Unvernunft, die nur Unheil bringe. Die besten Waffen des Alters sind seiner Meinung nach die geistigen Güter.
Als wichtigste Voraussetzung für eine „erfreuliche Lebenszeit" auch im Alter sieht Cicero einen vernünftigen und maßvollen Lebenswandel. Cicero gab diesen Rat 42 v. Chr., heute entspricht er modernsten gerontologischen Erkenntnissen. Bis in die 1970er-Jahre hinein ging man davon aus, Alterungsprozesse und das erreichbare Lebensalter seien im Wesentlichen genetisch bedingt. Ob man lange fit und aktiv sein kann, wäre eine Frage der Gene – und damit Schicksal. Diese Ansicht hat sich deutlich gewandelt. Heute weiß man, dass sich nur rund 30 Prozent des Alterungsprozesses auf genetische Faktoren zurückführen lassen. 70 Prozent werden indes durch unsere Lebensweise beeinflusst. Es gilt mittlerweile als erwiesen, dass der Lebensstil biologisches Altern beschleunigen oder hinauszögern

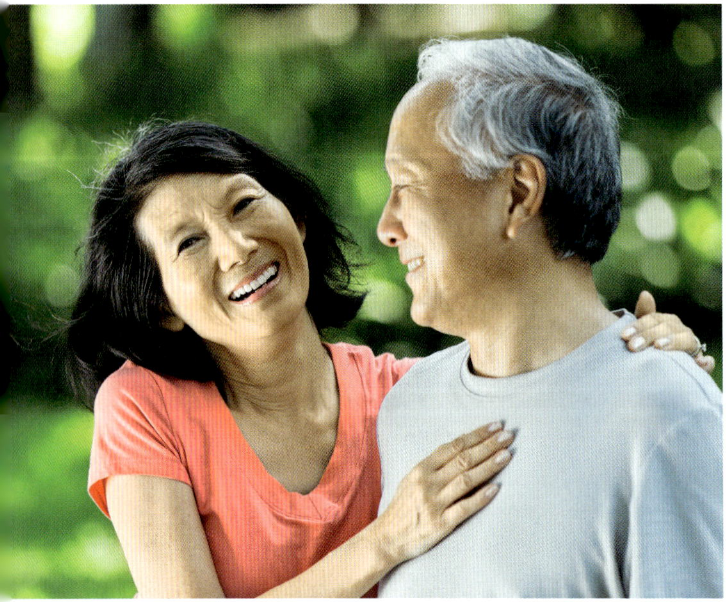

kann und Auswirkungen auf die Lebenserwartung hat. Statistiken zeigen: Starkes Rauchen kann bis zu neun Lebensjahre kosten, Adipositas (Fettleibigkeit) ca. drei Jahre, Alkohol zwischen einem und drei Jahren, Fleischkonsum ein bis zwei Jahre, zu wenige vitaminreiche Kost (Obst und Gemüse) ca. ein Jahr.
Dazu passen Studien, die auf der japanischen Insel Okinawa durchgeführt wurden. Dort werden die Menschen so alt wie sonst nirgendwo auf der Welt. Okinawa zählt zu den ärmsten Amtsbezirken Japans, die Menschen leben vorwiegend vom Fischfang. Interessanterweise kennen sie aber kein Wort für „Ruhestand". Man hat festgestellt, dass die Menschen auf Okinawa von Kindesbeinen an lernen, niemals zu viel zu essen. Es bleiben immer rund 30 Prozent des Magens ungefüllt. Es gibt Wissenschaftler, die annehmen, dass gedrosselte Nahrungsaufnahme auch weniger oxidativen Stress für die Zellen bedeutet, was wiederum dazu führt, dass weniger freie Radikale gebildet werden und es so zu geringeren Zellschädigungen kommt. Ist das das Geheimnis für ein langes Leben? Auch in Sardinien und auf Sizilien gibt es vergleichsweise viele Hochbetagte und die Zahlen für Zivilisationskrankheiten sind in den Mittelmeergebieten geringer als im übrigen Europa.

Die Komplizen des Verfalls – freie Radikale

Altern ist ein Prozess, der uns unser ganzes Leben lang begleitet. Wann beginnt der Homo sapiens seinen Zenit zu überschreiten? Bereits mit Mitte 20 schrumpft er wieder, denn seine maximale Körpergröße erreicht er durchschnittlich vor dem 20. Geburtstag. Auch viele Organe wie Herz, Nieren, Nase oder Augen funktionieren in den späten Teenagerjahren am besten. Selbst das Gehirn baut mit 25 die fluide Intelligenz schon wieder ab. Die Summe der auf den Organismus einwirkenden Einflüsse führt zu Verschleiß, u. a. durch Stress, die UV-Strahlung des Sonnenlichts, Genuss- und Umweltgifte oder Medikamente, wodurch vermehrt die viel zitierten freien Radikale erzeugt werden.
Was genau sind freie Radikale? Es sind Atome oder Atomgruppen, aggressive Molekülbruchstücke, denen ein Elektron fehlt. Um dieses Elektron zu ersetzen, greifen sie andere Zellen an, die infiziert und selbst zu Radikalen werden. Atome streben stets einen Zustand zum Elektronenpaar an, deshalb rauben diese Radikale anderen Atomen das fehlende Elektron und erzeugen dadurch ein Sekundärradikal. Damit lösen sie Kettenreaktionen aus, die wichtige biologische Struktu-

ren wie das Erbgut, Zellmembranen sowie komplexe Eiweißmoleküle schädigen. Sauerstoffverbindungen degenerieren leicht zu freien Radikalen. Daher auch der Name „reaktive Sauerstoffspezies“ (ROS). Von dem Sauerstoff, den wir einatmen, gehen 2 bis 5 Prozent in freie Radikale über. Jede unserer 100 Billionen Körperzellen werden Tag für Tag etwa 10.000-mal mit freien Radikalen bombardiert. Experten vertreten heute die Ansicht, dass der Alterungsprozess und bis zu 90 Prozent aller Krankheiten mit der vermehrten Bildung freier Radikale zu tun haben.

Freie Radikale erfüllen aber auch essenzielle Aufgaben im Körper, z. B. im Zwischenstoffwechsel oder im Immunsystem beim Abbau von Krankheitserregern. Gefährlich werden sie, wenn mehr von ihnen entstehen, als der menschliche Organismus mit seinen darauf spezialisierten Enzymsystemen neutralisieren kann. Dann spricht man von oxidativem Stress.

Zu den häufigsten Auslösern von oxidativem Stress zählen:
- psychischer Dauerstress,
- Rauchen – ein Zug an einer Zigarette erzeugt etwa 1 Billion freie Radikale –,
- verstärkter Alkoholkonsum,
- Ernährungsfehler,
- Sonneneinstrahlung,
- Leistungssport,
- Medikamente,
- häufige Flugreisen,
- Röntgen- oder radioaktive Strahlung,
- Umweltgifte.

Generell unterscheidet man zwischen innerer, biologischer Alterung und dem Altern durch äußere Umwelteinflüsse. Auch wenn die Kombination aus all diesen Aspekten dazu führt, dass wir älter werden, wollen wir uns in diesem Buch natürlich hauptsächlich die Auswirkungen von Licht ansehen.
Obwohl Alterungsvorgänge in allen Organen stattfinden, sind sie an der Haut am deutlichsten sichtbar. Deshalb beschäftigen wir uns in diesem Kapitel zunächst etwas näher mit der äußerlich bedingten Alterung der Haut, für die zu 90 Prozent Sonneneinstrahlung verantwortlich ist. Man nennt sie auch Lichtalterung oder Photo Aging.

Sichtbare und unsichtbare Lichtalterung

Lichtalterung setzt bei dunklen Hauttypen wesentlich später ein als bei helleren. Je blasser unser natürlicher Typ ist, desto anfälliger sind wir für die Schäden, die UV-Licht anrichten kann. Das macht immerhin bis zu 80 Prozent aller sichtbaren Hautalterungsprozesse im Gesicht aus.

Sehen wir uns einmal näher an, wie es dazu kommt: UV-A-Strahlung, die deutlich langwelliger als UV-B-Strahlung ist, dringt in tiefere Hautschichten vor. Unter der gefäßfreien Epidermis, der oberen Hautschicht, liegt die zähe Lederhaut, sie verankert und ernährt die Epidermis. Diese Hautschicht besteht hauptsächlich aus Bindegewebszellen, den sogenannten Fibroblasten, und Bindegewebsfasern aus Kollagen und Elastin. UV-A-Strahlen können bis in die Lederhaut reichen und die Metalloproteinase aktivieren. Diese Enzyme zerstören die Kollagenfasern, Struktureiweiße, in der Haut, was zu Falten und Funktionsverlusten führt. Sie verliert ihre Elastizität und Spannkraft, wird rauer, trockener und bildet Pigmentflecken aus. Auch dünner wird sie, weil Fettpolster und der Feuchtigkeitsspender Hyaluronsäure schwinden. Sonnenstrahlen können die in diesen tieferen Hautschichten vorkommenden Sauerstoffmoleküle so aufspalten, dass sie ein Elektron verlieren und zum freien Radikal werden. Ist zu viel Sonneneinstrahlung vorhanden, entsteht die oben erklärte Kettenreaktion, Hautzellen werden angegriffen und zerstört. Freie Radikale können sogar mit der Erbsubstanz DNA reagieren.

UV-B-Licht ist kurzwelliger, aber energiereicher als UV-A-Strahlung und am intensivsten in der Zeit zwischen 10 und 16 Uhr. Es wirkt hauptsächlich auf die oberen Hautschichten ein, wo es für die Bräunung der Haut oder aber den Sonnenbrand zuständig ist. Auch wenn es nicht so tief eindringt, kann UV-B-Licht das Selbstschutzprogramm der Haut ausschalten und aggressiv Zellen verändern. Diese defekten Zellen werden nicht mehr aussortiert, sondern leben plötzlich weiter. Bei der Teilung produzieren sie wiederum kranke Zellen, der Beginn von Krebswachstum. Man geht davon aus, dass zwei Drittel aller Hautkrebsfälle so entstehen.

Lichtschäden passieren vornehmlich an Stellen, die der Sonne das ganze Jahr ohne schützende Kleidung ausgesetzt sind, wie an Händen, Unterarmen, im Dekolleté und Gesicht. Das ist der Grund, weshalb die Haut am Po weniger schnell altert.

In diesem Zusammenhang ist das Beispiel des 69-jährigen Bill McElligott interessant. Betrachtet man sein Gesicht, hat man das Gefühl, zwei Menschen unter-

schiedlichen Alters vor sich zu haben: Während seine rechte Gesichtshälfte vergleichsweise glatt geblieben ist, könnte die linke von einem Greis stammen. Die Haut am Augenlid, an den Tränensäcken, an Schläfe, Ohr und Wange ist von tiefen Furchen durchzogen, sie ist großporig und weist rote und braune Verfärbungen auf. Auch sein linker Unterarm ist im Gegensatz zu seinem rechten stark verrunzelt. Was hat er angestellt, fragt man sich, wie konnte es zu diesen asymmetrischen Veränderungen kommen?
Die Antwort: Er ist Lkw gefahren und hat Milch ausgeliefert, 28 Jahre lang, acht Stunden am Tag. Da er keine Klimaanlage im Truck hatte, war das linke Fenster oft geöffnet und seine Haut auf dieser Seite ungeschützt der Sonne ausgesetzt, während seine rechte Körperhälfte im Schatten blieb. Die Wissenschaftler wiesen explizit darauf hin, dass die permanent auf diese Gesichtshälfte scheinenden starken UV-Strahlen auch durch das geschlossene Fenster Wirkung entfalteten. Sonnenschutz hat Bill McElligott nach eigenen Angaben nicht benutzt, und so wurde er zu einem Paradebeispiel für chronische Lichtschäden.

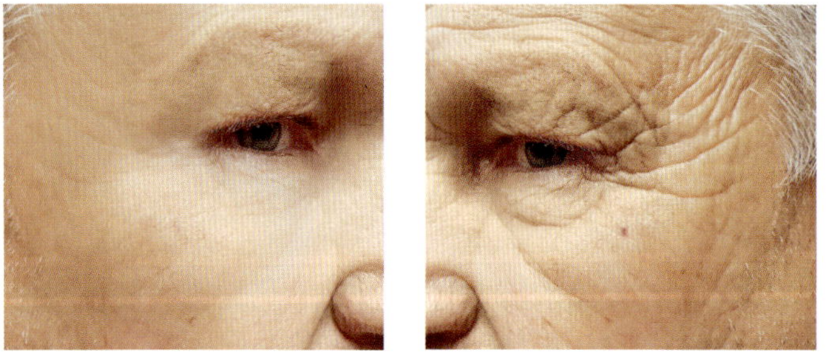

Ein Beispiel für chronische Lichtschäden: Eine Gesichtshälfte ist viel stärker gealtert als die andere ...

Das Nachlassen der Vitamin-D-Produktion

Dieser Fall zeigt, wie wichtig die richtige Balance im Umgang mit der Sonne ist. Wir brauchen einerseits genug Zeit im hellen Sonnenlicht, um Vitamin D zu produzieren und unsere innere Uhr zu stellen. Anderseits dürfen wir die Eigenschutzkraft der Haut nicht überstrapazieren und müssen sorgfältig Sonnencreme auftragen, wenn wir ihr länger ausgesetzt sind.
Man kann den Alterungsprozess nicht aufhalten, aber verlangsamen und viel dafür tun, dass die Haut so lange wie möglich gesund bleibt. Genauso wichtig ist es, sie so funktionstüchtig wie möglich zu erhalten, damit die Vitamin-D-Synthe-

se gewährleistet bleibt, die mit fortschreitendem Alter ohnehin abnimmt. Denn die Haut verliert nach und nach die Fähigkeit, Sonnenlicht in den Basalzellen der Epidermis in Vitamin D umzuwandeln. Die körpereigene Herstellung des multitaskingfähigen Vitamins wird dadurch erschwert. Man geht mittlerweile davon aus, das ältere Personen etwa viermal weniger hauteigenes Vitamin D herstellen als jüngere. Bei 70-Jährigen sprechen wir immerhin von einer Reduktion bis zu 75 Prozent.
Die Gründe liegen auch in der durch Lichtschäden und innere Alterungsprozesse geschwächten Beschaffenheit der Haut, sie wird dünner und die Menge des Ausgangsstoffs 7-Dehydrocholesterol (Vorstufe von Vitamin D) in den oberen Schichten vermindert sich.

Die Auswirkungen von Vitamin-D-Mangel haben wir ja schon ausführlich diskutiert, auf den Organismus älterer Menschen sind sie allerdings dramatisch. Vitamin-D-Mangel kann ernsthaften Erkrankungen den Nährboden bereiten. Es muss noch einmal betont werden, dass die Vitamin-D-Versorgung bei Senioren in Deutschland besonders schlecht ist. Andererseits häufen sich Studien, die nachweisen, wie positiv sich eine Vitamin-D-Supplementierung auswirkt.
Bitte lesen Sie sich das Kapitel „Vitamin D" noch einmal ganz sorgfältig durch. Im Alter, wenn wichtige Körperfunktionen naturgemäß nachlassen, kann die Sättigung mit Vitamin D vielen Erkrankungen vorbeugen oder gegensteuern. Hier noch einmal eine knappe Zusammenfassung jener Studien, die explizit an älteren Menschen durchgeführt wurden und positive Ergebnisse brachten:

Orthopäden gehen nach jetzigem Wissensstand z. B. davon aus, dass die Sättigung mit Vitamin D kombiniert mit Kalzium (1000 Milligramm täglich) den Knochenstoffwechsel verbessert und die Widerstandsfähigkeit gegen Brüche erhöht. Mehrere große Studien mit Frauen in Alten- und Pflegeheimen ergeben eine gesicherte Datenlage. Das Sturzrisiko konnte bis zu 20 Prozent gesenkt werden. Ein Oberschenkelhalsbruch kann so vermieden werden. Der Dachverband Osteologie (DVO) rät deshalb als Osteoporoseprophylaxe zu einer angemessenen Versorgung mit Kalzium und Vitamin D (Dosierung siehe Seite 114).
Außerdem hat Vitamin D einen günstigen Einfluss auf die Muskulatur. Es besetzt Rezeptoren in den Muskelzellen, was durch biochemische Vorgänge bei der Kontraktion der Muskelfasern ebenfalls hilft, Hinfallen zu vermeiden.

Darüber hinaus gibt es Anzeichen, dass die Erhöhung des Vitamin-D-Spiegels bei alten Menschen Auswirkungen auf den Blutdruck hat, den Zucker- und Fettstoffwechsel beeinflusst, das Brust- und Dickdarmkrebsrisiko verringert und das Immunsystem stärkt. Eine britische Studie kommt sogar zu dem Ergebnis, dass bei über 70-Jährigen eine Vitamin-D-Unterversorgung mit nachlassender Gehirnleistung verbunden ist.

Ohne Frage ist das tägliche Sonnenbad für betagte Personen besonders anzuraten, vor allem im Sommer, um den Vitamin-D-Speicher zu füllen. Von Herbst- bis Frühlingsanfang, wenn die Nächte länger als die Tage sind, ist die Einnahme von Vitamin D angebracht. Doch nicht nur die Lichtaufnahme über die Haut lässt in späteren Lebensjahren nach, auch die Eintrittspforte über die Augen ist betroffen.

Die Lichtdurchlässigkeit der Augen nimmt ab

Auf große Entfernung immer noch Zahlen lesen zu können, Farben bis in die kleinste Nuance zu erkennen und sogar im Dunkeln Kontraste deutlich wahrzunehmen – diese Dinge sind für junge Augen eine Selbstverständlichkeit. Doch je älter wir werden, desto mehr reduziert sich die Sehleistung. Alterssichtigkeit trifft jeden, unterschiedlich ausgeprägt. Ab dem 40. Lebensjahr verringert sich der Pupillendurchmesser und die Elastizität sowie die Lichtdurchlässigkeit der Augenlinse nehmen ab. Auch der Glaskörper trübt sich immer mehr ein. Das führt zu abnehmender Sehschärfe und zu Kontrastempfindlichkeit. Die Farbwahrnehmung kann eingeschränkt sein und das Auge braucht darüber hinaus länger, um sich an unterschiedliche Helligkeitsintensitäten zu gewöhnen. Sogar die Reaktionsgeschwindigkeit könnte nachlassen. Man nimmt an, dass ältere Menschen beinahe doppelt so viel Licht benötigen wie junge, um optimal sehen zu können.

Das hat natürlich – wie Sie sich leicht vorstellen können – auch negative Auswirkungen auf die innere Uhr. Die Lichtmenge, die in den Rezeptoren der Augen ankommt, ist geringer, die Master Clock justiert sich schlechter, weniger Melatonin wird gebildet, der zirkadiane Rhythmus ist beeinträchtigt. Die innere Uhr, die den Tagesrhythmus verwaltet, ist auf die Lichtsensoren in den Augen angewiesen. Die Genauigkeit ihrer Impulse, die die einzelnen Organe steuern, verschiebt sich. Die gesundheitlichen Nachteile eines gestörten Tag-Nacht-Rhythmus haben wir ja schon ausführlich besprochen. Bei altersbedingt geschwächten Körperfunktionen kann das ernsthafte Erkrankungen begünstigen.

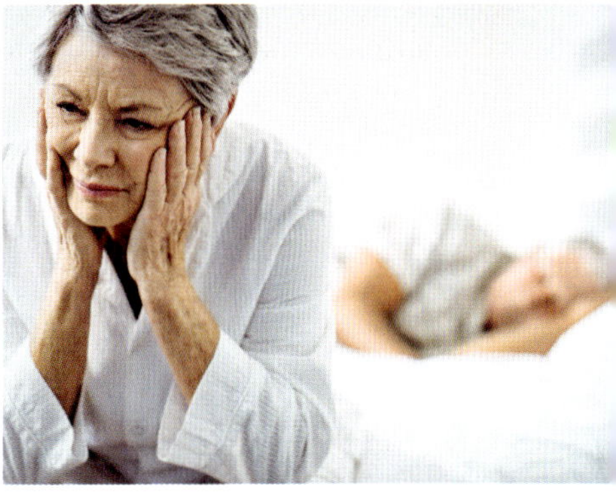

Wie wir immer wieder beschrieben haben, schüttet der Organismus das Nachthormon Melatonin über sein Präzisionsinstrument Zirbeldrüse in die Blutbahn aus. Dieser ganze Prozess reduziert sich im Alter deutlich. Im Blut eines 60-Jährigen findet sich im Vergleich zu einem 20-Jährigen nur noch etwa die Hälfte des Botenstoffes. Deshalb brauchen ältere Menschen deutlich weniger Schlaf. Der scherzhaft verwendete Begriff „senile Bettflucht" will ausdrücken, dass im Senium, dem Greisenalter, das Schlafbedürfnis nachlässt, der Schlaf von Senioren störanfälliger ist und sie oft schon im Morgengrauen fit sind. Es gibt verschiedene Interpretationen dieses Phänomens, die weit in die Menschheitsgeschichte zurückreichen. Man nimmt an, unsere Urahnen wollten damit sicherstellen, dass immer ein Stammesmitglied wach ist, um Gefahren zu erkennen und Alarm schlagen zu können.

Im modernen Großstadtdschungel ist dieser Instinkt zwar nicht mehr nötig, unsere innere Uhr scheint ihn aber noch ganz genau zu kennen. Im Alter verwandeln wir uns – chronobiologisch gesprochen – in Lerchen.

Das ist wissenschaftlich gar nicht so einfach zu erklären.

Zuständig dafür sind, könnte man denken, die Gene der inneren Uhr. Dennoch fanden Forscher der Universität Zürich heraus, dass isolierte Gene der Master Clock, aber auch der Post Clocks, bei jungen wie bei alten Menschen immer gleich ticken. Der Unterschied findet sich tatsächlich im Blutserum. Wenn die Melatoninausschüttung z. B. erst weit nach Mitternacht einsetzt, morgens aber pünktlich stoppt, steht älteren Menschen der Neurotransmitter einfach für eine zu kurze Zeitspanne zur Verfügung. Das hat weitreichende Konsequenzen. Wird zu wenig Melatonin gebildet, wirken auch die Reparaturprogramme, die es steuert, nicht lang genug. Der Abfall des wichtigen Hormons muss noch in seiner ganzen Komplexität aufgeklärt werden. Wahrscheinlich ist eine Kombination verschiedener Faktoren dafür verantwortlich. Sicherlich spielt die geringere Lichtmenge, die durch die Augen eintritt, eine entscheidende Rolle, doch auch hormonelle Verschiebungen im ganzen Organismus werden diskutiert. Ein weiterer Grund für diese starke Reduktion könnte die herabgesetzte Funktionsfähigkeit der Zirbeldrüse sein, die, wie andere gut durchblutete Gefäße, zu Verkalkung neigt.

Erinnern Sie sich daran, dass sich die kleine Drüse mit der großen Auswirkung im Laufe der Evolution stark zurückgebildet hat? Und auch, wie wenig sie bisher erforscht ist? Deshalb weiß man auch nicht wirklich, weshalb sie verkalkt und ob der dramatische Melatoninrückgang im Alter damit direkt zusammenhängt. Es gibt Annahmen, die aber nicht hinreichend nachgewiesen sind. Eine hohe Belastung mit Toxinen könnte Auswirkungen auf ihre Aktivität haben. Oder der übermäßige Einsatz von Fluoriden – in Speisesalz, Mineralwasser, Nahrungsmitteln und vor allem Zahncremes. Auch regelmäßige Medikamenteneinnahme, Hormone, Koffein, Tabak, Alkohol und Zucker werden mit ihrer Verkalkung in Verbindung gebracht.

Aber Melatonin fehlt älteren Menschen nicht nur, wenn sie einschlafen wollen. In der Altersforschung spielt das vielseitige Hormon eine wichtige Rolle, denn es gilt als eines der potentesten Antioxidantien, weil es freie Radikale neutralisieren kann. So fängt der Neurotransmitter u. a. Stresshormone ein, reguliert den Blutdruck und beschützt das Herz. Antioxidantien wirken oxidativem Stress entgegen, der entsteht, wenn sich zu viele freie Radikale bilden.

Antioxidantien – Handschellen für biologische Terroristen

Ein Antioxidans kann Oxidation verlangsamen oder neutralisieren. Lassen Sie es uns an einem ganz einfachen Beispiel beschreiben. Sie schneiden einen Apfel auf und zerstören dabei die Zellen des Fruchtfleisches. Darin befinden sich verschiedene Substanzen wie z. B. Polyphenole, das sind sekundäre Pflanzstoffe, und bestimmte Enzyme. Sobald sie mit Sauerstoff in Verbindung treten, kommt es zu einer chemischen Reaktion, einer Oxidation. Sofort antworten die Zellen des Apfels mit einer Gegenreaktion. Aus den Polyphenolen werden dunkle Farbpigmente, der Apfel wird braun. Die vorhandenen Enzyme beschleunigen diesen Vorgang. Träufelt man Zitronensaft darauf, reagiert die darin enthaltene Ascorbinsäure (Vitamin C) ebenfalls mit Sauerstoff und neutralisiert die Braunfärbung.

Vitamin C ist ein Antioxidans, eine chemische Verbindung, die die Reaktionen anderer Substanzen verhindert oder verlangsamt. Nur ein Antioxidans kann die Kettenreaktionen der freien Radikale unterbrechen und Zellschäden abwenden. Deshalb nennt man Antioxidantien auch Radikalenfänger. Wenn genug Antioxidantien vorhanden sind, dann sind die Körperzellen geschützt.

Nicht nur die Zirbeldrüse kann mit Melatonin solche körpereigenen Antioxidantien erzeugen, in der Regel hat unser Organismus ein gut funktionierendes Schutzsystem, um die freien Radikale in Schach zu halten. Dabei wirken Antioxidantien meist nicht isoliert, sondern im Zusammenspiel mit anderen in einem antioxidativen Netzwerk. Je nach Herkunft lassen sich Antioxidantien einteilen in:

- im Körper gebildete Antioxidantien (Enzyme, Hormone, Stoffwechselprodukte),
- von außen mit der Nahrung zugeführte Antioxidantien (z. B. Gemüse, Obst, insbesondere Beeren und Nüsse).

Vitale Haut verfügt über ausreichend Antioxidantien, um freie Radikale einzufangen. Lässt die Hautfunktion nach, verringern sich auch diese Reparaturprogramme, die Zahl der freien Radikale kann dann ansteigen. Um ein gesundes Gleichgewicht aufrechtzuerhalten, muss man dem Körper helfenund Antioxidantien über die Ernährung zuführen.

Essen Sie viel Obst, Beeren, Gemüse und Gewürze wie Kurkuma und Ingwer oder Kräuter wie Rosmarin, Salbei und frische Minze. Sie verfügen über hohes antioxidatives Potenzial. Falsche Ernährung kann oxidativen Stress erhöhen, wenn man zu viel Eiweiß, kurzkettige Kohlehydrate oder industriell verarbeitete Lebensmittel verzehrt.

Im Rahmen einer niederländischen Studie z. B. aßen Probanden zehn Wochen lang täglich 40 Gramm Tomatenpüree, was zu 38 Prozent weniger Hautrötungen nach UV-Einstrahlung führte. Tomaten enthalten in hoher Konzentration Lycopin, ein zur Klasse der Karotinoide gehörendes fettlösliches Pigment. Ähnliche Ergebnisse wurden auch mit grünem Tee, Hagebutten und Pistazien erreicht.

Zu den bekanntesten Antioxidantien zählen die Vitamine A, B12, C und E, die Spurenelemente Selen und Zink sowie verschiedene sekundäre Pflanzenstoffe wie Karotinoide, Sulfide, Phytoöstrogene, Polyphenole und Flavonoide.

Wenn Sie die Mikronährstoffe supplementieren, sollten Sie auf die vorgeschlagene Höchstmenge in Nahrungsergänzungsmitteln pro Tag* achten:

- Vitamin C: 250 mg, • Vitamin E: 30 mg, • Selen: 45 µg, • Zink: 6,5 mg

** Quelle: Bundesinstitut für Risikobewertung*

Da oxidativer Stress sowohl Krankheiten hervorrufen wie auch begünstigen kann, ist es ratsam, präventiv zu handeln.

Gegen oxidativen Stress wirken:

- ausreichend Ruhe,
- Stressmanagement-Techniken wie Meditation,
- Vermeidung aggressiver Sonneneinstrahlung,
- genug Sonnenlicht zur Vitamin-D-Prophylaxe,
- viel Bewegung an der frischen Luft am besten zwischen 10 und 16 Uhr,
- gute und frische Nahrung – viel Obst und Gemüse,
- entgiftende Maßnahmen,
- Lebensfreude.

Tipps für ältere Menschen

- Von fundamentaler Wichtigkeit ist, dass ältere Menschen viel Zeit in hellem Tageslicht verbringen, am besten im Freien. Neben der Vitamin-D-Versorgung hat Tageslicht auch genug Blauanteile, wodurch die Leistungsfähigkeit und die Stimmung angehoben werden.
- Achten Sie kompromisslos auf Ihre täglichen Sonnenzeiten, im Winter auch gerne in der windgeschützten Sonnenecke auf dem Balkon, im Garten oder im Park.
- Gerade Senioren neigen dazu, sich den ganzen Tag in geschlossenen Räumen aufzuhalten. Sind diese nicht mit großen Fensterflächen ausgestattet, wird ein Lux-Wert von 500 nicht überschritten. (Bitte vergleichen Sie dazu die Liste mit Lux-Werten auf Seite 151.)
- Sind Sie bettlägerig, sollte das Bett auf jeden Fall an einem möglichst großen Fenster stehen, das auch regelmäßig weit geöffnet wird. Besser noch sind Aufenthalte auf einem windgeschützten Balkon.
- Wichtig: Im Winter profitiert die Vitamin-D-Produktion nicht von der Sonne. Aber natürliches Tageslicht hilft in den Monaten zwischen September und April sehr wohl der inneren Uhr, im richtigen Takt zu bleiben. Ab einem gewissen Alter ist es sehr wichtig, die Augen untersuchen zu lassen. Wenn Sie das Gefühl haben, es ist nicht mehr hell genug, konsultieren Sie zum Check-up einen Augenarzt. Eintrübungen der Augenlinse sind altersbedingt keine

Seltenheit und können heutzutage durch eine Graue-Star-Operation geheilt werden. Dringt wieder genug Licht durch die Linse, hat das Auswirkungen auf Ihr gesamtes System.

- Ältere Menschen brauchen mehr Licht. Sorgen Sie für ausreichende punktuelle Beleuchtung an Lese- und Arbeitsplätzen und für eine helle Raumbeleuchtung.
- Achten Sie darauf, vor dem Schlafengehen eine Kelvin-Zahl von 3000 nicht mehr zu überschreiten. Die Lampe am Bett sollte eher noch wärmer sein.
- Bei Schlafstörungen ist es besonders wichtig, das Schlafzimmer gut abzudunkeln, mit einem Rollladen oder Verdunklungsvorhang.
- Ein Nachtlicht sollte nie durchgängig brennen, sondern vom Bett aus einschaltbar sein. Die Helligkeit muss so hell wie nötig und so dunkel wie möglich sein, um die Melatoninausschüttung nachts nicht zu unterbrechen.
- Pflanzliche Schlafmittel, z. B. ayurvedische Kräuterpräparate oder Baldrian, beruhigen und können hilfreich sein.
- Achten Sie auf frische Nahrung mit hohem antioxidativem Potenzial und Supplementierung mit Mikronährstoffen.
- Nehmen Sie im Winter auf jeden Fall zusätzlich Vitamin D ein (Dosierung siehe Seite 114)

Zufrieden altern

Die Spannung im Raum ist greifbar: Eine kleine, schmale, ältere Dame mit kurzem, schlohweißem Haar geht zum Stufenbarren und beginnt, grazil die ersten Figuren zu turnen. Der Barren ist ihr Lieblingsgerät, was man sehen kann, denn sie turnt zügig und sicher. Daran wäre nichts Ungewöhnliches, wäre Johanna Quaas nicht 92 Jahre alt. Die ehemalige Sportlehrerin ist die älteste Wettkampfturnerin der Welt. Nach einer routinierten Drehung vergreift sie sich aber, kann sich nicht mehr halten und stürzt zu Boden. Die Halle ist entsetzt, spitze Aufschreie sind zu hören, Helfer eilen herbei. Doch Johanna steht auf, prüft ihren aufgeschürften Unterarm, winkt einmal kurz, klettert zurück in ihre Ausgangsposition und turnt weiter.

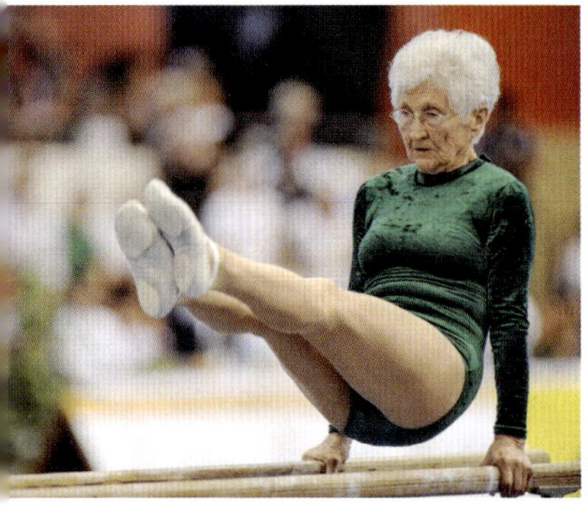

Die Eleganz des Alters

Sicherlich ist diese Frau eine Ausnahmeerscheinung. Sie hat es ins Guinnessbuch der Rekorde geschafft und sprang mit 90 bei einem Sportfest mit dem Fallschirm aus 3200 Meter Höhe. Gewidmet hat sie diesen Sprung der gleich alten Queen Elizabeth II., weil sie ihre Durchhaltekraft und Lebensleistung verehrt. Sicherlich turnt Johanna schon ihr ganzes Leben lang, aber ihr Beispiel zeigt, dass es möglich ist, gesund, beweglich und graziös älter zu werden.

Dieses Ziel rückt immer näher in den Bereich des Möglichen. Warum? Das Rezept heißt: Übernehmen Sie die Verantwortung für sich selbst. Das große Ganze setzt sich aus vielen kleinen Einzelteilen zusammen, die vor allem im Alltag durch ritualisierte Gesundheitsgewohnheiten zu erreichen sind. Die Naturgesetze zu beachten ist eine wichtige Grundvoraussetzung, um Ihrem Körper die Möglichkeit zu geben, seine Selbstheilungskräfte zu aktivieren. Hippokrates, der Urvater der abendländischen Medizin, hat es auf den Punkt gebracht: „Krankheiten fallen nicht vom Himmel, sondern sind das Resultat all der kleinen Sünden, die wir täglich begehen.“ Oder in anderen Worten: das Resultat der täglichen Verstöße gegen die Gesetze der Natur.

Was ist Jugend?

Wie bereits zu Ciceros Zeiten Alter meist mit schwindenden Kräften, Gebrechlichkeit und Krankheit in Verbindung gebracht wurde und leider viel zu selten mit Lebenserfahrung, Souveränität, Klugheit, Großmut, Güte und Weisheit, so ist es auch heute noch. Oder schlimmer: Wir leben in einer Welt, die Jugend überhöht und die so wichtige Vorbildfunktion des Alters weitgehend ignoriert. Alter flößt keinen Respekt mehr ein. Jung zu sein, wurde zum Objekt der Begierde und zum Symbol von Höchstleistung und Attraktivität stilisiert. Doch kann man Jugendlichkeit auch ganz anders verstehen? Albert Schweitzer hat uns eine erstrebenswerte und berührende Betrachtungsweise hinterlassen: „Jugend ist nicht ein Lebensabschnitt – Jugend ist ein Geisteszustand. Sie ist Schwung des Willens, Regsamkeit der Fantasie, Stärke der Gefühle, Sieg des Mutes über Feigheit, Triumph der Abenteuerlust über die Trägheit.“

Ihr Licht-Tagebuch

Aufgabe 10: Wir haben Ihnen im Laufe dieses Buches viele Aufgaben vorgeschlagen, die dazu dienen sollten, dass Sie sich Zusammenhänge vergegenwärtigen, die im Alltagsgeschehen leicht untergehen oder durch gesellschaftliche Zwänge so etabliert sind, dass uns gar nicht auffällt, wie schädlich sie letztendlich für uns sind.

Wenn Sie sich Ihre Notizen jetzt noch einmal durchlesen, wäre es schön, Bilanz zu ziehen. Im Idealfall haben Sie sich bewusst gemacht, wo Ihre Schwachpunkte liegen. Aber das Wichtigste ist, dass Sie neue Gewohnheiten einführen, die Ihrer Gesundheit und Ihrem Wohlbefinden jeden Tag dienen.

Gerade die Summe Ihrer täglichen kleinen Gewohnheiten kann Sie auf lange Sicht schwächen oder aufbauen. Listen Sie noch einmal drei Punkte auf. Denken Sie sich **Strategien** aus, die Sie ab jetzt in Ihrem Leben einführen wollen. Das können ganz einfache Dinge sein, Kleinigkeiten oder größere Umstellungen. Suchen Sie sich aus den vielen Tipps mindestens drei Ideen heraus, die zu Ihnen passen und die Sie in Ihren Alltag integrieren werden.

Gewohnheit 1: ______________________________

____

Gewohnheit 2: ______________________________

____

Gewohnheit 3: ______________________________

____

Halten Sie diese Vorsätze 21 Tage durch, ohne nachzudenken. Danach hilft Ihnen Ihr Organismus weiterzumachen, weil er sich an die wohltuende Wirkung gewöhnt hat.

Exkurs: Am Ende steht der Anfang

Dimethyltryptamin – das Bewusstseinsmolekül

In diesem Buch haben wir einen großen Bogen gespannt. Wie kann es auch anders sein, wenn das Thema so umfassend und vielseitig wie das Licht ist? Denn wie wir immer wieder betont haben, ist Licht Leben. Gleich zu Beginn haben wir uns ausführlich mit der Zirbeldrüse befasst und wir werden auch mit der kleinen mysteriösen Drüse schließen. Natürlich haben wir hinlänglich diskutiert, dass sie der Impulsgeber des lebenswichtigen Hormons Melatonin ist. Doch es scheint so, als würde sie noch einen weiteren Botenstoff bilden – Dimethyltryptamin (DMT). Der Psychopharmakologe Rick Strassman beschreibt diese Substanz als Bewusstseinsmolekül. Ihr werden Neurotransmitterfunktionen zugeordnet und sie wird wohl vor allem im Tiefschlaf produziert. Möglicherweise kommt ihr eine große Bedeutung beim Träumen zu. DMT ist auch in Pflanzen enthalten und entfaltet ähnliche Effekte wie LSD, wenn es von außen zugeführt wird. Als psychedelische Droge benutzt, indem es geraucht oder geschnupft wird, hat DMT eine ausgeprägte Wirkung auf das visuelle Erleben. Es führt jedoch offenbar nicht zu Halluzinationen, sondern zu einer erweiterten Bewusstseinserfahrung, die als real wahrgenommen wird.

Insbesondere die Medizinmänner indigener Kulturen in Südamerika benutzen es bei therapeutischen Sitzungen in Form von Ayahuasca, einem Gebräu der Pflanze Psychotria viridis, die einen hohen Anteil an DMT besitzt, sowie anderer pflanzlicher Bestandteile, die dessen schnellen Abbau im Körper verhindert.

Welche Funktionen DMT im menschlichen Organismus hat und welche Rolle die Zirbeldrüse dabei spielt, ist noch nicht aufgeklärt und Thema wissenschaftlicher Forschung. Dennoch muss man dringend davor warnen, diese Substanz im Eigenexperiment zu benutzen.

„Ich badete im Licht“

Neben meiner Tätigkeit als Arzt arbeite ich auch seit Langem als Meditationstrainer. Ich lehre die Transzendentale Meditation, über die ich auch meine Doktorarbeit geschrieben habe. Wie wir schon an anderer Stelle erwähnten, ist sie eine einfache Technik aus der Yogatradition, die heute in unserer von Stress geprägten Zeit wieder in den Fokus gerückt ist. Die Weltgesundheitsorganisation WHO hat Stress als die größte gesundheitliche Bedrohung des 21. Jahrhunderts identifiziert. In meiner Doktorarbeit sowie vielen weiteren wissenschaftlichen Studien hat sich herausgestellt, dass die Praxis der Transzendentalen Meditation, die man zweimal täglich in bequemer Sitzposition für 15 bis 20 Minuten ausführt, zu einer körperlichen Reaktion führt, die der Stressreaktion entgegengesetzt ist. Dadurch balanciert diese Entspannungsmethode unser vegetatives Nervensystem aus, das durch chronischen Stress, der im Laufe der Zeit toxisch wird, massiv aus dem Gleichgewicht gerät, was zur Ursache einer Fülle von Krankheiten wird.

Viele Menschen, die gelernt haben zu meditieren, berichten sehr häufig, dass sie während der Meditation immer wieder eine intensive Lichterfahrung im Bereich der Stirn zwischen den Augen erleben. Alle, die diese Erfahrung teilen, beschreiben sie gleich, und sie geht stets mit einem intensiven inneren Glücksgefühl einher. Solche tiefen spirituellen Erlebnisse, über die man Aufzeichnungen in allen Kulturen und in allen Zeitaltern findet, sind nach Meinung einiger Wissenschaftler an die Zirbeldrüse und die Ausschüttung von Dimethyltryptamin gebunden. In vielen Wissenstraditionen wird die Zirbeldrüse mit dem Dritten Auge in Verbindung gebracht. In Indien wird das Dritte Auge mit einem Tilaka hervorgehoben. Auch Statuen im alten Ägypten weisen diese Segenszeichen an der Stirn auf.

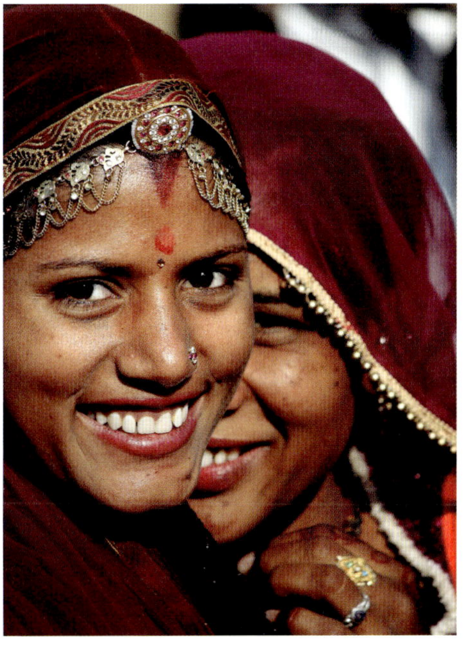

In den alten Meditationstraditionen fällt auf, dass Yogis und Mönche sich beim Meditieren traditionell in die Dunkelheit zurückziehen – in eine Höhle oder in eine Klause. Es ist ein deutlicher Hinweis darauf, dass die Anregung der Zirbeldrüse bei tiefen spirituellen Erfahrungen wohl eine essenzielle Rolle spielt. Denn sie wird bei Dunkelheit aktiv. Manche Forscher gehen davon aus, dass die Zirbeldrüse auch während des Geburts- und Sterbevorgangs hohe Mengen an DMT ausschüttet. Bei Nahtoderfahrungen soll DMT darum eine wichtige Rolle spielen.
Dazu möchte ich Ihnen gerne eine besondere Geschichte erzählen. Kürzlich wies ich eine junge Frau in die Transzendentale Meditation ein. Im Laufe des Kurses, der sich über vier Sitzungen hinzieht, beschrieb ein Teilnehmer eine Lichterfahrung in der Region des Dritten Auges. In diesem Zusammenhang erklärte ich eine mögliche Beteiligung der Zirbeldrüse und des Neurotransmitters Dimethyltryptamin. Daraufhin meldete sich die junge Dame zu Wort und berichtete von der folgenden bemerkenswerten Erfahrung, die sie auf meine Bitte hin aufschrieb:

„Es war ein Freitag. Draußen tobte ein Schneesturm, alle paar Minuten schrillte aus der Ferne ein Martinshorn. Ich war hochschwanger. Das Wehen-Gel, das mir am Morgen im Krankenhaus, in dem ich meine Tochter zur Welt bringen wollte, gelegt wurde, war viel zu hoch dosiert und löste sofortige, heftige Presswehen aus. Der Muttermund wollte sich aber auch nach mehreren Stunden nicht öffnen, die Wehen blieben gleich stark, gegen Mitternacht war ich völlig erschöpft und bat um eine PDA (Periduralanästhesie). In dieser Nacht aber waren die erfahrenen Anästhesisten beschäftigt mit Verkehrsunfällen und Notoperationen und schickten einen jungen Kollegen, der sehr unsicher wirkte. Er setzte mehrmals die Nadel falsch und auch diese Dosierung mehrmals viel zu hoch. Was ich damals noch nicht wusste, ist, dass ich ein Poor Metabolizer bin. Ich verstoffwechsle bestimmte Substanzen sehr viel langsamer als die meisten Menschen. Die Dosierung der PDA war für mich nicht nur zu hoch, sie war tödlich. Ich spürte, wie mein Körper plötzlich anfing zu kribbeln, als jagte eine Armada an Ameisen durch meine Venen, die Herztöne meiner Tochter schnellten nach oben und mein Herz hörte auf zu schlagen. Und dann geschah etwas, was mich seither jeden Tag als eine absolute Gewissheit begleitet.
Wie durch einen Sauger wurde ich aus meinem Körper gelöst und befand mich über dem Geschehen im Entbindungssaal. Ich fühlte mich unbeschreiblich leicht und glücklich. Es war, als badete ich im Licht. Ein Licht, das anders war, als ich

es je gesehen hatte. Während im Entbindungssaal Panik ausbrach, mein Mann anfing zu schreien und von den Schwestern aufgefordert wurde, den Entbindungssaal zu verlassen, sah ich gleichzeitig, wie in einem Daumenkino Szenen meines Lebens rückwärts ablaufen.
Ich befand mich in absoluter Kenntnis über das Leben, das Sterben, den Tod, von woher ich in dieses Leben gekommen war und wohin ich gehen werde. Das Licht lullte mich in Liebe ein, in ihrer höchsten Form. Das glaube ich heute zumindest.
Im Entbindungssaal wurde das Treiben hektischer, Ärzte rannten hin und her, mein Mann, der wieder in den Saal gekommen war, der rasende Herzschlag meines ungeborenen Kindes, ich hörte, dass jemand immer wieder meinen Namen rief. Und obwohl ich meinen schwerelosen Zustand nicht verlassen wollte, hatte ich die Wahl, ob ich gehen oder bleiben wollte. Ich entschied mich zu bleiben und als ich wieder zu mir kam, lag ich entbunden im Aufwachraum des Krankenhauses. Meine Tochter Ava kam als gesundes Mädchen zur Welt und wir haben eine außergewöhnlich tiefe Bindung zueinander. Ich habe seit ihrer Geburt keine Angst mehr vor dem Tod. Ich freue mich sogar darauf.“

Ich möchte betonen, dass die junge Frau, die diese bewegende Geschichte erzählt hat, fest im Leben steht und keine Tendenz zu esoterischer Schwärmerei besitzt. Wenn man so eine Erfahrung hört, erscheint sie sehr außergewöhnlich. Doch begegneten mir im Laufe meiner ärztlichen Tätigkeit mindestens sechs Patienten, die sich nach einem Herzstillstand und einer erfolgreichen Wiederbelebung daran erinnerten, was im Sterbeprozess passierte. Und alle berichteten völlig unabhängig voneinander das Gleiche. Sie schwebten über ihrem Körper, badeten in weichem Licht, es überkam sie ein unendliches Glücksgefühl und sie erkannten den Sinn von all dem, was in ihrem Leben passiert ist. Alle betonten, dass diese Erfahrung ihnen jede Furcht vor dem Sterben genommen habe. Auch der amerikanische Neurochirurg Eben Alexander, ein hartgesottener Wissenschaftler, hat in seinem Bestseller *Blick in die Ewigkeit* seine Nahtoderfahrungen beschrieben, die er nach einer Hirnhautentzündung in einem komatösen Zustand erlebte.
Es ist uns im Laufe dieses Buchs bewusst geworden, dass das Leben mit Licht beginnt. Und wenn man all diesen Darstellungen Glauben schenkt, scheint das Leben auch im Licht zu enden. Ist das nicht eine versöhnliche und schöne Vorstellung?

Lichtduschen oder Lichtbaden?
Ein Plädoyer für Sonnenlicht

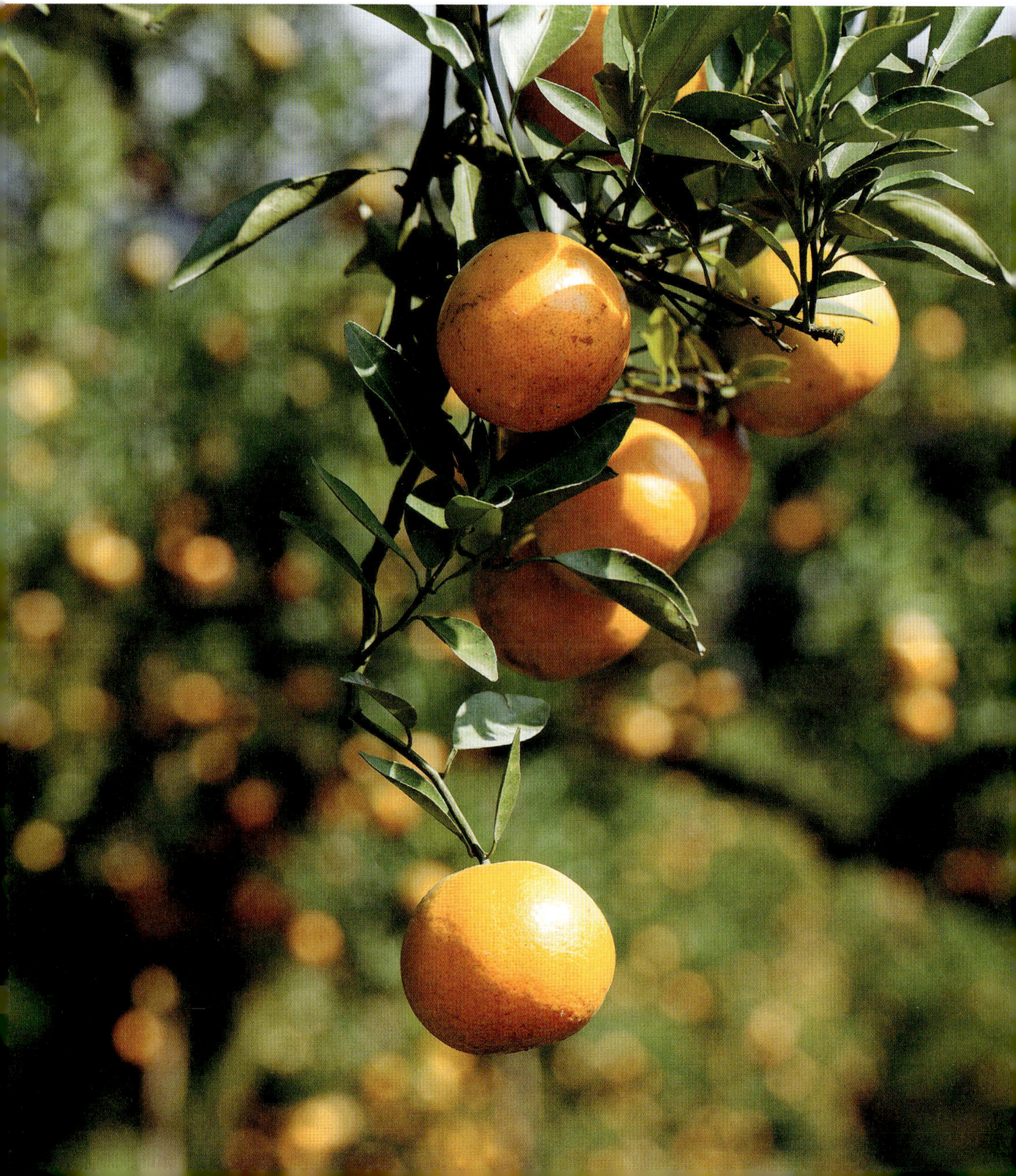

Wir haben in diesem Buch viel über die unterschiedlichen Lichtquellen nachgedacht und natürlich wissen wir, dass es einen Trend hin zu verführerischem künstlichen Licht gibt, das Tag und Nacht zur Verfügung steht. Wenn die Nobelpreis-Kommission weiße LEDs als das Licht des 21. Jahrhunderts bezeichnet, kann man nicht widersprechen. Selbst unsere Straßenbeleuchtung wird mehr und mehr auf die weißen Dioden umgestellt. Sie sind energiesparend, hell und langlebig. Auch die gesundheitlichen Vorteile von Licht als Medikament werden immer besser erforscht und die Lichttherapie in vielen Fällen erfolgreich eingesetzt – sei es in Altenheimen, gegen Winterdrepressionen, in Schulen oder in Büros. Der Virtual Sky ist erfunden: dynamisches Licht von hoher Lux-Zahl, das unsere Räume in Zonen des Wohlbefindens verwandeln kann, weil die chronobiologischen Rhythmen beachtet werden und je nach Bedürfnissen das Licht die Konzentration fördert und wach macht oder beruhigend und entspannend wirkt.
Der Unterschied zwischen künstlichem und natürlichem Licht ist dennoch wichtig.
Wir teilen das Licht für diese Überlegungen in zwei Formen ein:
Auf der einen Seite das Lichtduschen mithilfe künstlicher Lampen – effizient, hochmodern und mit optimal kalibrierter Lichttemperatur.
Auf der anderen Seite das Lichtbaden in der freien Natur – im Wald, im Park, am See, in der Sonnenecke, im Straßencafé.

Erinnern Sie sich an diese Grafik aus dem Kapitel „Sichtbares und unsichtbares Licht“?

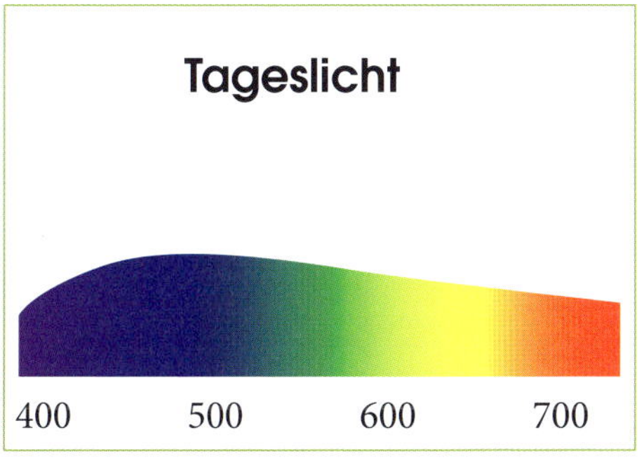

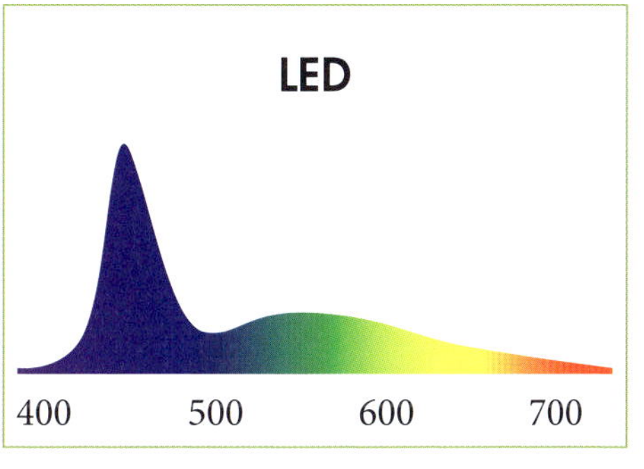

Sie zeigt eindrucksvoll die spektrale Strahlungsverteilung. Während das Tageslicht Spektralanteile von 280 bis 4000 Nanometern in einem sanft ineinander übergehenden Verlauf enthält, sind künstliche Spektren (wie in diesem Beispiel) oft ganz deutlich auf den sichtbaren Bereich mit starken Blauanteilen beschränkt, damit sie schön hell und weiß sind.
Es gibt eine schöne Metapher, wie man natürliches und künstliches Tageslicht miteinander vergleichen kann: Sie verhalten sich zueinander wie ein synthetisch hergestelltes Vitamin-C-Präparat und eine ganze Orange. Isoliertes Vitamin C, das hat Entdecker Albert Szent-Györgyi betont, hängt nicht als Pulver im Säckchen am Baum, sondern dort wächst die ganze Orange. Die Ascorbinsäure ist eingebettet in eine komplexe Nährstoffmatrix, die u. a. Kohlenhydrate, Bioflavonoide, Mineralien und Spurenelemente in einem ausgewogenen Verhältnis enthält. Szent-Györgyi hat in seinen späten Jahren begonnen, an Isolaten zu zweifeln, und seine Schüler angewiesen, an Kombipräparaten zu arbeiten, Vitaminprodukten, die sich bei der Zusammensetzung an der natürlichen Frucht orientieren.

Wenn man sich die kommende Entwicklung mit Lichttherapiebrillen und Virtual-Reality-Brillen vergegenwärtigt, erscheint es fast naiv, an das gute alte Tageslicht zu erinnern. Da diese Brillen direkt auf die Augen aufgesetzt und viele Stunden benutzt werden, haben wir sie in diesem Buch bewusst ausgespart. Die Langzeitstudien, die die Auswirkungen auf die Augen und das Nervensystem erforschen, fehlen noch.
Stattdessen wollen wir Sie inspirieren, sich die tägliche Dosis Tageslicht zu verabreichen, die Sie gesünder, ausgeglichener und glücklicher machen wird. Genauso wie wir Ihnen frische, naturbelassene Nahrungsmittel, regelmäßige Mahlzeiten, ausreichend Bewegung, ruhige Regenerationsphasen und genügend Schlaf empfehlen. Außerdem können wir in modernen Rund-um-die-Uhr-Gesellschaften vom Licht lernen, den Rhythmen der Natur zu vertrauen. Unsere Genetik hat sich in vielen Millionen Jahren unter Tageslicht entwickelt und unsere Zellen haben sich dem natürlichen Strahlungsangebot in seiner ausgewogenen Zusammensetzung angepasst. Deshalb ist es auch weise, den Jahreszeiten zu folgen, saisonal zu essen, im Winter ruhiger zu leben und den Anforderungen Ihres Lebensalters gerecht zu werden. Im Sinne des Mottos „Trust the timing of your life“. Ihr Körper hat seine eigene Zeitrechnung.

Danksagung

Dr. Harald Kämmerer hat uns zu diesem Buch inspiriert.
Wir danken ihm von Herzen für seine Ideen und seine Unterstützung.

Nina Sahm hat das Buch lektoriert und redaktionell betreut, und Christian Martin Weiss ein lichtes, klar strukturiertes Layout entworfen. Vielen Dank dafür.

Besonders danken wir unserem guten Freund Peter Lindbergh, der sich, trotz eines übervollen Terminkalenders, die Zeit genommen hat, mit uns ausführlich über Licht in der Fotografie, im Film und in der Kunst nachzudenken.

Wir danken auch Mimi Fiedler für ihre Unterstützung

Privatdozent Dr. Dr. med. Alexander Zink hat uns wissenschaftlich beraten und hatte für uns jederzeit ein offenes Ohr. Dr. phil. nat. habil. Eckart Stein prüfte unseren Exkurs in die Astrophysik und Gerhard Nasdala wusste auf jede Frage zu Johann Wolfgang von Goethe und die Weimarer Klassik eine Antwort. Auch ihnen gilt unser aufrichtiger Dank.

Wir möchten nicht versäumen, Sabina Saboundjian und Anja Boos zu danken, die uns besonders unterstützt und entlastet haben, während wir an diesem Buch arbeiteten.

Danke all jenen Menschen, deren Geschichten dieses Buch bereichert, und ihm eine besondere Authentizität gegeben haben.

Register

Impressum

1. Auflage

Bildnachweis:
Grafiken und Illustrationen von Christian Martin Weiss: 18, 27, 30, 32, 64, 79, 81, 104, 107, 111, 123, 126, 181, 185
Adobe Stock: 43 (JFsPic), 55 (nasa_gallery), 65 (natros), 88 und Umschlagklappe hinten (Sviatoslav Khomiakov), 103 (detailblick-foto), 130 (Pixel Stories/Stocksy), 150 M. (ALDECAstudio); akg-images: 37 u. l. (Science Photo Library), 37 u. r. (Florilegius); Creative Commons: 153 (Patrick J. Lynch/CC-BY-2.5); despositphotos: 207 (greta6); Fotolia: 134 (Ekaterina Pokrovsky); Getty Images: 42 (The Asahi Shimbun); Gunséus, Johan: 168 (synk.nu); iStockphoto: 10 und Umschlagklappe vorne (Xurzon), 14 (AlexSava), 15 (manfredxy), 16 o. (szaffy), 24 (AYImages), 26 (chubbs1), 29 (Christina Rodriguez), 33 (tpuerzer), 34 (Thorsten Spoerlein), 36 (Janny2), 56 (swissmediavision), 62 (Martin-Lang), 67 (shapecharge), 68 (webphotographeer), 69 (97), 71 BlackJack3D, 83 (elenaleonova), 91 (zodebala), 99 (traveler1116), 116 (warrengoldswain), 131 (ZU_09), 132 (donald_gruener), 140 (Asli Cetin), 160 (wundervisuals), 165 (Rocky89), 183 (shironosov), 187 (wavebreakmedia), 193 (kali9), 210 (sripfoto); Lindbergh, Peter: 74; picture alliance: 38 (Bifab), 39 (epa/Dick Jones), 51 (dpa-infografik), 204 (dpa/Hannibal Hanschke); Plainpicture: 162 (harry + Ildy); shutterstock: U1 (Triff), 16 u. (Georgios Kollidas), 37 o. (J. Lekavicius), 41 l. (fotografos), 41 r. (demarcomedia), 93 (Andrea Danti), 95, 96 (NASA images), 100 (Victor Torres), 109 (Karinka BU), 120 (Rob Bayer), 128 (LeManna), 135 (Lusie Lia), 136 (Natalia Lisovskaya), 145 (Rawpixel.com), 150 l. (Martin M303), 150 r. (Brilliant Eye), 156, 166 (stockfour), 174 (Vadym Lavra), 175 (123ch), 177 (Tom Reichner), 196 (TanyaLovus), 199 (wavebreakmedia); Wedlich-Söldner, Roland: 46; Weiss, Christian M.: 6/7

Projektleitung: Nina Sahm
Korrektorat: Susanne Schneider
Bildredaktion: Annette Baur, Sabine Kestler, Tanja Zielezniak
Layout, Illustrationen und Satz: Christian Martin Weiss, München
Umschlaggestaltung: *zeichenpool, München,
unter Verwendung eines Bildes von shutterstock/Triff.
Druck und Bindung: Alcione, Trento
Printed in Italy

ISBN 978-3-517-09775-6
www.suedwest-verlag.de

Verlagsgruppe Random House
FSC® N001967

MIX
Papier aus verantwortungsvollen Quellen
FSC® C021956